U0002513

Aromatherapy

芳香精油
治療百科

世界級芳香療法權威
丹妮爾·雷曼⊙著

東吳大學社會學系、英國倫敦芳香療法學校
英國肯特大學哲學研究所
翠柏園芳香療法研究中心負責人
肯園芳香療法DAY SPA負責人
溫佑君⊙審訂

羅竹茜⊙譯

審訂序

　　臺灣目前所流行的芳香療法，其資訊主要來自於英語世界，因此一般大眾與專業人士在使用精油時的觀念和做法，自然也受限於英澳人士對精油的認知。雖然芳香療法確實是在英國與澳洲得到最大的迴響，但這並不代表他們對精油的理解便是最具深度的。如果不迷信特定方向才是主流或正統，我們將可發現不同的種族文化對精油都有其匠心獨運而慧眼獨具之處。例如，法語系統和德語系統的精油知識之精深獨到，完全可以與英式芳香療法成鼎足而三之勢。

　　讀者手上的這本《芳香精油治療百科》，恰好是法系與英系芳療傳統的綜合體，所以在閱讀本書以前，不能不對這兩個不同的體系有個基礎的認識。

　　其實讀過《摩利夫人的芳香療法》一書的讀者，必然會發現，在歐陸，尤其是法國，芳香療法與醫藥界的關係似乎頗為密切。事實也正是如此。我們可以說，英式芳療比較是美容保養的芳香療法，而法式芳療則是偏重醫療保健的芳香療法。此外，由於大部分的精油植物都生長於地中海地區，所以法系人士對精油的了解，就不僅是一種「有價值的消費商品」而已了。

　　凡是到過普羅旺斯一帶旅行、生活的朋友，應該都會對觸目所見、撲鼻所聞、入口所食皆莫非藥草(herbs)的經驗，留下深刻的印象。我們由此可以想見，在那塊土地世代耕耘的人們，恐怕在指縫毛孔之間都會散出藥草的氣息呢！而這種背景下孕育的精油知識，自然交織著生命共同體般的綿長情感。我們在實際經驗中發現，同樣是使用精油，理智上肯定其效用者，往往不如感情上與之相依相親者獲益良多。所以法系（含法國、比利時、瑞士）的芳香療法，之所以能在醫療方面大大發揮，除了醫療專業

人士的投入與努力以外，平民百姓和精油之間的「歷史情感」，更扮演著關鍵的角色。一言以蔽之，精油是他們整體生活而非僅消費生活的重要部分。

前面已指出，丹妮爾・雷曼這本《芳香精油治療百科》帶有法系芳香療法的色彩，這是因為其血統與師承使然。她的老師便是大名鼎鼎的摩利夫人，而摩利夫人又是將歐陸芳療引進英倫的「推動搖籃的手」，所以愛徒丹妮爾・雷曼的路數與作品，自然也沾染了英國風味。

本書的法系色彩表現在作者對精油植物的介紹和應用上。和一般的英語著作相比，本書搜羅了較多的精油種類，而且對植物本身的論述更加生動活潑，援引的資料也比他書詳實獨到。由於地利之便，法系芳療專家對當地盛產的唇形科及繖形科植物體會特別深，丹妮爾・雷曼也不例外，因此本書有關這兩科植物精油的篇章，都值得讀者留心參考。

平心而論，英語芳療專書中，有許多實在內容平板重複到禍棗災梨的程度，而據以翻譯或撰寫的書籍，自然也難有超越的表現。相形之下，丹妮爾・雷曼這本大部頭的《芳香精油治療百科》還算是言之有物，能成一家之言，足以一新讀者耳目。從這裡我們就可以看到，什麼是生活的知識，什麼是空談的知識。

另外，丹妮爾・雷曼花了很多篇幅教導大家，如何用這些精油植物來烹調料理，這自然也是法國派的芳療特色。不過這裡卻衍生出一個問題：讀者一定要仔細辨讀，同一章節中，哪些地方用的是原植物，哪些地方用的又是該植物萃取出的精油。不光烹飪如此，保健、美容亦然。這本書其實有相當篇幅都是在討論藥草的使用，有的段落裡，介紹藥草的用法甚至還多過精油，其實這也是法系與歐陸芳療的共同特點。由於芳療文化是他們整體生活的一部分，採藥草也罷，用精油也好，全是信手拈來的事。但對於時空條件不同，文化背景相異的我們來說，想要依樣畫葫蘆就是很大的問題了。比方說，書中提到情緒沮喪時，用馬鬱蘭和

百里香（藥草）可以為自己打氣，不妨拿它們拌沙拉或加入菜餚中吃下。讀者若不辨明細，如此使用百里香（精油），恐怕先是要教口腔遭殃，因為百里香的藥草尚稱美味，百里香的精油卻苦辣灼熱。這種原植物與所萃精油之化學結構互異的情形比比皆是，讀者不可不察。

從攝食藥草取代口服精油一事，我們既可看到丹妮爾・雷曼的法式作風，又能感受到她的英系傾向。摩利夫人本身原屬醫療專業人員，但她所一手培植的英式芳療，則自始便廁身美容按摩之列。由於行業不同，行規自然有別。最明顯的差異就在：對口服與直接使用精油的態度，以及精油安全劑量的標準。巴黎的病人會謹遵醫囑，不論吞服精油膠囊或是塞精油栓劑於肛門，完全面不改色；而普羅旺斯的農人也會在盛夏農忙之後，用純的鼠尾草精油直接擦頭抹臉，此時農婦可能端上兩杯加了檸檬馬鞭草純露與薄荷精油的山泉水，雙雙一飲而盡，同樣面不改色。但是倫敦的美容師在按摩客人的身體時，只在一碟約十毫升的植物油中，小心翼翼地加入三、四滴薰衣草精油；雪梨的專賣店小姐則會指著精油瓶身上的標示，諄諄敎誨購油的客人：絕對，絕對，絕對不要「誤食」啊！換句話說，英式芳療嚴守低劑量，視口服精油為禁忌；法系芳療則可接受較高的劑量，以及必要時口服的用法。這主要是環境民情不同而以致之，不好說是哪種用法與規範比較高明或合理。

因此，本書作者在自序中所倡言的：「*精油是藥物，而且應該被當成藥物。所以本書不收錄口服精油的處方。*」實為法英兩派交叉薰陶下的一種「立場」，無涉真理。

除了用法的差異，不同國別的人們還有用心的差異。亦即，不同文化所關心的問題也不一樣，從而造就了不同民族的專長。譬如，有個戲謔而不失真的說法是，聰明不是德國人的長處，靈魂的黑暗面才是。德系芳療就充分展現了此一特點，在運用精油以提升一個人的精神與心智狀態方面，特別有成績。而且德國人

憑藉其雄厚的化學知識傳統，對精油成份的闡析，更是令人折
服。

　　礙於本文的主題，無法繼續比較德語系統的芳香療法，只希
望這篇短文能引起讀者擴大視野的興趣，同時也體認到芳療世界
之廣闊無邊。

溫佑君

翠柏園芳香療法研究中心負責人

肯園芳香療法DAY SPA負責人

前　言

　　這是第一本真正有關芳香療法的綜合百科全書，耗費多時方得以完成。我用芳香療法為人治病已有二十六年歷史，我認為此時正是據實寫下我個人使用植物與精油經驗的時候，因此，本書是有關芳香療法無以抗拒之益處的入門與指南。

　　自我有記憶以來，芳香療法就是我生命中的一部分，在我生命的各階段協助我、撫慰我。我最早的記憶就是玫瑰花香，當時我還是個小孩，母親跟我道晚安時，親了我一下。她彎下身，靠近我，我聞到她最喜愛的味道——玫瑰。此後，玫瑰的花香深深印在我心中，給我安全與愛的感覺。

　　松樹的味道對我而言代表自由與悠悠的長夏。當我還是少女的時候，在法國祖父家避暑。他的花園後有片松樹林，松針在烈日下裂開，散發清新的香味。今日每次我穿過松樹林或聞到松香，就再度勾起我緬懷往日假期的自由與快樂。

　　鈴蘭一直帶給我歡樂，讓我憶起十五年前我兒子出生的情景，我的屋內放滿了這種香郁的花。

　　芳香療法不只是芳香，除了有益的香味外，各種植物精油也有治療功用，以及程度不同的抗菌作用。幾年前，在往印度的飛機上，我的食指顫動得很厲害。因為兩天前我修玫瑰花時，一根刺刺了進去，現在有感染的現象，所以我直接將茶樹精油塗在手指上。當我到達邦加羅爾（Bangalore）前，手幾乎完全消腫，也不再有跳動感。

　　精油也具有安撫的作用。在我導師摩利夫人過世前，她給了我不同精油調製成的個人配方，要我灑在她的棺木上。精油強烈的芳香在瑞士小教堂的四周飄散，籠罩著我、撫慰著我，而這正是摩利夫人用心良苦之處。

　　最近，當夜深人靜埋首此書時，我書桌旁放了有激勵作用的羅勒，助我克服身體的疲勞，渡過難關。

　　多年來，植物、花朵與精油一直是我的良伴、醫師與強心劑，使我無法想像一個沒有精油的世界。

　　可嘆的是，有人不實地宣稱芳香療法是百分之百地安全，還說人人皆可接受芳香療法，事實上，自行使用芳香療法，有時也可能會有嚴重的危險。

　　因此撰寫這本書，我一則以喜，一則以憂。一方面我很樂於看到這些研究，談論我在這趟芳香之旅中所識之植物療效與治療方式。但另一方面基於安全因素，我必須嚴加批評、譴責使用某些精油。讀者也必須明白，某些精油的需求造成森林的浩劫，增加地球的污染。此外，基於經濟的因素，有些精油往往不純，當然會影響其療效。醫療用的精油絕對要百分之百的精純，品質也務須要求上乘。

　　本書不是要阻止大家使用精油，但近年來對另類療法的需求節節上升，芳香療法越來越受歡迎，此時正是大眾在自行使用芳香療法前務必小心翼翼的時刻。精油是藥物，因此也必須以藥物看待之。

　　因此，本書不列出內服的精油處方。許多精油確實效用很強，有腐蝕作用，內服恐有危險。假如某些精油能腐蝕金屬——像是丁香，它們對人體又會產生何種作用呢？所以我只介紹精油的外用法，而其中我又特別偏愛蒸汽吸入。假如精油以適當的基礎油妥為稀釋，或將之加入水中，必能帶來良好的效果，可以解除不適，使人愉悅，吸入時會立即產生舒服的感覺。唯有在特殊狀況下，才會直接使用純油。

　　由於顧及精油的種種危險，我也另尋他法，採用植物來治療。植物本身可泡成藥草茶或用於烹調，藥草茶或菜餚中便會含有少量的精油，如此也有所助益。事實上，一道菜若少了藥草相伴，必然神采盡失：在菜裡放藥草或香料，能加強食物的淡雅香

味，不僅提振食慾，也有利消化──當然也會讓味蕾覺得愉快。舉例而言，迷迭香有助於肝的功能，促進油脂多之肉類如羊肉與豬肉的消化。

我也會告訴各位如何以市購或自種的植物自製藥草浸油。製成的藥草油含有少量的精油，使用絕對安全，而且也足以發揮功效。

本書讀來輕鬆，以植物學與歷史的研究說明八十種植物，詳述個別的療效與用途，並佐以一百多種症狀與疾病的說明，仔細診斷後，將有助於讀者選擇治療方式與運用途徑。

我希望各位樂於應用此書，但也請保持謹慎之心。

丹妮爾・雷曼
倫敦

目 錄

第三篇　疾病大全

㈠神經系統與精神疾病

㈡眼、耳、鼻、喉、口腔、齒疾病

(三)呼吸系統

(四)血液循環系統

(五)消化系統

(六)內分泌、新陳代謝、泌尿系統

(七)性病、免疫系統

(八)婦女疾病

㈨肌肉、骨骼疾病

㈩皮膚疾病

㈩身體的症狀與疾病

語彙註解

第 一 篇
芳香療法簡介

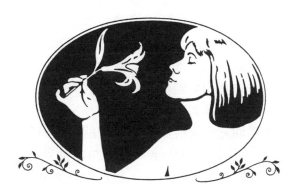

❦芳香療法使用的精油

　　芳香療法是採用萃取自野生或人工栽培植物的天然精質或精油。由於野生植物產生最具活性與最平衡的精油，因此最好選用此種精油。許多植物在精耕細作的情況下，會喪失某些天然成份。以園藝栽培的玫瑰為例，即失去其芳香，而玫瑰的吸引力一半是來自香味，絕大部份的醫療價值也在於此。但假若人工栽培的植物用天然、有機的方式種植，所產生的精油依然優良；而從噴灑化學殺蟲劑之植物蒸餾出的精油，即使醫療價值未摧毀殆盡，療效也大不相同。經其他方式污染的植物，諸如重工業的污染，或更有甚者，車諾堡核子落塵污染者，則毫無醫療價值。

　　這些精油可取自多種植物以及植物的諸多部份。許多芳香療法的精油取自食用的藥草，諸如歐白芷、羅勒、馬鬱蘭與薄荷，但這些精油所萃取的部份並不同：歐白芷的根、薰衣草的花、迷迭香的葉。萃取自食用香料植物的精油也是如此——洋茴香與藏茴香的種籽、丁香樹葉與花苞、肉桂樹皮、薑的根狀莖。水果與蔬菜也會產生精油——包括檸檬、桔、胡蘿蔔與芹菜。橙本身即是芳香療法師不可或缺的良伴：佛手柑精油萃取自佛手柑的外皮；橙花精油則取自苦橙的花朵；橙油取自甜橙果皮；苦橙葉則取自苦橙的葉子與未熟的小果實。

　　花朵類的精油對芳香療法不甚了解的許多人而言，或許是最熟悉的——它們包括玫瑰、天竺葵、依蘭。至於樹脂與樹葉所萃取的精油則較不為人所熟知；樹脂所萃取的精油包括安息香、癒創木、松樹、塔魯香脂；取自樹葉的精油包括尤加利、廣藿香、玉桂。（玉桂不是食用的月桂，而是一種西印度的樹葉，以蘭姆酒蒸餾製成維多利亞時代的男性髮油——月桂蘭姆。它也是芳香療法所採用的護髮油。）芳香的草類也會產生精油，包括檸檬香茅、玫瑰草與岩蘭草。

　　植物產生精油或許是為了不讓動物靠近，或是為了吸引授粉的昆蟲，或是對內充作殺蟲劑或殺黴菌劑。明確的細節雖不明，但從化學分析與色層分析得知，這些精油是化合物所構成。精油由諸多有機成份所組成，這些成份結合成巧妙、複雜的平衡狀態，產生各式各樣的療效與香味特質。以尤加利為例，包含了不下二百五十種的不同成份，一九八七年為《農業與食物化學 *Agriculture and Food Chemistry*》所籌劃的色層分析中，研究人員從這種澳洲產的樹中找出四十種化合物。包括了桉油醇（cineol）、松油烯（terpinene）、傘花烴（cymene），以及過去未曾在自然界發現的綠花白千層烯（viridiflorence）。

‖含天然物質的藥物‖

　　多數人都知道，植物含有各種可萃取的化學物質，用於增進人類的福祉。以下是一些用於傳統藥物的成份：

　　●舉例而言，最簡單的阿斯匹林原本是萃取自一種柳樹——Salix，因此其化學名稱為水楊酸（Salicylic acid）。

　　●奎寧至今仍用於治療瘧疾，原萃取自一種南美產的樹——金雞納樹（Cinchona）的樹皮。

　　●嗎啡與可待因（Codeine）用於止痛，兩者都取自罌粟花（Papaver Somniferum）未成熟之蒴果的乳汁。這種物質公認是最古老的藥材。

　　●許多瀉藥中所含的常見成份，乃萃取自番瀉葉（Senna）；此植物為中國肉桂的一種。

　　●毛地黃（Digitalis）曾是許多心臟疾病所指定的天然藥物，原本來自普通的庭園花卉——紫色毛地黃。較複雜的毛地黃毒苷（Digitoxin）和地谷新（Digoxin）是取自白色毛地黃。

　　●避孕藥最早取自墨西哥薯蕷（Mexican yam）

　　雖然合成藥品業的發展是以植物化合物為基礎，在實驗室提煉出藥物，但許多藥學家與藥商如今再度青睞植物的世界。有些

人是爲了避免強烈的化學藥品與現代藥物的副作用之害，然而更多人是重新發現植物的潛力，尋找在試管實驗下無法證實的解藥。小白菊與月見草就是近年展露頭角，受到應有之科學評價的兩種植物。小白菊長久以來一直被視爲是治偏頭痛的草藥，如今藥界正研究這些成份。而月見草油中的脂肪酸也證實對濕疹、心臟病、經前症候群等不同的問題有益，如今已成爲英國健保醫院的用藥。

近年來受到科學界矚目的另一種草藥就是馬達加斯加長春花（Madagascar periwinkle），含有抗癌的物質，可用於血癌的治療。俄羅斯的研究已成功地將棉花籽油用於皮膚癌的治療。

有些人將芳香療法視爲另類的治療方式——它只不過用於美容按摩的療程罷了，但事實不然。芳香療法乃是將天然的植物成份運用在醫療用途上，一如前述的傳統藥物一般。

⌘ 芳香療法的歷史

植物用於治療疾病的歷史跟人類歷史同樣久遠，或許還更長遠。就以動物而言，當牠們有病痛時，總會尋找某種藥草或靑草——至今貓犬覺得不舒服時，仍會吃靑草。人類向來依賴植物的營養價值，因此必然會漸漸察覺吃完植物後的效用，而發展出草藥的知識。一開始必定是嘗試錯誤——許多植物是有毒的——但根據考古學家，法國多爾多涅（Dordogne）的拉斯科洞穴（Lascaux caves）顯示，早在西元前一萬八千年，植物就已供藥用。

最早的植物藥典據說是中國人所寫，由西元前一千至七百年間的帝王——神農所編纂的《本草》（至今仍印行流通）。他在《本草》中列出三百五十種的藥草，諸如罌粟與大麻與其治療方式，其中有許多仍爲世人所熟知。

‖埃及人與芳香療法‖

芳香物質在希伯來、阿拉伯與印度文明的醫療上，也扮演了

舉足輕重的角色。但古埃及的芳香療法卻是一種生活方式。在中國人發展針灸之際，埃及人正將香膏使用在宗敎儀式與醫療上。遠溯到西元前四千五百年的記錄就顯示：香精、有香味的樹皮與樹脂、辛香料、香醋、酒與啤酒，皆用於醫療、儀式、星象學與屍體防腐上。一九二二年開啓圖唐卡門(Tutanknamun)之墓時，發現了許多瓶瓶罐罐中放了沒藥與乳香（兩者都是取自樹脂），平時供藥用和作爲香劑，當時藥與香劑是互通的。

　　艾德富(Edfu)神廟中之紙草與石碑上的象形文字經翻譯後顯示，最高祭司與煉金術士將芳香物質混合成特別的處方，製成香精與藥水。神廟中，諸如切碎的雪松樹皮、藏茴香籽與歐白芷根等芳香物質浸在酒或油中，或燃燒讓空氣芳香。祭司知道某些香味有提振群衆精神的力量，或是有助於產生平靜狀態的功用。有一種最受喜愛的香精即是聞名遐爾的「姬妃」(Kyphi)──混合了十六種不同的物質，其中包括沒藥與杜松，吸入後能提高祭司的感覺能力與精神敏銳度。這種香料用於今日的宗敎儀式上，也具有同樣的目的。

　　一八七〇年代，發現了埃伯斯紙草文稿(Ebers Papyrus)──爲七十多呎的醫學書卷。這書卷遠溯至西元前一五〇〇年左右，上面記載了八百種主要爲草藥的處方與治療方法。有一卷稍早發現的書卷，稱爲艾德文‧史密斯(Edwin Smith)卷，也是有關醫學的文獻。我們從這些書卷得知，埃及人用銻、蘆薈、沒藥、蜂蜜的混合液，治療花粉熱。（順帶一提，沒藥至今仍用於治療喉痛與咳嗽）。他們也具有避孕的基本知識：混合刺槐、藥西瓜（苦蘋果的果肉）、棗子與蜂蜜，塞入陰道，能發酵形成乳酸，現已知可作爲殺精子劑。

　　芳香療法的原則也應用於埃及著名的屍體防腐技術上。這些處理防腐的專家了解植物的天然抗菌與抗腐效用，以及如何運用植物以保存人體。我們已從木乃伊的身上分離出些許的白松香(galbanum)，以及諸如丁香、肉桂、肉荳蔻等香料。這些防腐

劑具有驚人的神效，在顯微鏡的檢驗下發現腸的碎片經數千年後仍未有絲毫的腐爛現象。現存之木乃伊的驚人防腐屍體，經現代X光技術的呈現，在在證明了防腐專家，也是早期的這些芳香治療師的技術。

埃及人還將芳香療法的原則運用在烹調上，他們將香料運用在烹調上的知識令人佩服。添加了諸如藏茴香、芫荽與洋茴香等香料在粟與大麥麵包中，讓麵包更好消化。許多辛香料與香料類精油都有幫助消化的功效，但近年對諸如藏茴香的研究顯示，其中有一種成份——香芹酮（Carvone），尤具強效，能刺激膽汁的分泌。他們也常吃洋蔥與大蒜，在所有木乃伊的墓中或墓旁一律可見洋蔥球，作為前往來世的陪葬。洋蔥當然具有強大的抗菌作用，天天食用，能預防傷風感冒。大蒜的殺菌作用如今亦是眾所週知：從奇歐普(Cheops)金字塔上的銘文可知，建造金字塔的奴役一早會吃一瓣大蒜，提供活力，有益健康。今日，大蒜是大家所熟知的強力天然解毒劑，可抗細菌與病毒感染。

‖希臘與羅馬的發現‖

埃及人提昇了利用植物精萃以調節情緒、防腐與控制疾病的技術，往後植物的藥效仍不斷有新的發現。譬如希臘人將醫學由半迷信提升為科學。希波克拉底是公認的醫學之父，是第一位以確實觀察來建構醫學知識與治療原則的醫師，從此之後，醫生們全都恪守希波克拉底宣言所揭示的原則。他的一個信念就是，健康之道，在於每日用精油泡澡和按摩，而這也是今日芳香療法的中心原則。他知道某些植物的抗菌作用，因此當雅典爆發了流行瘟疫，他力促民眾在街角焚燒芳香植物，防止自己受感染，避免瘟疫擴散。此時，植物的知識一日千里，在泰奧弗拉斯托斯（Theophrastus)這位素有植物學之父的著作《植物史 *Historia Plantarum*》問市後達到巔峰。

在羅馬勢力達到頂點的時期，是由希臘的「移民」醫生與追

求知識者，掌控了醫界。其中一位即是尼洛（Nero）軍隊中的希臘外科醫師狄歐斯科里德，撰寫《論醫藥 *De Mteria Medica*》，成為有關藥草屬性與用途的豐富敎科書。他也記錄諸如植物與其活性成份何時效力最強等的進一步細節。植物生命中不容否定的事實——即成份絕非一成不變，會因時辰、季節、生長狀態而異；在幾近二千年後的今天，這依然為精油工業所沿用。以罌粟為例，早上的產量是晚上的四倍；茉莉的香氣，也就是其原精的功效在晚上最強，這也是印度人在晚間採收茉莉的原因。狄歐斯科里德也是第一位使用楊柳熬汁，治療痛風等疼痛的人（這種熬汁自此之後成為最常見的止痛劑——阿斯匹林）。

雖然羅馬人對植物醫療特性的興趣不及食用烹調來得大，但在植物方面具極大的影響。當羅馬軍團的足跡遍布歐洲時，士兵隨身攜帶所需或必備的植物種籽，種在他們駐紮的地方。英格蘭的許多藥草——歐芹、茴香與圓葉當歸，就是羅馬人傳入的。沿著這些士兵行進的路線上，許多植物今日仍滿山遍野地長著。

‖邁向文藝復興‖

雖然這些早期先驅僅如曇花一現，歐洲的理性醫學隨即式微，但中國與印度仍綻放光采。自四世紀起發展文明的阿拉伯人也延續科學精神於不墜。有位阿拉伯人是那不勒斯附近著名沙雷諾醫學院的創校人之一，這位阿拉伯醫師阿維西納十一世紀出版的著作《醫學規範 *Canon of Medicine*》，到十六世紀中葉為止都被奉為圭臬。阿比西納也被認為是發明蒸餾法以提煉植物精萃的人，他的許多原則至今仍被沿用。身為大冒險家且廣為殖民的阿拉伯人將他們的知識傳播到世界各地。他們也是擅長貿易的商人，是許多東方植物傳入歐洲的功臣，最大的功勞應是為歐洲人帶來許多辛香料——用於烹飪與醫藥上。

歐洲從六世紀左右的中世紀延伸至十四世紀的文藝復興時期，就醫學發展而言，都不能算做啓蒙時代。但仍有一些孤獨的

聲音可聞——其中之一就是十三世紀的聖希爾德嘉德，她是賓根女修道院院長，曾撰寫四篇有關藥用植物的論文。這些作品至今仍具參考價值。

十四世紀初席捲歐洲的黑死病摧毀歐洲三分之一至一半的人口，當時的醫學除建議帶著草藥香丸或在住宅與街角焚燒香料外，別無他法。當然理論上，這也是屬於芳香療法，但僅沾上皮毛，又為時過晚。隨著文藝復興繼之而來的是精采的探險時期。哥倫布獨排眾議，認為地球是圓的，若往西方航去，終可到達東方——那兒盛產著豐富的香料。一四九二年他登陸了自認是東印度群島的地方——實際上是巴哈馬。自此，美洲許多新植物傳入歐洲。印加人所嚼之刺激的可可葉，從南美傳入；土著與北美印地安人用於醫療的其他植物也接著傳入，諸如香脂，加拿大香脂與秘魯香脂，也從此收進歐洲藥典中。

‖ 歐洲草藥師 ‖

十六世紀與十七世紀堪稱是歐洲藥草史上最燦爛的黃金時代，英國的草藥師即包括了傑拉德(Gerard)、帕金森(Parkinson)與卡爾培波(Culpeper)。一六六五年瘟疫再度爆發時，對付這種疾病的方法不比三百年前高明多少。雖然此後隨著英國皇家學院的成立，帶動知識的躍進，林奈的植物分類、庫克的探險、以及諸如毛地黃、牛痘、奎寧與麻醉的醫學發現——而麻醉在一八九三年獲得維多利亞最高的皇家許可：「我們有了這個嬰孩，我們有了氯仿(chloroform)。」

雖然當時漸漸以科學方法研究醫藥，但芳香療法的原則依然並行，到了十八世紀末，醫界還是廣用精油。然而隨著化學逐漸蓬勃發展，成為一門學科後，植物的藥效可以在實驗室中合成——而且效果更強、更快，芳香療法在藥學界的地位逐漸風光不再，整個學問漸漸被視為古怪的療法。

‖ 二十世紀的芳香療法 ‖

　　直到本世紀初，才由法國化學家暨學者：蓋特佛塞博士重新燃起對芳香療法的興趣——這名詞實際上是他創出，他也以此撰寫了數本書籍，長篇大論地解釋精油的特性與應用方法，並佐以其消毒、殺菌、抗病毒與消炎功效的實例。在實驗室灼傷手之後，他談到自己如何立即將手浸在身旁剛好盛著薰衣草精油的容器中，而後很驚訝地發現疼痛立即消除，而且毫髮無傷。他持續進行有關精油的實驗，用於一次大戰時的軍醫院傷患身上。使用諸如百里香、丁香、洋甘菊、檸檬的精油，成效驚人。之後瓦涅（J Valnet）醫師承續此一研究。在二次大戰前，丁香、檸檬、百里香與洋甘菊的精油成為天然消毒劑及殺菌劑，用於薰病房，消毒外科與牙科專用的器具。

　　大戰期間醫學持續使用精油，設法在記錄時間內預防壞疽病、癒合灼傷、治療傷口。這些工作後由訓練我的法國生化學家摩利夫人，譯成現代通用的名稱。她擴大此一研究，將芳香療法帶入化妝品界，聯合醫學、健康與美容。現今，歐陸的醫師廣用芳香療法——與草藥療法合用，在法文中以一深具意義的名詞綜括之——「軟性醫學」（medicine douce）。

　　在蓋特福塞撰寫第一本芳香療法的著作之際，佛萊明爵士（Sir Alexander Fleming）發現抗生素盤尼西林。這也是「天然的」療法，由黴菌培養分離而出。當然今日我們不再使用天然的盤尼西林，因為其結構在很久之前就已找出，而今可在實驗室合成，或許這也就是有如此多的人對盤尼西林過敏而引起濕疹、腫痛的原因：人工的藥物遠比天然相同的成份藥效強得多了。

　　因此，我相信醫藥界現在又再度青睞天然的療法。使用藥效強的合成藥物來殺死有害的細菌，就好比是以大鐵鎚敲碎胡桃核，不僅殺死有害的細菌，也會摧毀體內有益的細菌。反之，諸如使用精油的天然療法可緩慢地發揮抗生素的效用，而在殺死細菌或病毒時，並不會摧毀其他的機能。事實上，天然療法可刺激體內的免疫系統，加強抵抗力。

很不幸的是，我們已養成這種心態，覺得藥物應立即見效，認為唯一有價值的藥是合成的，藥丸狀的。因此許多人很難相信植物精油即便不比藥丸更有效，也不遜於藥丸。世上並無萬靈丹，而較妥當的選擇必須是緩和柔性的方式，諸如芳香療法。

❧精油的組成

精油是由多種不同的有機分子所組成。各種精油之所以獨特，並不在於其中一種成份，而是整體、巧妙而複雜的混合。不同精油獨具的香味，是出自平衡的作用；各精油的療效也是如此。由於精油所含的成份眾多，因此幾乎無法用人工合成的成份製造出一模一樣的仿冒品。這些成份與其組成分子間的化學反應，使得精油產生其療效，這也是人工仿製品的療效無法與天然成份相比的原因。在第二部份，我會說明各精油的主要成份。

各成份間的這種平衡與反應也會造成有些精油較具毒性。精油中之某種毒性成份的比例可被其他的成份抵消，使得原本可能產生的毒性下降，讓精油發揮療效。就此而言，芳香療法幾近順勢療法（homoeopathy），順勢療法以毒性物質治癒（例如顛茄belladonna和砷arsenic）。但芳香療法的毒性極低，而且使用得當的話，即便毒藥也有強大的良效。

經驗豐富的芳香療法師知道如何調合各種精油，使得調油互相平衡，讓某精油的鹼性與另一種精油的酸性成份中和。而這就是化學的應用。短期的芳香療法課程是無法獲得這種知識的。

❧精油的萃取

萃取精油的唯二方法就是蒸餾和壓榨。而萃取藥草油的方法則包括使用揮發性溶劑與溶解。方法的選擇很重要，因為這會影響精油最後的品質與醫療價值。事實上，各種萃取方式得到的產

品各有不同，因爲同一種植物經不同過程所萃取出的成份迥異。我很擔心當萃取方式變得更精良、更機械化後，可能會萃取出改變精油療效平衡的新成份。這結果可能是好的，也可能是壞的；仍需對精油這博大的課題進行深入廣泛的研究，才可能明白。

　　無論選擇何種方式，萃取是很麻煩的過程，因爲植物的精油含量非常少。因此，需要大批的植物才能製造出足以應付實際所需的量：要有200公斤（440磅）的新鮮薰衣草、2到5公噸的玫瑰花瓣、3000個檸檬，才能製造出各1公斤（2.25磅）的薰衣草精油、玫瑰精油與檸檬精油。這就是精油如此昂貴的原因，也使用某些製造商轉而採用較廉價的揮發溶劑，直刺芳香療法的心臟。這種方式萃取的精油實際上攙入了其他物質，並非純的精油，不應用於芳香療法。以揮發溶劑萃取的精油主要是供香水工業所用，故而有其限制。

‖蒸餾‖

　　數千年來，人們都是用蒸餾方式萃取精油。我們知道古埃及人將未加工的植物攙水放在大瓦罐中。加熱後形成的蒸汽必須通過一層層封在罐口的棉布或亞麻布，才能逸出。精油被吸在布裡，只要不時地擠壓棉布便可得到精油。雖然略經改良，這仍是沿用至今的基本方法。

　　以澳洲茶樹的蒸餾爲例，你會看到一種常見的灌木蒸餾器，由一個容量爲1,600公升（115加侖）的槽構成，槽上有一個可移開或用絞鏈連接的蓋子，能讓蒸氣不逸出。在槽底30公分（1呎）左右的上方裝上一網架，放置綑緊的葉子（稱爲一次的定量），讓蒸氣平均通過葉子。假如蒸汽是由蒸餾器本身製造出來的（有時是鍋爐或蒸汽機製造出），器皿的底部必須維持一定的水量，底下以火加熱。蒸餾器頂端的出口將蒸汽與油氣送到冷卻器，蒸汽在此凝結成水，油氣也在此凝結。由於這些液體不溶於水，油會分離而出，飄浮在水面，冷卻後極易收集。這種1,600

公升的槽可放半公噸的新鮮葉子，以兩到三小時蒸餾，產生7到10公斤（15到22磅）的精油。

‖揮發性溶劑萃取‖

過程類似蒸汽蒸餾，在類似壓力鍋的大槽中，將基本材料放在架上。揮發溶劑加熱後，能通過網架。這些飽含植物菁華的溶劑揮發之後，留下某些香味的分子與成份，以及化學殘留物。這是許多製造商與香水業者愛用的方式，因爲所得到的香氣遠比蒸餾所得濃得多；以玫瑰而言，以此方式獲得的香氣就比蒸餾來得強。此方式萃取的產品並非精油，而是所謂的凝香體（concrete）。凝香體絕不可用於治療，因爲它不但含有殘餘的化學溶劑，而且爲溶劑萃取的成份異於蒸餾者。

苯過去一直是用來萃取凝香體的溶劑，但現在較少使用，因爲會留下導致過敏的殘留物。事實上，相關法令已有規範，建議殘留物不可超過千分之十。香水業界也有正式的苯用量限制，以防止萃取工人中毒。其毒性所造成的後果，已由格拉斯（Grasse）當地的蒸餾業者認定爲職業病。

甲基己烷與氯是比苯揮發性更高的萃取溶劑。單是格拉斯，每年預估就有700噸的化學物質擴散在空氣中。

‖溶解‖

要從凝香體中獲取純粹的抽取物質，必須用能溶解某些成份的高濃度酒精處理之。這種酒精能完全揮發，留下純抽取物質，純抽取物質的成份異於凝香體與精油。

萃取白松香、乳香與沒藥這類植物的香膠和樹脂時，便可採用溶解法。香膠與樹脂浸在溶解用的酒精中，之後酒精完全揮發，留下的就是所謂的樹脂——一種濃稠的物質。這種過程比蒸汽蒸餾還便宜，因此廣用於化妝品業。就芳香療法而言，最好使用蒸餾萃取的精油。

‖壓榨‖

這種技巧是用於萃取如橙、桔、檸檬等類水果之果肉與果皮的精油。果皮可以用壓擠或磨碎的方式處理，再用海棉收集破損細胞流出的精油，最後從海棉擠出精油。過去是用手擠，現在則是用機器操作。過去無論時間的長短，拿吸滿精油之海棉的工人常發生過敏現象與手疾，但用機器取代後，此種問題就少見了。

使用精油與植物

精油可以藉按摩由皮膚吸收、可加入溫水澡中、可吸其蒸氣，或加入植物的敷泥或敷布中。雖不可內服，但可食用富含精油的植物，以獲取其療效。

雖然本書中不時可見有關某些對精油的警告，但還是要在此鄭重提醒，千萬要小心翼翼地使用精油。孕婦與孩童尤其更要小心，孩童的用量應減半或更少。

在以精油治療前，宜先做皮膚檢驗（參照次頁）。人有個別差異，對油的反應也因人而異，年齡、體型、性別不同也有影響。

此外，選擇精油時（許多精油有相同的成份），最好選擇居住處鄰近地區有的植物。例如，若住在英國，鎮定情緒時宜用薰衣草代替乳香。許多精油因用量的不同，而有著截然相反的作用，如刺激與放鬆，這並不足為奇。例如薰衣草用量大時有刺激的作用，用量小時，則具放鬆效果。這種觀念就好比是喝酒——一杯下肚能令人精神亢奮，而三杯以上就會讓人昏昏欲睡。

我不鼓勵人持續使用精油，而是在有問題需要治療時才用。請謹記精油是一種藥，正如除非醫師指示，否則我們不會每天吃阿斯匹林，因此沒有理由、或未經醫師及芳香療法師的指導時，擅自使用精油。要尊重精油，只有真正需要時才使用。

然而，我們可用其他的方式將芳香療法帶入日常生活中，採用原植物而非精油，藉熬煮、浸泡、烹調或本書提議的其他方式，來享受芳香療法的美妙。

‖皮膚檢驗‖

使用精油前，宜進行皮膚檢驗，對於花粉熱或任何過敏患者，尤其不可大意。用精油治療孩童或老年人前，更須注意這一點。

用棉球沾一滴精油，擦在手肘內側、手腕內側或腋下均可。用膠布覆蓋，二十四小時內不要洗掉。如果有發癢、發紅或其他任何反應，就不要用這種精油。

‖基礎油或植物油‖

很少精油可以直接使用，而是要調入某種植物油基劑中，像是甜杏仁油、大豆油、小麥胚芽油。植物油暴露在空氣中時，不會像精油或揮發性油質般很快地揮發。這些基礎油本身即含有良效，成份中不乏碘與維生素E，也可充作平衡穩定劑。基礎油也需講求純度與品質，最好採用低溫榨取者，因冷榨法保留的維他命較多。本身不應有什麼味道，而且必須有滲透性。精油與基礎油間的調量因油而異，但除非另有明載，否則擦在身上時，應用2至3滴的精油加5毫升（1茶匙）的基礎油；擦在臉上時，則用1滴精油調5毫升（1茶匙）的基礎油。

● 杏仁油

植物：杏仁樹（學名Prunus amygdalus，薔薇科Rosaceae）的原產地在地中海東岸，但如今也在其他溫帶國家生長。杏仁在羅馬時期傳入英國，是中世紀常用的烹調食品。

油：杏仁油的來源有二：苦杏（P. amygdalus var. amara）與甜杏（P. amygdalus var. dulcis）。只有後者可供治療之用。

杏仁含有50％～60％的油脂，也可用於烘製糕餅。

杏仁油呈清澈剔透的淡黃色，含有淡淡的堅果味。三甘酸油脂是主要的成份，含有微量的甘油酯（glyceride）和亞麻油酸（linoleic acid）。爲柔軟劑，對皮膚有明顯的功效，爲良好的潤滑劑，具營養與活化的作用。一般商店所出售者其品質泰半不純，請注意。

用途：杏仁油對乾燥、粗皺的雙手有奇效，但也非常適用於治療濕疹與任何皮膚的不適。將杏仁油放在雙層蒸鍋中，小火加溫，再融入同量的椰子油。之後離火，混合呈膏狀爲止，塗在雙手上。戴上棉質手套，至少一小時或隔夜，讓油滲透到皮膚中。

● 蓖麻油

植物：蓖麻油來自於一種高大、成長快速的常綠灌木或小樹（學名Ricinus communis，大戟科Euphorbiaceae），原產地是印度，但如今廣見於許多國家。通常作觀賞用，但也有防風、遮蔭的價值。種籽的產量極多，爲蓖麻油的原料。希臘人與羅馬人用蓖麻油作爲瀉藥，而這也是蓖麻油現在最主要的功效，許多常見的瀉藥即含有此種成份。

油：保持非常濃稠的狀態，無色，具淡香味，很不好吃。主要的成份爲棕櫚油等脂肪酸、蓖麻油酸與三甘酸油脂。

用途：古埃及人稱此油爲「奇奇」（kiki），用於製作皮膚疹的軟膏以及防腐屍體。對從溼疹到皮膚乾燥等多種皮膚病都有幫助。處理嚴重乾裂的濕疹時，可混合30毫升的蓖麻油與15毫升的杏仁油以及2滴的麥芽油，輕敷於患部。

由於蓖麻油非常濃稠，宜混入另一種基礎油，助其吸收。

有次我在印度坐車經過一片蓖麻田，當時在日曬塵埃之下，我的皮膚變得乾燥不已，於是我要求司機停車，讓我用蓖麻葉與漿果搓揉手和臉。印度婦女也是用這方法保持肌膚的年輕光澤。

● 葡萄籽油

油：葡萄籽含有6%～20%的油份。這種油色澤淡綠，富含多元不飽合脂肪酸，而且極清爽，幾乎是清徹如水。這意味著皮膚極易吸收，並使精油迅速滲透，故非常有利芳香療法。

用途：葡萄的籽和葉具有相當的收斂作用，因此我常用這種油調理粉刺。

● 大豆油

植物：大豆（學名Glycine hispida或soja，豆科Leguminosae），為一種一年生的直立植物，有時高達1到1.75公尺（4～6呎），原產地是中國與日本。雖然東方過去四千年來一直使用大豆，但直到十七世紀才出現於歐洲，二十世紀初才出現於英國。大豆油含高量的多元不飽和脂肪酸，為一種常用的食用油。大豆本身是世界上最主要、最具營養成份的食物之一，也是唯一含完全蛋白質的植物。

油：豆子含有20%～25%的油份，含酸（油酸、亞麻油酸、硬脂酸、棕櫚酸等）以及少許的葉綠素。色極淺而略帶淡黃，是極具營養價值的油；為極佳的基礎油，塗在皮膚上能迅速吸收。但一定要用最高品質的大豆油，我常用於粉刺的調理。

用途：法國人十分重視大豆油的醫療效用：亞麻油酸的成份能降低膽固醇。每天食用，可加入沙拉醬中、淋在現煮的蔬菜上，或拌於米食中。

● 小麥胚芽油

植物：小麥胚芽是小麥的胚芽，為營養價值極高的食物，含大量的蛋白質與維生素B和E，它是極少數能提供近乎完全蛋白質的植物之一。

油：小麥胚芽油含有極高的維生素E，而維生素E據說是有益皮膚美容的維生素。

用途：由於含有大量的維生素E，用於基礎油時，能有效治療皮膚問題。

使用小麥胚芽油的另一個益處是，由於為抗氧化劑，能穩定精油，效用更持久。調理任何問題，均可加入一、兩滴小麥胚芽油。

‖按摩‖

精油可穿透皮膚，皮膚有排洩能力，同樣也有良好的吸收能力。現代的科學研究顯示，能穿透皮膚的物質比原先所知的還多，而有些世界頂尖的科學機構也正調查這類物質的醫學潛力。例如，在皮膚上塗了類固醇藥膏後，再罩上密不透風的覆蓋物，將使類固醇在體內累積至足以產生危險的程度，因為這藥膏能穿透皮膚為人體所吸收。不相信的人可以做一個簡單測試，用一瓣切過的蒜摩擦腳底，幾個小時後，呼吸會有大蒜的味道。

一個用精油調理不適的有效方式是按摩。依個人好惡，可採專業按摩或簡單按一按，但按摩會讓神經末稍活動起來，刺激血液循環到皮膚表面——讓油更容易穿透。

即使正確地使用，精油也需要七到十分鐘才能讓皮膚吸收，而當皮膚排泄的時候，也無法良好吸收——如緊張焦慮、太熱或運動後等皮膚流汗的時候。精油穿透皮膚到達其他器官的能力也因人而異。除了水腫、血液循環不良之外，大量的皮下脂肪也會阻礙滲透。

可用精油按摩臉、背、胸、手背、腳底——或風濕的相關部位——而按摩本身即有鬆弛的效果。即使沒有時間好好地按摩，可用適量的調油塗在手背、頸背、太陽穴、兩眼之間、鼻下、耳背，這會促進血液循環，所使用的精油也會助你恢復體力。手尤其重要，因為手背的皮膚很薄，有很多明顯浮現的大靜脈。

● 臉部

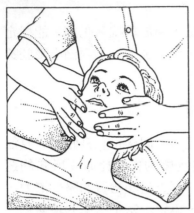

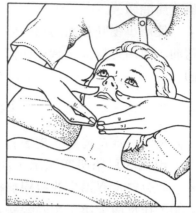

①將適量的按摩油擦在臉部和頸部，沿下顎指壓數個點。從下巴按壓到耳朵。

②用大拇指壓鼻翼兩側的凹處，之後順勢下來按到嘴唇兩側，最後到下巴的中心。

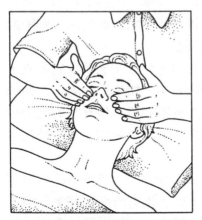

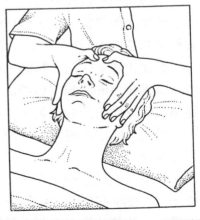

③用十隻手指指壓顴骨，從鼻旁向外到耳部。

④沿眉毛平行壓到髮際，一路用拇指壓數個點。這對消除頭痛、黏膜炎與一般的腫脹有效。

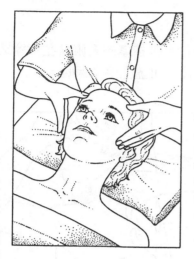

⑤用大拇指從額頭中央以一直線按
　摩到太陽穴。

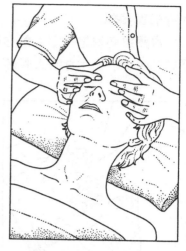

⑥用食指指壓兩內眼角的淚囊，再
　沿眉毛下往外輕撫散壓。

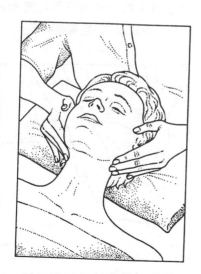

⑦用手輕壓外耳。從後向前按摩整個
　耳朵，以畫圓的方式進行，但不要
　搓揉皮膚。同時以同樣的方法按摩
　另一隻耳朵。

● 背部與頸部

　　當然這必須是找別人幫你做才行。被按摩的人俯臥在平檯或
堅實的床上，上半身的衣服必須脫掉，可蓋上毛巾保暖。

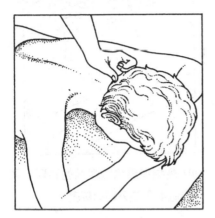

①先將油擦在頸背，一直沿著塗到
　背部。之後用一隻大拇指，沿頸
　部，一次一邊，平均地指壓。

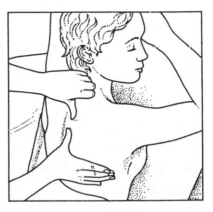

②在脊椎的一側同時用兩隻大拇
　指，從頸部下方沿脊椎按下。

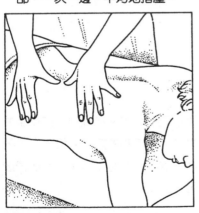

③按摩背部的時候，壓距脊椎1公分
　（1/2吋）處。快速地按能達到刺激
　的功效，緩慢地按則有助鬆弛。

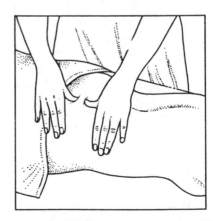

④按到尾骨的時候即完成第一階
　段。之後照剛才的方式按脊椎的
　另一側，指壓的點盡量平行

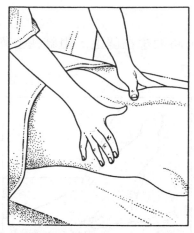 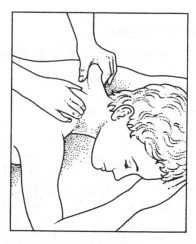

⑤兩隻拇指分別按在脊椎的兩側，往下向外慢慢地移動。從尾椎開始壓到頸部下方爲止。目的是緩慢地從指壓點散出能量。

⑥用揉捏的方式按摩肩膀。目的是消除肩膀累積的壓力。

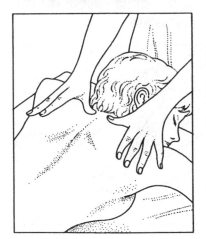

⑦大拇指壓在脊椎兩側，在距脊椎一公分（半吋）左右處，輕輕地往下按壓。從頸部的下方開始，與⑤相反，按到尾椎爲止。

　　如果沒有人幫你作徹底的背部按摩，可將油塗在骶骨（背部的下方）處，仔細按摩。

● 腿部與腳部

　　按摩他人時，要請對方躺下，將油塗在腿上，由腳往上輕捏。務必是往心臟方向按。

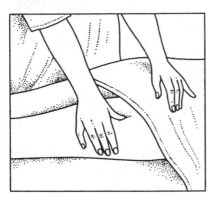

①將拇指按在大腿背，目的是促進血液循環。

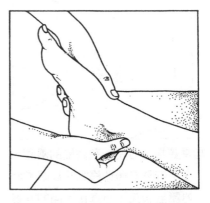

②用拇指指壓腳踝的內側腳背，能促進血液循環、消除水腫、改善膀胱的疾病。

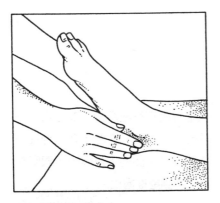

③使用雙手的手指，同時按摩小腿內外側的腳踝背側，能舒緩腳背的扭傷。

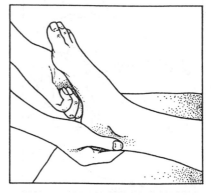

④用一隻手的指關節，從足弓緊按到腳跟，指壓移動的速度要平均，功效是可促進血液循環。

　　或坐在地板上，用適量的油按摩腳底、腳背與趾頭間。可以邊看電視邊做，也可附帶做頭皮按摩，睡前花十分鐘做有助睡眠。

●頭皮

對疲勞、掉髮、老化尤其有效。從頭的後方開始，由頸背凹處起，往上按摩到頭頂。用左手的拇指，自頸部左方往中央按去，按摩整個頸背，再用另一隻手按另一邊。之後往上揉擦頭的後方，用雙手手指按摩整個頭蓋骨，彷彿非常用力洗頭一般。皮膚會慢慢鬆弛。

●太陽神經叢與胃

太陽神經叢位於肋骨所夾的上腹部中心，只要將擦上油的一手按在此處，以順時針方向按摩（反時針方向似乎無效）。在胃部處依同樣的方式進行，手的熱度有助於油的吸收。懷孕的婦女不可做此按摩。

‖沐浴‖

另外一種有效使用精油的方法就是泡澡。近年來使用放射性同位素的科學研究提出證據，證明洗澡水中添加精油，能由皮膚吸收。因此希波克拉底建議每天洗香浴澡，所言不虛。

（除非另有說明）將三滴精油混入一瓶蓋非常溫和的沐浴乳，倒入正在放的洗澡水中。有助於精油在水中散開，而不會聚集在水面的一處。浴室務必保持溫暖，門窗緊閉，不使蒸汽逸出。全身至少浸泡十分鐘，放鬆並做深呼吸。有一部份的香味分子會滲透到皮膚，而另一部份會在蒸氣吸入時刺激鼻子之嗅覺器官的神經末梢。

‖蒸臉‖

每周進行一、兩次的蒸臉可深層潔膚。準備一個碗、選用的精油與一條毛巾。煮開一壺水，等它冷卻到手溫的溫度但不燙人（約攝氏38度，或華氏100度），滴幾滴（或依指明之滴數）的

精油，將毛巾蓋在頭上，趴在碗的上方，讓毛巾蓋住頭和碗。頭和碗的距離不要少於30公分。

蒸氣中的精油會在皮膚上發揮功效。由於精油蒸氣也經由鼻腔細緻的薄膜吸收，因此有雙重效果，在體內與體表同時發揮效用。

‖ 吸入 ‖

吸入法對諸如黏膜炎與感冒等充血性疾病有明顯良效，也使用與蒸臉相同的原則。傳統家庭或藥房治療鼻塞與感冒也採取相同的原則：使用簡單的毛巾蓋頭方式，吸入安息香酊（取自安息香精油）、尤加利精油或白珠樹油（分別為澳洲與北美樹種的精油）。

可以購買藥房販售的吸入器，或使用自己身上「現成」的吸入器：在手上滴一滴想用的精油，搓熱後摀在鼻子上，雙手務必緊包住。深呼吸數次，精油的功效立即吸收。

‖ 糊劑／敷泥 ‖

糊劑是透過皮膚排出雜質而達到消除不適、消腫或止痛功效的古老方法。糊劑的歷史可回溯至數千年前，確實是人類最早發展出的藥物形式之一。糊劑含有生藥或搗碎之藥草，有時可直接敷在身上，或在敷之前把它弄潮（參閱各植物的說明）。有時糊劑的成份可直接接觸空氣，否則就要包在棉布中再敷於患部。

傳統上，經常使用的糊劑是由亞麻籽或芥末油製成。過去糊劑最普遍用於胸腔和皮膚方面的問題——現在依然如此。

● 亞麻籽

亞麻籽是亞麻植物（學名Linum usitatissimum，亞麻科Linaceae）的種籽，也會產出纖維的亞麻。亞麻籽油在芳香療法中常充當一種基礎油，但主要的商業價值是用做油漆和亮光漆

以及潤滑板球的球棍。這種種籽含30％～40％的油脂，濃稠而色黃，含有亞麻油酸與棕櫚精，此種油以治便秘的佳效著稱。瑞士人也在果仁麥片粥中攪入亞麻籽油（譯者註：伯爵果仁麥片粥—muesli，一種用碾碎的穀物、乾果、堅果等加牛奶而食的瑞士早餐）。

亞麻籽極易壓碎，在液體中會膨脹、能長時間保溫，因此為理想的糊劑基礎劑。由於亞麻籽所含的油份高，因而也十分滑潤。

依患部的範圍而定，使用3茶匙到100公克的亞麻籽。用研缽或咖啡研磨機壓碎亞麻籽，放入鍋中，沖入適量的熱水，調製成平滑的糊劑。加入精油2到5滴，依亞麻籽的用量而定，再加以混合。舖在一片大小適合的紗布或棉布上，再蓋上第二層紗布。將布邊摺好，趁熱敷上（但不是燙人的溫度）。至少敷十分鐘，或直至冷卻。

之後再加上精油，強化糊劑的功效，讓皮膚滑潤。倘若敷在臉上，糊敷會讓皮膚有點緊繃的感覺，但卻能讓肌膚容光煥發、柔潤有彈性。使用植物純露，如玫瑰、橙或金鏤梅純露，以沖淡黏度。

● 芥籽

芥籽藥膏不應敷在臉上，而是敷在胸與背部，治療胸背的各種慢性病症最為有效。

你可以用磨碎的芥籽（使用研缽或咖啡研磨機研磨，但用後要清洗乾淨）或直接使用芥末粉。芥籽糊劑與亞麻籽糊劑的製法相同，使用滾熱的蒸餾水或不起泡的礦泉水，但由於芥籽不像亞麻籽膨脹的體積那麼大，因此宜加入一些亞麻籽。倘若用芥末粉，可加入亞麻籽或燕麥。

趁溫而不是熱的時候敷上。芥籽糊劑會讓皮膚紅熱表示產生預期的效果，因此除去藥膏後，可塗上滑石粉吸熱，然後洗淨你

的手。敷的時間不要超過十分鐘，否則皮膚會發生腫脹。

　　法國可買到現成的芥籽藥膏。

● 燕麥

　　如同亞麻籽，有機燕麥會膨脹、保溫、容易在紗布上塗開。燕麥也含有大量的維生素E。按亞麻籽的指示使用，但這種敷料用在臉上太過黏膩。

‖黏土面膜‖

　　黏土可吸收油性皮膚分泌過多的油份，除去毛孔的灰塵，因此有些黏土可做為許多市售的面膜基礎劑。乾性或過敏皮膚不可用黏土面膜。

　　粉狀黏土（尤其是綠黏土）可在特定藥房買到。混入適量的蒸餾水或不含氣泡的礦泉水、或洋甘菊純露或玫瑰純露，調製成糊狀，再加入適合的精油。塗在臉上待乾，之後用水或用洋甘菊等浸汁洗淨（參見下頁）。

‖敷布‖

　　這種用法最常外用於眼部，可依所需的效果採冷敷或熱敷。

　　將幾片麻布或薄的純脫脂棉浸在浸汁、熬汁或軟劑中，製成敷布後，蓋在患部或用繃帶固定。冷敷布蓋在皮膚上變溫後，再換上另一塊；熱敷布變冷後，也換上另一塊。

● 浸汁

　　將滾水沖入新鮮、搗過的藥草或乾草藥中，浸泡六到十分鐘後過濾，用研缽和杵搗碎。如果量大，則將藥草包在乾淨的布巾裡，用腳踩碎。

● 熬汁

較硬的莖、根與種籽要用熬煮的方式。先用槌子搗碎植物，之後再放入水中煮滾一、兩分鐘，加蓋浸泡十五分鐘，再過濾。

● 浸漬

將藥草放入水中煮滾，離火加蓋浸泡數小時，這種方式會讓藥草的藥力加強，具強效，需要時再過濾。

這些方法調製出的藥汁都無法持久不壞，因此要儲存在冰箱中，並在兩天內用完。

‖食療‖

健康的飲食是維持身體健康的根本，我在第三部份（疾病篇）的每一章開始，幾乎都會提到這一點。健康的飲食應包括植物——蔬果、藥草、辛香料——許多在萃取後都是芳香療法所用的精油。

芳香療法的原則在烹調上佔有一席之地，是很容易想像的，因為許多植物精油均有助消化的屬性：當食物的香味傳到鼻子時，神經刺激便已傳送到大腦，進而刺激唾液與膽汁分泌。這意味在食物進入嘴巴之前，消化過程便已先行展開。而食物中的精油又會讓入口的食物在體內完全消化。烹調食物時加入芳香的植物，能讓你成為神奇的DIY醫師。

身體需要多種基本的養分——蛋白質、脂肪、碳水化合物、纖維、維生素、礦物質、微量元素與流質，要讓這些物質發揮最佳效果的最好方式就是生吃，因為加熱後會破壞許多養份。以沙拉為例，味美可口，含有許多健康的成份，但有些人無法消化諸如黃瓜與青椒等生菜，因此應和助消化的藥草一起吃。許多藥草、葉片與花可以加入沙拉中助消化。也可淋上檸檬汁，因為檸檬汁有殺菌的作用，是很好的沙拉醬。

即便是熟食也可以採用芳香療法。傳統鴨肉沾醬中所用的甜橙有助消化鴨肉的脂肪；香薄荷等藥草有助消化諸如豆類等不易

消化的食物。添加藥草與辛香料（即使是鹽、胡椒也一樣）的最好時機是在快煮好的時候。

調沙拉醬和煮菜時，宜用低溫壓榨的油，諸如橄欖油、紅花油和大豆油。用低溫壓榨，可保存較多的重要養份。或是自製藥草油使用之。

攝取適量的流質也同樣是均衡飲食中重要的一環。人類可以好幾天不進食，但沒有水，只能活幾天，因爲水是維持腎臟正常功能不可或缺的要素。飲用水最好是礦泉水，爲了身體眞正的健康，應節制茶、咖啡、酒精的攝取量，或以藥草茶和麥茶代之。

‖花草茶和藥草茶‖

這兩種茶就是芳草療法解決飲食中流質需求的方式。如蜂蜜的玫瑰果茶深受兒童歡迎，含有豐富的維生素C。家庭或辦公室中可以用花草茶代替茶和咖啡，你只要在廚房留下一個空間給各種的藥草和香料即可。可以在健康食品店買藥草茶袋，或自己種、自己曬乾。購買香料的時候，最好買整顆，而不要買粉狀的。

使用藥草茶包時，在茶杯內沖入開水，加蓋泡三至五分鐘。如果是用藥草植物，在溫熱的茶壺中每杯加一小匙切碎的新鮮藥草或1/2小匙曬乾的藥草，加開水泡七分鐘左右。香料要在開水中泡久一點，可按個人的口味，實驗加多少的香料。無論是哪一種茶，可隨自己的喜好加入蜂蜜。在白天隨時喝，逐漸用以代替茶或咖啡，晚上喝一杯鎮定的藥草茶，則是結束一天的好方法。

❧ 自製植物浸油與醋

自製植物浸油和醋是確保品質的方法之一，如果用自己栽種的植物或選購有機植物，效果更佳。自製的浸泡油不似市面販售的精油濃純，但仍有相當效果，而且較爲安全。此外，自製的植

物浸油不必攪入基礎油稀釋，因此更方便使用。它們也可用來烹調，調製美味的醃泡汁和沙拉醬。可用的藥草有薰衣草、百里香、馬鬱蘭、迷迭香、鼠尾草或洋甘菊，但實驗自己喜愛之藥草來調製新口味，也十分有趣。

‖藥草油‖

每600公克的葡萄籽油或大豆油，需加入250克的新鮮藥草或100克的乾藥草。

先迅速仔細地洗乾淨，將新鮮或乾藥草放在透明玻璃罐中。藥草要完全浸在油中，用蓋子密封，放在陽光曬得到的窗台上二、三星期。之後夾出藥草，將油倒入不透光的瓶子。如此即可使用。

‖藥草醋‖

每600毫克的蘋果醋，使用250克的新鮮藥草或100克的乾藥草。使用前，迅速洗過，並將新鮮藥草晾乾。將新鮮或乾藥草放在不透光的玻璃瓶中，將瓶子放在陰暗處。每兩、三天搖一搖，藥草應置於醋中至少十天，十天後醋即可使用。

● 薄荷與覆盆子醋爽膚水

這是爽膚水的聖品，夏日能讓皮膚清爽，或是日常洗臉後使用。每600毫升的蘋果醋中，加入50克的新鮮薄荷與100～200公克的覆盆子，製作方式同上。

精油的毒性

精油裡的某些成份毒性頗強，尤其對老年人、幼童、孕婦危害更大。整體而言，精油在內服時較易發揮毒性，因此我強烈反對口服精油。某些精油甚至在外用時（或吸入），也可能會有危

險性，凡有必要，我都會在本書提出明確的警告。然而在許多時候，由於精油成份的互相制衡作用，或由於療方中多種精油形成的制衡狀態，或甚至因爲某種基礎油有安撫作用，使用精油便無安全之虞。唯有具潛在危險的精油用量過多時，才會造成危險，因此必須遵守精油的建議用量。須謹記，一小滴的精油代表25至35公克的這種植物。拿捏分寸是行事的關鍵。

國際芳香協會（International Fragrance Association, IFRA）曾公佈一系列的精油，要求化妝品與家用產品等香料相關工業需限制其用量。國際芳香協會也提供這些精油的安全用量建議，其中爲芳香療法所用的包括：歐白芷根、秘魯香脂、佛手柑、中國肉桂、錫蘭肉桂、小茴香、黃樟、檸檬馬鞭草。該協會並不具國際法律效力，但全球大多數的業者都遵守其規定。

除了國際芳香協會限制的精油外，我也想到以下值得密切注意的精油：洋茴香、穗花薰衣草、羅勒、丁香、芫荽、牛膝草和鼠尾草。最令人憂心的成份是茴香腦（anethol）、龍艾腦（es-tragol，甲基醚蔞葉酚）、側柏酮（thujone），但我對含丁香酚（eugenol）能腐蝕金屬的精油也特別小心。

毒性反應能立即被感受到，從頭暈噁心到疲倦無力、癲癇、甚至死亡。有些毒性引起過敏：用於香水的艾菊，造成了採花者手部嚴重的濕疹，現今法國衛生部已限制業者使用艾菊。

‖孕婦‖

我不建議孕婦使用精油，不僅是因爲懷孕期間皮膚特別敏感，也因爲有些婦女本來對某些味道沒有特殊反應，懷孕後聞來卻覺得噁心或不舒服。更值得小心的是，含芹菜腦（apiol）和肉荳蔻醚（myristicine）的某些精油，有墮胎的效用，會引起流產，或其他不利子宮的影響。例如，高劑量的歐芹就一度被用作墮胎劑。法國在避孕藥尚未問世前，就用芹菜腦避孕，而南美地區至今仍用此法。

　　不妨嘗試以極淡的少量花草茶取代精油，以另一種方式將芳香療法帶入日常生活——例如用花裝飾你的家、食用適合的藥草、使用植物浸汁。

　　如果你認為可能懷孕了，務必立即停止使用精油，而且當然一定要向醫生請教。

❧芳香療法的未來

　　跟我的祖國法國相比，英國和傳統醫學的淵源更深，但很不幸地，在芳香療法於英國重獲喜愛的這十年左右時間，此一療法的源起與價值已消失殆盡。如今人人可習修短期課程，投資數千英磅買精油後，就可掛牌當芳香療法師。這種可怕的情況顯示對芳香療法的不尊重，也是對願意相信其功效者的一大侮辱。

　　一個剛入門的新手怎麼可能診斷病情、選擇治療方法、使用最合適的精油呢？診斷與治療病情需要相當的專業技術、知識與實務經驗，短期課程所傳授的顯然不足。我收到許多得到芳香療法「證書」的年輕女性來信，她們因為知道所學太淺，而想要進修。有些在牛津邱吉爾醫院(Churchill Hospital)的頂尖護士也使用精油，但即使是深具醫學知識的他們，使用時仍小心翼翼，而且十分憂心過去幾年來有關芳療的一些不實宣傳。由於許多精油藥性很強，的確具危險性，甚至有毒，使用者若對它一無所知，是可能鑄成大錯的，對抵抗力低的人如孩童、老人、孕婦，更可能帶來不幸的後果。

　　芳香療法一度是正當的治療方式，因為過去所使用的都是純粹天然的精油，以蒸餾的方式萃取藥用植物。今日有許多萃取植物精油的方式（參閱28頁），大多使用蒸汽蒸餾。但由於商業的需求，許多蒸餾商現在使用揮發性的溶劑，而不用水萃取精油。這些現代的方法製造出香味更濃、量更多的精油，有利於蒸餾商的最大主顧——香水工業。但即使微量的溶劑也會改變精油中成

份的平衡，因此這種油無法一如往昔地使用在治療上。但許多缺乏經驗的芳香療法師卻使用這種精油，不質疑也不關心精油的萃取方式與純度。不幸的是，由於治療用油只佔銷售量的九牛一毛，因此我們對於精油的萃取方式是人微言輕。

芳香療法精油一度是取自以天然方式栽培的植物——而今仍有許多業者以此爲原料，但同樣地基於商業的需求，我們今日以現代農業科技「輔助」，使用殺蟲劑與肥料。這會影響植物的基本成份與精油品質。例如，色層分析圖（植物的X光片）即顯示有農業硝酸鉀的殘留物，因此進行許多研究評估殘留物對治療產生的危險。這些殺蟲劑一般是大規模栽種的農民才使用，大多數提供治療用精油的萃取業者仍維持小規模的栽種，也較小心。

另一件令人憂心的事是車諾堡核子災難的餘波。車諾堡的核子落塵或許影響了全世界，但歐洲的植物受害最深，此地的精油也受到波及，可從精油的放射線檢驗得知。現在我的許多精油是從以色列進口，尤其是百里香，這種植物似乎最能「抓住」污染物，我儘可能選擇離基輔與落塵路線最遠的地方進口。

萃取業者與裝瓶商在確保芳香療法的未來上，有絕大的責任。有許多是使用蒸氣蒸餾、裝純精油的誠實業者，但也有偷工減料的業者。如果快樂鼠尾草的品質不夠好，他們可能在上面加上鼠尾草，充作快樂鼠尾草精油販售，這對抵抗力弱或敏感的人可能產生不堪設想的結果。而現在這種作法很普遍，治療師都難以因應，遑論一般大衆了。

‖檢驗品質‖

即使手上握有所有正確的解答，諸如色層分析與品質標示，也不見得能檢驗出品質。我們必須完全依靠鼻子做最後的評鑑，唯有聞了多年不同品質的精油後，才能得到此方面的經驗。以薰衣草、醒目薰衣草、穗狀花序薰衣草爲例，對外行人的鼻子而言，聞起來都一樣，而醒目薰衣草與穗狀花序薰衣草也常常被當

成薰衣草，其療效與價格有很大的差異。

專家的鼻子也能聞得出攙假的產品，這本領得之不易，唯有靠時間累積。我的精油進口商在多年前過世後，其事業被一位沒什麼專業知識的人收購。不久以後，我買到一些摩洛哥進口的精油，一打開蓋子就知道味道有異，其中攙有添加物，顏色不一樣，濃度也較稀。我心中生疑，於是打電話給代理商，但他告訴我品質與我過去買的一模一樣。我把樣品送回我巴黎的實驗室檢驗，結果我是對的。油有兩方面攙假：一是植物油稀釋，二是加了天竺葵。是新的代理商不誠實嗎，還是萃取業者騙他專業知識不足呢？我們幾乎只能依賴萃取業者與供應商的誠實，治療師手上根本就無以憑藉，所以我們必須時時警覺。

我現在積極推動，要求萃取業者將精油的產地記錄在標籤上。這點很困難，因為生產精油的國家很多，但這一步是正確的方向。我也要萃取業者標明萃取日期，因為精油如果貯藏失當，也極易變質，如果放太久，還會失去療效。有些甚至會因此引起過敏。曾有兩名客人對薰衣草精油產生不良反應，這種精油原本十分溫和，是因為商店庫存過久才導致負面作用。

● 保存精油

精油應保存在不透光的瓶子裡（玻璃或金屬），以防光線干擾，最好放在陰涼的地方（不要放在商店的展示燈下）。瓶塞必須小心蓋好，妥為密封，因為空氣可能會讓精油變質。精油也可能會溶解某些瓶塞與瓶蓋；有的精油會腐蝕金屬，例如丁香。由於你不可能檢驗精油的品質，因此我有時乾脆建議人使用原植物做為療方，或者你也可以自製植物浸油（參見46頁）用於治療，但不要忘了，這種油不需要稀釋。

‖香水與食品工業的影響‖

商業發展也會對芳香療法之未來造成打擊。大多數精油的最

大市場是香水工業，而香水業的影響力之大，已足以決定農戶的一舉一動。他們會說，我們今年要玫瑰，不要天竺葵，所以萃取玫瑰吧。栽種農戶當然會聽他們的，因此，儘管某些精油是芳香療法的重要素材，只要香水業者不看重，農民便會減產。比方說，近年來有些香水公司幾乎壟斷全球的檀香精油市場。因此，對芳香療法界而言，尤其是對印度傳統療法「阿輸吠陀」（譯者註：ayurveda，印度起源自西元一世紀的傳統醫學，採用草藥、瀉藥、按摩精油的方式治病）而言，檀香精油將有好幾年處於缺貨的狀態。而香水業者的需求造成的森林破壞更是可想而知。

食品業也使用大量的精油調製各種口味的食品與飲料。一茶匙的鼠尾草能讓兒童致命，最近法國就發生七起食物中毒的案例，原因是患者吃了用鼠尾草精油而非新鮮鼠尾草調味的香腸。而像肉荳蔻之類的精油加入食物中後，對我們一般人會有何影響呢？現在有人認為過動兒與食物的添加劑有關，就是一例。

‖展望未來‖

總而言之，芳香療法確是今非昔比，如果使用不當，對健康必是有百害而無一益。芳香療法的未來與成功，有賴於一連串的相關業者能以正確的方式，在正當的時機、行正確之事：以有機的方式栽種植物，在正確的時機割採藥草，以最自然的方式萃取植物，誠實地包裝精油，並合宜地貯存精油。我相信這種對精油的「信賴感」已經不斷地下降。你高價買到的「玫瑰精油」，可能是從化學肥料栽培的植物中用溶劑先萃取出來，再攙入天竺葵或癒創木精油而成。

一度以滿地香花與溫和暖冬著稱的格拉斯就將此困境表露無遺。現在以蒸餾方式萃取的植物已少之又少，許多小工廠在過去一、二十年來相繼關廠，只剩下大工廠控制大部份的生意。昂貴的人工、土地、以及對某些植物的壓力與需求，在在都是敲起這

喪鐘的主要原因，許多農戶已轉向新的收入來源。有些人虧了本，把土地賣給建商。現在高樓大廈、毗連的住宅與公寓已取代綿延無盡的遍地香花，格拉斯當地與鄰近地帶的獨特奇景已經不再。

連帶消逝的，是它傲視全法國的怡人氣候。拜花朵、緯度、鄰海所賜，格拉斯曾被譽為法國天氣最好的城市，如今卻成為法國污染最嚴重的城市。由於格拉斯依然是世界香水業的中心之一（實為化學合成的香水），每年有七百噸的溶劑逸入空氣中。過去二十年來，香水業的化學合成品大幅躍進，使得價格穩定、成本低廉，成品既具天然香味，色澤又持久穩定。

有香植物的供應無法滿足全球市場的需求，因此化學代用品才孕育而生。因此有些植物的蒸餾萃取現已完全停止：一些過去曾製出最優良香水的花朵——梔子花、紫丁香、野百合，現在都可從實驗室中創造出來。對我而言，這些合成品永遠比不上天然的細緻巧妙。這種合成的替代品雖然無法用於芳香療法上，但卻無可厚非，因此若不這麼做，地球上的花草會受到更嚴重的摧殘，森林會受到更大的破壞。

即使未來前途暗淡，芳香療法的基本原則仍有許多貢獻。我仍將精油列入處方中，本書也推薦了許多精油的療法。然而，切記要小心稀釋，以確保安全，凡稍有懷疑，我都會提出警告。而我大多數的療法是使用藥草，其精油含量當然較少，但也較安全，這是可選用的良方。

要切確診斷任何症狀，都必須向醫生求教，因為這些症狀可能藏有更嚴重的病因。

芳香療法過去曾是，應該也一直會是有效的療法，在現代醫學、健康、美容與生活上必能占一席之地。但我力促各位仍需審慎用之。

第 二 篇
芳香療法使用的
植物與精油

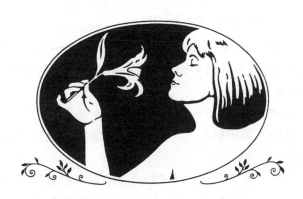

歐白芷　Angelica

學名：當歸屬　Angelica archangelica／officinalis
　　　繖形科　Umbelliferae

　　整株植物，包括葉子、根和種籽都香氣怕人，風味絕佳
— 約翰・帕金森（John Parkison）《植物的劇場 *Theatre of Plants* 1640》。

　　相傳歐白芷是在大瘟疫期間，由天使向僧侶顯其神效，因而得此園藝俗名（譯者註：歐白芷英語爲 Angelica，有天使（Angel）之意），以及另一俗名「聖靈之根」。歐白芷是繖形科植物，原產於歐洲與敍利亞，常見於各個不同的生長帶。種類形形色色：計有斯堪地那維亞的 norvegica，荷蘭與北法的 sativa，和日本的 refracta 和 japonica。sylvestris 是英國野生種歐白芷，常見於野外，由菜園植物轉爲野生，風味與療效則不及 officinalis 種。

　　這種植物能高達 1.5～2 公尺，種籽、葉子與根皆具香味。莖爲中空、有肋，葉子鮮綠而大，分爲鋸齒狀小葉片，初夏會開出黃綠色的繖形花序。

　　千百年來，整株植物的各部份均有不同的用途。一位三世紀的中醫寫道：「當我告訴平民……歐白芷和芍藥能治腹痛……他們不是起疑，就是駁斥，而寧願相信用符咒治病。」詹姆斯一世的草藥醫師傑拉德（John Gerard）也指出歐白芷的多種功效，在一六六〇年的大瘟疫期間，人們嚼歐白芷莖以預防感染，並焚燒種籽與根淨化空氣。大約一百五十年前，米蘭發生傳染病時，帕拉切爾蘇斯（Paracelsus）也提出相同的建議用法。

　　除了中國之外，歐洲許多國家也因歐白芷有多種藥效，而廣爲栽種使用。其種籽最好是在天候乾爽，陽光曬乾露水之後採擷，連同葉片泡成茶和麥茶。莖和根也可以使用：前者應在春末

或初夏時切製；後者則應儘快曬乾，以保存其藥性，並密封在棕色的玻璃罐內。曬乾的根乾皺而色棕，帶著非常怡人之安息香、胡椒與麝香的綜合香氣。

葉片、種籽、根莖都有袪腸胃脹氣、發汗、激勵、健胃、化痰與補身的屬性。傑拉德將歐白芷作爲預防病毒感染的處方，兩位知名的十七世紀法國草藥學家雷梅里與邱梅(Jean－Baptiste Chomel)也說明歐白芷有發汗、補身、淨化與化痰的作用。勒克萊爾醫生用它來治療厭食症，因爲歐白芷能激勵神經與消化系統。

精油

來源及特性説明：有兩種歐白芷精油，一種萃取自種籽，一種來自其根部，有時某些廠商會將兩種混合。在歐洲，歐白芷的精油是近年來才有的產品。精油最初是無色，但放久後會轉黃，最後變成棕黑色，呈棕黑色時，千萬不可使用。精油相當濃稠，但仍爲流質。種籽含的精油比根多，但根部的精油效力較強。

主要成份：種籽的構成物質依品種而異，主要含有歐白芷酸、糖份、纈草酸、精油、苦素以及一種稱爲歐白芷素的樹脂。萃取根部精油的時機是在植物長成一年以後，含有歐白芷素、香柑油內酯、兩種呋喃香豆素、水芹烯化合物、特蕊烯(ter-ebangelene)，與其他萜烯（檸檬烯）。

注意事項：使用後曝曬在陽光或紫外線之下，會引起皮膚炎。

❖用途

治療

一般而言，歐白芷可用於風濕疾病、病毒感染、抽煙者的咳

嗽、消化不良、腸胃脹氣、絞痛、尿道感染等疾病。也可通經、清血，有助改善經前症候群與更年期的症狀。

它也是疤痕、傷口與瘀血的良藥。將五滴的歐白芷精油混入10毫升如甜杏仁油等植物油中，一開始每天塗三次，之後每天一次，直到痊癒為止，需要耐心使用。注意：使用後不要直接曝曬在陽光或紫外線下。

將兩滴的歐白芷種籽油加入40毫升的基礎油中，再加上幾滴的尤加利、綠花白千層或白千層油，可治療咳嗽感冒，每天早上加熱塗抹胸腹，或加少許在洗澡水中（需參閱以上的注意事項）。每天嚼兩次乾的歐白芷根片，連續六個月，能加強抗病毒的抵抗力。三餐後嚼莖的部份能預防腸胃脹氣與消化不良；或可以將一些莖浸在白蘭地中一晚，飯前或飯後飲用。

歐白芷酒

歐白芷酒可加速病體痊癒，餐前喝一大湯匙，每天服用三次。有助改善經前症候群與更年期症狀，飯後服用可治腸胃脹氣。

1公升馬拉加酒（Malaga wine）
30公克歐白芷根
20公克歐白芷種籽
10公克肉桂

混合置於密封的玻璃罐中十天後，再過濾倒入瓶中。（亦參閱割傷與傷口，以及疲勞）

美容

古今許多作者都推薦用歐白芷水清洗眼睛和臉，歐白芷水是用歐白芷種籽熬出清淡的汁液。歐白芷也是一種早期香水——加爾默羅水（Carmelice）的重要成份，這種香水最早是在中世紀時

萃取製成。

烹調

　　歐白芷用在烹調上最著名的方式，就是把加了糖的莖部當做糕餅點心。這種糖漬烘乾的莖幹也可以增加醃漬物、果醬與橘子醬的風味。自製糖漬歐白芷十分容易，不但風味更佳，也比販售的成品更合乎健康之道。伊莉莎白時代使用歐白芷葉做沙拉，歐白芷的葉與根都可用來去魚腥味，調和軟乳酪菜餚的味道，也可使得燉煮的水果更甜更可口。飢荒的時候，可曬乾根部，有的根部重達1.4公斤，磨製成粉，充當麵粉。

　　歐白芷在製酒史上扮演重要的角色：是許多名酒的調味劑，如查特士酒（Chartreuse）、味美思酒（Vermouth）、琴酒與苦艾酒等等。

其他用途

　　根與莖可加在火上燃燒，香氣具淨化作用，葉與根也是香包的原料之一。

洋茴香　Anise／Aniseed

學名：茴芹屬　Pimpinella anisum
**　　　繖形科　Umbelliferae**

洋茴香或稱洋茴香籽，是柔軟的一年生植物，可達60公分左右，與歐芹和茴香同一家族。有時也稱作甜小茴香。葉子呈羽狀，類似芫荽，淡黃色的花會結出淺棕色、有肋而毛絨絨的果實，種籽有甘草味。這種植物原產於東方，但正如大多數的藥草，在地中海一帶有野生以及人工栽培者，尤其多見於埃及與中東。西班牙、法國與俄羅斯多爲人工栽培，往北也有庭園栽培，但鮮少結籽。

經由俄羅斯人傳入北歐，並由早期的開拓者帶到北美。俄羅斯人用以助消化——加入一種含小茴香、茴香籽等助消化藥草的蛋糕中，而古埃及人用來幫助玉米與大麥麵包的消化。皮里尼宣稱可治療失眠，畢達哥拉斯認爲洋茴香籽麵包是人間美味。勒克萊爾醫師建議用洋茴香籽藥草茶治氣喘與月經方面的問題。

精油

來源及特性説明：由果實種籽蒸餾而成，帶有獨特的甜香味，略似茴香，呈無色或淡黃色。

主要成份：精油的80％～90％爲茴香腦，並略含醛、洋茴香酸與甲基醚蔞葉酚。一般商店常用茴香精油或藏茴精油仿冒之。

注意事項：這種精油有劇毒，非常危險，對神經系統有大害，引起肌肉麻痺，繼而癱瘓。自一九五九年以後，受到法國衛生部的嚴格控管。比純酒精更危險，不可放置在兒童可取得之處。大量的茴香腦加上微量的甲基醚蔞葉酚，會產生劇毒，因此這種油不可用於治療，也不可售予一般大衆。

市面上有合成的茴香腦出售，但毒性一樣極強。一九八七年時，洋茴香精油的年產量是40至50噸。據說自從合成茴香腦問世後，由於價格遠低於純精油，天然精油的消耗已漸減少。

❖用途

治療

洋茴香對於經前症候群與更年期症狀有奇效，尤其有助於消除水腫。將10毫升的洋茴香籽加入600毫升的水中煮滾三分鐘，浸泡五分鐘。不舒服時慢慢喝，在症狀尚未消除前，不要吃其他具興奮作用的食品。

洋茴香的主要屬性是助消化，印度與中國的傳統醫療早已指出此一藥性。藥草茶有助於改善焦慮、神經緊張以及神經性心悸所引起的消化不良，另可舒緩呼吸，有助飯後的放鬆。喝藥草茶，或如印度人慢嚼種籽，可預防打嗝與腸胃脹氣，深呼吸幾次並放鬆幾分鐘也同樣有效。

（亦參閱食慾不振、絞痛以及痛經。）

烹調

洋茴香籽可放入麵包、糕餅、魚肉、湯、咖哩、某些歐式點心與水果點心中。洋茴香籽可以加入諸如法國糖果等點心中調味，過去風靡一時之洋茴香籽球的核心就是單獨的一顆種籽。

洋茴香種籽與精油大多用於烈酒與甜酒的調味，諸如法國的茴香酒（pastis）、佩諾茴香酒（Pernod）、里卡茴香調味開胃酒（Ricard）、茴香酒（anisette），希臘的烏佐茴香烈酒（ouzo）、土耳其的雷基酒（raki）、東地中海國家的阿拉克酒（arrak）。有時，茴香酒，尤其是佩諾茴香酒中的洋茴香風味其實是來自中國的八角茴香（參見下文）。

雖然洋茴香精油可以加入這些飲料中，但現在已不准售予一

般大眾以自釀茴香酒。烹調中用來調味的往往是洋茴香酒,而非洋茴香的種籽,例如法國就有許多名菜中以里卡茴香開胃酒調味,便以「里卡」為名。

其他用途

　　法國在嚴格控管下,將此種精油用於給藥品加味,像是牙膏、漱口水與糖漿。獸醫常用茴香籽餵牛,以提高牛的泌乳量,此種牛乳中會略含洋茴香味。種籽可壓碎或整顆使用,製成香袋與其他家用香包。

八角茴香　Anise, Chinese or Star

學名：八角茴香屬　Illicium verum
　　　木蘭科　Magnoliaceae

這種香料又稱巴迪恩（Badian）茴香，為木蘭科小型常綠樹的星形果實，原產於中國與越南，其他地方難以栽培成功。

精油

來源及特性說明：八角茴香精油萃取自八角茴香的乾果，品質雖然較粗糙，但類似於洋茴香籽蒸餾出的精油。

主要成份：類似洋茴香籽精油，八角茴香含有極高含量的茴香腦，雖然如此，卻可用於飲料工業，不宜用於治療。

❖用途

烹調

八角茴香常用於中國菜，與中國肉桂或錫蘭肉桂、丁香、茴香與四川胡椒粒合稱為五香。用於鴨肉與豬肉菜餚，風味尤佳，可調製上好的中國小排骨。

穗狀花序薰衣草　Aspic

學名：薰衣草屬　Lavandula spica
　　　唇形科　Labiatae

穗狀花序薰衣草精油取自多種薰衣草，又名斯蒂卡多(sticadore)、spike lavender、或古英格蘭薰衣草(Old English lavender)。和眞正薰衣草一樣，這種植物也生長在地中海一帶，但海拔較低，約700公尺。灌木可長到1公尺，葉子較眞正薰衣草大，花也較鮮艷。穗狀花序薰衣草與安古薰衣草(L. angustifolia)等混種後，產生醒目薰衣草。

精油

來源及特性說明：此種植物的栽種大部份是供生產精油，主要見於西班牙，多用於香水與化妝品業。此種精油色澤淡黃，一點也不黏稠，若貯存不良或暴露在空氣中，會轉爲深黃色而變得濃稠，因此這種狀態的油不宜購買。具有濃烈的樟腦味，同時帶薰衣草花香，兼帶有迷迭香的氣味。

主要成份：龍腦(borneol)、樟腦(camphor)、桉油醇(cineol)、　牛兒醇(geraniol)、芳樟醇(linalool)、蒎烯(pinene)、松油醇(terpineol)。常見加了迷迭香與松脂的混攪品。

注意事項：絕對不可使用大量的穗狀花序薰衣草，如用來泡澡，可能會產生毒性。不但沒得到預期的反應，反而會頭痛、神經緊張、疲倦。請遵守安全劑量。

❖用途

治療

　　蓋特福塞與勒克萊爾認爲穗狀花序薰衣草有利尿和發汗的作用，外加退燒、治病毒感染的功效。

　　外用時，穗狀花序薰衣草與近親眞正薰衣草很類似，可治瘀血、疼痛、手部龜裂、日曬引起的過敏與灼傷。

　　由於爲強力的殺菌劑，因此對粉刺和傷口癒合有神效。但若和其他唇形科植物如眞正薰衣草等併用，效果更佳。爲加強其作用，我常加入洋甘菊或天竺葵。

　　有嚴重粉刺者，可混合5毫升的大豆油，幾滴的小麥胚芽油、3滴的穗狀花序薰衣草油與1滴的洋甘菊或天竺葵油，每天塗兩到三次。

（亦參閱背痛、皮膚炎、凍傷、水腫與蝨子。）

其他用途

　　在法國，穗狀花序薰衣草常用於獸醫。經過長距離的賽程後，馬的腳與背常抹上穗狀花序薰衣草油。年老的貓狗患風濕病時，可擦在爪上和痠痛的腳上。

羅勒　Basil

學名：羅勒屬　Ocimum spp.
　　　唇形科　Labiatae

　　羅勒有一百多個不同的品種，大小、形狀、色澤、味道都各具特色，有的爲檸檬香、有的爲艾草味、有的像是丁香。最常見的品種葉子爲深綠色，搗碎後有濃郁的香味。這種植物可長到20到50公分，花朵爲白色，在莖上排列成擁擠的螺紋，而葉柄則由此生長。羅勒原產於印度，但如今廣植於許多國家——地中海沿岸一帶、爪哇、西塞爾（Seychelles）、留尼旺島（Reunion）、佛羅里達與摩洛哥。一般認爲是在十六世紀時到達歐洲。

　　羅勒的植物名源自希臘字Okimon，意思是快速，因爲這種植物長得很快。最常見的食用羅勒名爲basilicum，源自拉丁文，有「皇家」的含意，因此這樣植物常被稱爲皇家藥草。

　　歐洲有許多人將羅勒視爲生孕的象徵，但尤其在克里特島有些人卻將它聯想到死亡或邪惡。希臘人認爲這種植物播下時，要出惡言或唱不好的歌，否則就長得不茂盛；而法國人也有反應這種想法的罵人語句「播種羅勒」（semer le basilic）。

　　皮里尼建議用羅勒治黃疸與癲癇，也可作利尿劑，過去亦是爲人熟知的春藥，無怪乎羅馬人常用羅勒做菜。中世紀時，羅勒也用來抗憂鬱症。

精油

　　來源及特性說明：蒸餾花冠或嫩芽與葉子而成。呈黃色，香氣襲人，與龍艾很類似，但較溫暖，也較具樟腦味。法國自十六世紀開始就蒸餾羅勒的精油，時人布蘭斯維克（Jerome Brunschwig）在一篇有關蒸餾的論文中便曾記錄此事。

　　主要成份：這種精油富含樟腦、桉油醇、龍艾腦（即甲醚蔞葉酚）、丁香酚、芳樟醇、蒎烯，依種類與產地的不同而有比例上的差異。

　　注意事項：由於甲基醚蔞葉酚會讓過敏體質的人產生反效果，高劑量甚至會致癌，在這種恐慌下，精油業者尋找含量少或不含此物的羅勒。包括O.canum（Sims）樟腦型灰羅勒，也稱為美國羅勒O. Americanum，產自印度與俄羅斯，含大量的樟腦；O. canum(Sims)芳樟醇灰羅勒，由肯亞引進，含大量的芳樟醇；以及O.gratissimum丁香羅勒原產於印度與蘇丹，含有大量的酚。

❖ 用途

治療

　　羅勒的屬性為祛脹氣、促進泌乳、健胃、補身，並有抗痙攣的作用。當代一流的芳香療法大師瓦涅醫師指出，羅勒可以讓經期正常。更年期婦女可用羅勒調油抹在腹部與太陽神經叢：調法是三滴精油加20毫升的葡萄籽油，也可以在洗澡水中加五滴。你或許不喜歡這種油的味道，對許多人而言它像是「煮菜」的味道，所以可在洗澡水中加入另一種精油，例如甜橙，或者奢侈一點的話，還可加些玫瑰。

　　羅勒也可以強化神經系統，對神經疲勞、神經性失眠、和心力交瘁的情況極具功效。一個舒緩壓力的簡單方法就是混合5毫升的大豆油、一滴馬鬱蘭精油、與兩滴的羅勒精油，塗抹全身。

　　羅勒對偏頭痛尤有奇效（310頁），對感冒、因感冒而嗅覺不靈、花粉熱或病毒感染也具療效。將一滴羅勒精油滴入一碗熱水中，吸入幾分鐘，一天兩到三次，直到症狀改善為止。

　　吃完大蒜後可以嚼羅勒葉，讓口氣芳香。羅勒也是天然的優良消毒劑：清洗廚房地板時，可在水中加幾滴，洗生病寵物的籃

子時也可加幾滴。在一片棉布中加數滴的精油，放在暖器設備上，可淨化空氣。

（也請參閱膿腫與癤、嗅覺缺失、憂鬱、痛經、疲勞、頭痛、失眠、水腫、心悸、經前症候群、性慾問題和蚊蟲咬傷。）

羅勒催情酒

這是我出生地卡奧爾(Cahors)的古老家傳配方。要達到催情的作用，可在餐前和心上人共飲一杯。對性無能、憂鬱、精神疲勞與憂鬱也有效。

1公升卡奧爾紅酒(red wine of Cahors)
50克新鮮羅勒葉

拔去瓶塞，塞入羅勒葉，再蓋上瓶塞。放在陰暗處兩天釀好，要不時搖動瓶子。

烹調

吃新鮮的羅勒或用羅勒烹調出的食物當然具有以上的功效，尤其有助消化。上桌前，在沙拉中加入新鮮的花冠與葉子，如果食物需要烹煮，就在快煮好時加上。羅勒配胡椒、茄子、蕃茄、魚肉、雞肉與蛋都很對味。

若想保存羅勒的風味與醫療價值，可將它浸在橄欖油中。羅勒曬乾後，嚐起來和聞起來都有霉味，味似咖哩。在英國，羅勒是種在陽光照得到的窗口；在歐陸，它們則在戶外盛開。

其他用途

羅勒用途很廣，可作為庭園植物、放入百花香、藥草茶袋中，萃取的精油可加入肥皂與香水。在西班牙和希臘，這種植物用來驅逐蒼蠅，純精油或壓碎的葉子則可紓緩黃蜂螫傷。

樅╱加拿大香脂樅　Baume de Canada╱Canada Balsam

學名：冷杉屬　Abies balsameae

　　　松科　Pinaceae

　　所有的銀樅樹或眞正的樅樹都有香味，或多或少都能產生樹脂，因此北美的樅樹多年來一直被稱爲香脂樅。樅樹爲長綠單針的松樹，一棵樹上兼具雄蕊與雌蕊。最頂端的樹枝能結毬果，樅樹與大湖區樅高度中等，最高可達18公尺，但庭園栽種通常只達7.5公尺。

　　這種精油的療效首見於一六〇六年賴斯卡伯(Marc Lescarbot)遊訪加拿大後的札記。他提到印地安人除了拿樅樹做家常之用以外，也用來治病：製成油膏來淸毒傷口與潰瘍，效力極強，也用來替動物治病及潤滑木材。但直到十八世紀時，這種精油才出現在歐洲的藥典中。

精油

　　來源及特性說明：七月與八月間當樹脂分泌達到高峰時，在樹身做切口採集樹脂，之後再蒸餾。精油類似能製松節油的松脂，香氣襲人，感覺好似藏茴香與杜松的混合，帶有苦味。

　　主要成份：樟烯(camphene)、蒎烯與樹脂酸。

　　注意事項：最好由信譽佳的治療師輔導使用，不宜自行治療。

❖用途

治療

　　樅樹能抗風濕、化痰、消毒。對生殖系統與泌尿系統的疾

病，以及黏膜與呼吸系統的疾病有重大療效。

（亦參見咳嗽、肺炎與鼻竇炎。）

其他用途

　　北美地區，有不少企業在樅樹林區大展鴻圖。他們用樅的針葉，為香皂與化妝品添加那種無與倫比的清香。

　　倘若你運氣好，找到一些樅樹的樹脂，可以用來磨亮舊傢俱，同時可發揮潤澤與防蛀的作用。

秘魯香脂　Baume de Pérou／Balsam of Peru

學名：南美槐屬　Myroxylon balsamum, var. pereirae
　　　豆科　Leguminosae

秘魯香脂樹是一種枝葉外展的美洲大型熱帶樹木，與產生塔魯香脂的樹種極爲相近。

這種樹長於瓜地馬拉、薩爾瓦多、宏都拉斯，但滑稽的是，却不在秘魯。有此一名，乃是因爲這種樹與其樹脂均爲西班牙的征服者從秘魯運出的。

精油

來源及特性說明：取自含油樹脂，採集方式是剝去底部的樹皮後，再用火燒出樹脂。有時則用乙醚、石油醚和硫化碳等溶劑萃取。我建議用棕紅色的精油來治療，此油濃稠，可在酒精中溶解。香味獨特，有花香味、甜而不膩，如白珠樹略帶藥味，兼有松樹或雪松的氣味。

主要成份：這種油有時稱爲肉桂酸苯甲酯(cinnameine)，因其主成份爲肉桂酸，加上安息香酸、金合歡醇(farnesol)、橙花油醇(nerolidol)、秘魯醇(peruviol)、香草素(vanillin)。

注意事項：由於有些人會對它產生皮膚過敏與不舒服的副作用，因此唯有信譽可靠的治療師才能使用，是國際芳香協會的列管精油之一。

❖用途

治療

邱梅與雷柏里建議用於氣喘，體質弱或肺弱者可在病癒後使

用。過去曾溶於酒精中內服。秘魯香脂可做胸腔傳染病的抗菌劑、皮膚殺菌劑，具鎮咳作用，對支氣管炎或吸煙者的咳嗽皆有效，能治流行性感冒與氣喘。在法國許多藥典中仍列為胸腔疾病與皮膚病用藥。

由於具殺菌特性，能有效治療灼傷、刀傷、凍傷以及潰瘍、膿腫、濕疹等多種皮膚病。

其他用途

秘魯香脂在香水業被用為定香劑。在獸醫的領域裡，許多家畜對此精油的反應不錯。

塔魯香脂　Baume de Tolu／Balsam of Tolu

學名：Myroxylon toluiferum
　　　豆科　Leguminosae

　　香膠南美槐（Myroxylon balsamum）是熱帶美洲的大型常青樹，可高達20公尺。有深綠色的小型羽狀複葉，六月和十一月會結出果實，由一矛狀、單顆種籽的豆莢構成。塔魯香脂樹和香膠南美槐十分相似，但會產生稱之為塔魯香脂的芳香膠脂，法文名為Baume de Tolu。可採用切口汲汁——在樹皮上切口，讓樹脂流出。

　　塔魯香脂用於醫療上已有數百年歷史，首見於西班牙自然學家賀南德茲（Hernandes）與摩納德茲（Monardes）合著的《新植物學 *Nova Plantarum* 1574》中，十七世紀時列入歐洲藥典。南美與墨西哥土著也因其香脂與袪痰作用，而經常使用。

精油

　　來源及特性說明：採集樹脂後，經蒸餾分離出精油。新鮮的精油為灰色，但過後會轉為紅棕色，氣味甜香宜人。加熱後有安息香、香草味，甚至還有百合香。

　　主要成份：安息香酸（高達15%），加上苯甲酸脂（benzoate）、肉桂酸酯（cinnamate）、肉桂酸（cinnamic acid），香草素、橙花油醇。屬性很類似樅樹與秘魯香脂。

❖用途

治療

　　這種精油為袪痰劑，有止咳作用，是優良的天然抗菌劑。二

次大戰期間，日本尚未實行疫苗時，日本軍隊發放浸塔魯香脂的繃帶，用於預防傷口感染破傷風。塔魯香脂對於皮膚病極具療效，可治泌尿與呼吸系統疾病，而我發現對風濕病、發燒或經前的疼痛也有用。

一般總與其他精油調和使用。例如可以加入杜松、迷迭香、西伯利亞松，可強化這些精油的效果。

胸腔感染的治療

可治感冒引起的胸腔疾病。請先將精油瓶置於熱的自來水下，加熱塔魯香脂。

10毫升大豆油
3滴塔魯香脂
2滴尤加利精油
1滴沒藥精油

調勻後放入瓶內塞緊。一天兩次，用力塗抹胸部，之後穿上毛背心，注意保暖。

（亦參閱拇趾黏液囊腫大、咳嗽、皮膚炎、鼻竇炎。）

多香果　Bay

學名：玉桂樹屬　Pimenta acris
　　　桃金孃科　Myrtaceae

多香果樹(bayberry tree)原產地是南美，而今種於安地列斯群島、墨西哥、委內瑞拉、巴巴多斯(Barbados)與牙買加。雖然英文俗名又叫Bay，但這不是食用的月桂(laurel)，也不是賓州楊梅灌木——即蠟香桃木（Myrica Pensylvanica，它是早期美國移民製作蠟燭的原料）。多香果和玉桂子(Pimenta officinalis)是近親，玉桂子又名全香果(whole－spice)、玉桂椒和牙買加椒(Pimento and Jamaica pepper)。多香果樹小而直，高約7.5～9公尺，有平滑的灰色樹皮，卵形而芳香的綠葉，也結漿果。它的另外一個品種P.acris, var. citrifolia，則有檸檬味。

精油

來源及特性說明：由乾葉與漿果蒸餾而來，最上乘的精油產於維京群島(Virgin Islands)。這種油呈琥珀至棕色，有濃烈的香味，類似丁香。一流品質的精油難尋，因爲多半摻入松節油、玉桂子、甚至是丁香，而純精油與假精油間的差別幾乎微乎其微。

主要成份：65%～70%的精油含有酚（對丙烯酚、丁香酚、甲基丁香酚）、楊梅烯、水芹烯以及一些檸檬醛。

注意事項：丁香酚會腐蝕金屬，因此使用要小心。

❖用途

治病

這種精油的屬性和丁香或月桂很相近。此外，由於含有大量的酚，因此是呼吸系統諸如鼻、喉嚨與肺的良好抗菌劑，里戴爾(Rideal)與華克(Walker)在一九三〇年的研究已予以證實。另外，它也是良好的補身劑。

美容

多香果精油的主要用途是治療禿頭。維多利亞時代的男性用多香果蘭姆酒洗頭和保養頭髮，這種精油的製法是將多香果葉置於蘭姆酒中蒸餾而出。許多保養頭髮的偏方與洗髮精都含有這種精油，大多數人工栽培（與野生）的葉子都因具此效用而輸往美國。產地當地也大量使用這種精油，因此到南美或加勒比海一遊時，別忘了買一些。可治療禿頭、油性髮質和頭皮屑，或讓脆弱的髮質更豐厚有光澤。混合40－60標準強度的100毫升酒精與3毫升的多香果精油，在洗髮前用以按摩頭皮。或是將10到12片葉子放入600毫升的水中煮5到10分鐘，製成強效的熬汁。放涼後，再加入20毫升的白蘭姆酒或黑蘭姆酒，放入冰箱中貯藏，可用來按摩頭皮。

其他用途

這種精油有良好的陽剛味道，可用作刮鬍霜的香料，同時兼具抗菌的功效。它也是我最喜愛的精油，是我為倫敦一家大飯店所調配的香皂成份之一。由於十分滑潤，許多男性賓客都把它當作刮鬍霜。

安息香　Benzoin

學名：安息香屬　Styrax benzoin
　　　安息香科　Styraceae

安息香原產於寮國與越南，現在多長在馬來西亞、爪哇與蘇門答臘一帶。可長到20公尺，葉子為卵形而有絨毛，花為肉質，色呈黃綠略帶香氣。安息香原是樹脂，樹皮切口後會流出樹汁，以此種方式採收安息香樹的樹脂，可達十五到二十年。

安息香首先出現於英語的名稱是benjoin（記錄於十六世紀），之後又以訛傳訛稱為benjamin。而法文、西班牙文與葡萄牙文也由同一名稱演變，此名源自阿拉伯語「luban－jawi」，意思是來自蘇門答臘（爪哇）的香料。在古老的食譜中，安息香有各式各樣的名稱，如安息香膠、班傑明膠、班傑明、安息香、班精油，甚至是蘇合香脂—這是一種萃取自蘇合香脂樹（Styrax officinalis）的甜香樹脂。

古希臘與羅馬人雖然使用大不相同的名稱，但都知道安息香——希臘人稱之為「Silphion」，羅馬人稱之為「Laserpitium」。他們在香包中會加入粉狀的樹脂，因為安息香具有強勁的定香作用。安息香過去深受各地的推崇。以一四六一年為例，埃及的蘇丹馬雷奇・艾馬茲達(Melech Elmazda)送給威尼斯總督一份禮物，內有兩張波斯地毯與30羅托里（rotoli，相當於80公斤或177磅）安息香。一四七六年塞浦勒斯的皇后收到蘇丹致贈同樣豐厚的大禮——15羅托里的安息香。一般咸認是葡萄牙的航海家巴爾博札(Barboza)將這種珍貴的樹脂傳入歐洲。爾後由於英國人視之為珍品，故於一六二三年在暹邏設立工廠，生產安息香並輸出。

以預言精準而聞名的諾斯特拉達穆斯(Nostradamus)在一五五六年的著作裡列出許多含安息香的療方。安息香被視為抗痙攣

劑，以及有益皮膚感染和皮膚疹的藥劑。法國人稱之爲「肺香脂」(baume pulmonaire)，在病人身旁焚燒，讓病人吸入煙氣。法國許多專利藥品均以安息香爲基礎：如有一種糖錠名爲「宮殿糖錠」(pastilles de serail)，專治傷風感冒，也有止咳、抗痙攣用的安息香藥片。英國也知其藥效，著名的安息香酊(friar's balsam)便以安息香化合物爲主成份，可用以吸入，改善胸腔問題，也可塗抹於潰瘍和傷口處。

精油

來源及特性說明：樹脂流出時爲黃色，濃稠變硬後呈紅棕色。具強烈的香草味，有濃烈的芳香，嚐起來則異常苦澀。樹脂去雜質後，可製成粉狀，再調做酊劑——純酊劑或複合酊劑（後者太強不適合用於皮膚），或製出精油。

主要成份：70%～80%的樹脂，20%～25%的肉桂酸，有少量的香草素因此有香草味、松柏苯甲酸脂(coniferyl benzoate)、苯酸(benzoic acid)、苯乙烯(phenylethylene)、苯丙醇(phenylpropylic alcohol)。

注意事項：安息香會引起過敏反應，因此在使用前要做皮膚檢驗（參閱32頁）。

❖用途

治療

安息香對濕疹與乾癬尤其有效，請調以粉狀黏土使用（最好用綠黏土）。將25毫升的黏土放在小碟中，加入三滴的安息香以及足夠的蒸餾水，調成均勻的糊狀。立即塗在患部，至少停留二十分鐘，再用洋甘菊水洗淨（將三朵的乾燥洋甘菊放入一杯滾水中浸十分鐘後，再過濾冷卻，即製成洋甘菊水）。由於泥糊極具

緩和作用，濕疹與乾癬應會大爲改善，會比較不腫不癢。

治療頭皮乾癬時，將五滴安息香加入十分溫和的洗髮精中，在使用前充份搖勻。最後用冷的礦泉水沖洗之。如果洗髮精太強，可加入一些蒸餾水稀釋。

安息香也有益於許多皮膚疾病，如凍傷、褥瘡、創傷、灼傷與皮膚潰瘍。混合10毫升的杏仁油、2滴的小麥胚芽油與6滴安息香精油塗在患部。

若是鼻黏膜炎與胸腔感染，在盛熱水的碗裡滴入3滴安息香油，再把碗放在床的旁邊。晚間在盛熱水的碗中加入4滴安息香油與1滴的尤加利，將毛巾蓋在頭上，吸其熱氣，越久越好。白天使用以下的精油揉搓胸部、軀幹、鼻竇：混合10毫升的大豆油與1滴小麥胚芽油、8滴安息香油、2滴尤加利。
（亦參閱膿疱、黑變病與鼻竇炎。）

美容

安息香可改善臉部、胸頸和手背的黑色斑點，與檸檬精油混合時尤其有效。混合10毫升的杏仁油與2滴檸檬、2滴小麥胚芽油與4滴安息香精油。純酊劑可以加蒸餾水稀釋，製成有效的潤膚水。

其他用途

安息香是最受人喜愛的香水定香劑之一，廣用於香水業以及混合新舊香花的百花香中。也可用於藥草枕頭或香袋中，讓床舖更芳香。過去教堂燒安息香作爲薰香，焚燒其香脂也可讓家中的空氣芳香。

安息香酸是在一六〇八年時在安息香膠中發現的，迄今一直用爲食物的防腐劑。

佛手柑 Bergamot

學名：柑橘屬　Citrus aurantium bergamia
　　　芸香科　Rutaceae

　　佛手柑的精油來自一種苦橙樹的果皮，這種苦橙樹據說是哥倫布從加納利島(Canary Islands)帶到新大陸的。現在南義大利的卡拉布里亞(Calabria)一帶與西西里種植專為生產精油的佛手柑；而在非洲，尤其是象牙海岸一帶，也有規模較小的生產。這種樹比柑橘屬的其他樹種還小，只長到4.5公尺，一般認為是橙的混種。這種黃色的小型果實呈梨形，十二月到二月間採收。以前有一種佛手梨(bergamot pears)，佛手柑一名可能就是與它同一字源──土耳其語的「州長梨」(beg-armudi)。有一種花(Monarda didyma)，其英文俗名也叫佛手柑(Bergamot)，請勿混淆，後者是一種多年生的草本植物，但這藥草的名稱或許即是源自果樹的佛手柑，因為其花朵香味極似佛手柑的果實與精油。

　　法國自十六世紀就開始使用佛手柑精油，許多手稿與植物誌中均有記載。

（亦參閱橙花、橙與苦橙葉）。

〰〰〰

精油

　　來源及特性說明：這種精油的萃取方式一如柑橘，壓榨果皮，或是在不碰到白內皮（即內果）的情況下磨果皮取得精質。用海棉吸取自破損細胞流出的精油，再擠到容器中。

　　在麥克米倫(H F Macmillan)的《熱帶植物與園藝 *Tropical Planting and Gardening* 1935》中，他說：「製30盎斯的精油需要1,000顆佛手柑的果皮，而依純度而定，每磅的精油通

常價值35到50先令。」

　　這種精油色澤翠綠美麗，有淡雅、辛料味的檸檬香。

　　主要成份：良好的精油含有高達50%的乙酸芳樟酯（linalyl acetate）；其他的成份有佛手柑素（bergamotine）、香柑油內酯（bergaptene）、右旋檸檬烯（d-limonene）與芳樟醇。

　　注意事項：由於含香柑油內酯與佛手柑素，因此這種油外用時須格外小心。這兩種內酯會促使皮膚產生黑色素，因此佛手柑經常出現在市售的曬黑劑中。但由於這兩種內酯在陽光下，極易造成皮膚的色素過多有時即使在人工光源下也會如此，並且會產生不正常的退化現象。

　　因此佛手柑用在幫助曬黑的藥劑中十分危險，尤其今日皮膚黑色瘤與皮膚癌病例日益增多，更應留心。用於各種皮膚病時，我一直非常審慎，尤其是對皮膚特別白或有大顆痣的人，要加倍小心。

❖用途

治療

　　佛手柑主要是因為具有殺菌效果而被用在芳香療法上，許多治療師的研究證實，其功效不遜於薰衣草。我不建議用於皮膚治病（有鑑於上述的問題），但其殺菌的功效和它美妙的香氣，倒是可藉薰蒸的方式來改善居家環境。將熱水倒入碗裡，滴入數滴精油，或把精油滴在面紙上，置於房間中的暖氣機附近，每隔數小時換一次。

（亦參閱水腫。）

烹調

　　果實不能食用，但果皮曬乾後可用於烹調與飲料工業（參閱橙花），也可糖漬，用於法式糕餅。精油較為人所知的用途是加

在伯爵茶(Earl Greay Tea)中。

其他用途

　　佛手柑精油廣用於化妝品、肥皂、香水與刮鬍水中。但即使稀釋到這種程度，也會讓皮膚產生色素沈澱。

玫瑰木（花梨木） Bois de rose

學名：Aniba rosaeodora

玫瑰木「Bois de rose」的原文字義是「玫瑰之木」，此一法文名稱乃是爲了避免與眞正的花梨木混淆。這種樹原產自非洲與巴西，當地稱其精油爲「玫瑰木油」（Oleo de Pau－Rosa），現於亞馬遜河森林中生長繁茂。

圭亞那也可見一種類似的樹，當地將其精油稱之爲「圭亞那油」（Gayenne）。

巴西的萃取業者分布在馬瑙斯(Manaus)一帶，過去大量生產這種油，年產150至300噸，主要供應歐美市場，結果造成了大片森林的浩劫。這種油萃取自樹皮，但要得到精油，必須整株砍伐。雖然近年來這種油的出口量下滑，但環境與氣候的改變已無法復原，我個人認爲這種油應完全禁止使用。但許多芳香療法師仍然販售含玫瑰木的產品。

精油

來源及特性說明：玫瑰木的香味是其最重要的資產。有木質味、柔和、帶花香，類似玫瑰。調油時適合用來做基調，也是天然定香劑，比其他精油更濃稠，廣用於香水業。

主要成份：此油成分的70％～80％是芳樟醇，數十年來一直被香水界視爲珍品。但芳樟醇如今可由人工合成，所以沒有理由繼續使用玫瑰木。

合成油的醫療功效與香味固然有異，但總比無意義地繼續摧毀樹林理想。芳樟醇還有其他來源：台灣有一種植物稱爲芳樟，其葉片可産生含成份80％～90％的芳樟醇。還有其他的精油也含大量的芳樟醇：穗狀花序薰衣草、羅勒、佛手柑、芫荽、薰衣

草、檸檬、百里香及依蘭。雖然醫療效果不盡相同，但大可取而
代之。

❖用途

治療與美容

　　亞馬遜的土著過去因其療效而用於治療，玫瑰木確實對皮膚
有奇效，能減少皺紋、妊娠紋與疤痕，是良好的潤膚液，可用於
老化皮膚，加入玫瑰能活化肌膚，也可改善病後或體重減輕後的
晦暗鬆弛皮膚。

　　白松香與玫瑰的屬性最接近玫瑰木精油。

刺柏　Cade

學名：刺柏屬　Juniperus oxycedrus
　　　柏科　Cupressaceae

　　刺柏相當於地中海地區的杜松，又叫有刺的杜松，是耐寒、堅硬而枝葉擴展，有些小如矮灌木（地中海沿岸常見的maquis和garrigue），有的高至6公尺左右。葉面窄小而尖刺，有的能防止夏日乾旱期的水份蒸發；葉面朝上的部分呈白和綠色，下方爲深綠色，圓圓的毬果爲黃色，漿果一串串地生長，成熟時爲黑色。（請參閱杜松。）

　　刺柏精油在十九世紀中葉傳入法國，用以治療受刺激的皮膚。

　　當時記載有抗菌、治創傷與除寄生蟲的屬性，用於治療皮膚炎、濕疹、乾癬、產生掉髮的頭皮細菌感染、疱疹、各種皮膚不適與慢性鼻炎。獸醫也用它替馬及其它動物治療潰瘍、疥瘡、蠕蟲與寄生蟲病。

〰〰〰〰〰〰〰〰〰〰〰〰〰〰〰〰〰〰〰〰〰〰〰〰

精油

　　來源及特性說明：精油萃取自嫩枝與較成熟的木材。這種油呈脂狀、深棕色，有奇特的蠟味，甚至有腐蝕性，狀似焦油，因爲刺柏的主成份：甲氧甲酚，亦爲雜酚油的主成份。

　　主要成份：酚（甲氧甲酚(creosol)、癒創木酚(guaiacol)）、倍半萜烯（杜松烯）與萜烯。

　　注意事項：很不幸地，刺柏經常攙入松樹、樺木、汽油與焦油，因此對皮膚的幫助有限（本來雜酚油creosote這個字出自希臘文，字義是挽救皮肉，因其對皮膚具强力抗菌效用）。事實上，假的精油會引起皮膚的不良反應，檢驗時要將精油放燈光

下，如果呈黑棕色而非深紅色，即可能攙入其他成份。

❖用途

治療

純正的刺柏精油是一種治掉髮、頭皮屑、因染髮與漂白而受損之髮質，以及皮膚疹的最好藥方。

頭皮屑的治療

下列調油只夠敷用數次。

5毫升蓖麻油
2滴小麥胚芽油
3毫升大豆油
10滴刺柏精油

將所有的成份混合均勻，放在深色的瓶罐中。用的時候，輕輕揉搓入頭皮，按摩一下子，停留一、兩個小時不要沖洗。之後再用溫和的洗髮精洗掉。每週使用兩次。

有其他任何的頭髮毛病，我建議你諮詢治療師，因為可能是飲食或其他疾病引起的問題，需要專家的治療。

白千層　Cajuput

學名：白千層屬　Melaleuca leucadendron
　　　桃金孃科　Myrtaceae

　　一般認爲白千層精油的萃取來源原產於摩鹿加群島（Moluccas），但現今多分布於西印度群島、馬來西亞與熱帶的澳洲。這種精油的名稱源自馬來語的「Kayu-Puti」或「Caju-puti」，意思是白樹，因爲這種樹枝不規則的樹木有白色的樹皮。纖維極多，鬆軟而易剝落，可大片撕下。能蒸餾出精油的白千層屬樹種不下十餘種：包括M. hypericifolia、M. veridifolia（綠花白千層）、M. decussata、M. erucifolia、M. alternifolia（綠花白千層）、M. decussata、M. erucifolia、M. alternifolia（澳洲茶樹）。蒸餾前需先讓嫩枝、葉子與芽發酵。

　　這種精油似乎是十七世紀初才出現於歐洲，而馬來西亞與其他印尼的島嶼早就知其療效。可治傷風、感冒與慢性風濕症，由於有發汗作用，也可作爲霍亂的藥方，當地土著的醫師也使用其樹枝。在荷蘭佔領摩鹿加群島前，白千層精油在歐洲一直是稀有的昂貴藥材。桂伯（G Guibourt）醫師一八七六年的《簡單藥物自然史 The Natural History of Simple Drugs》，是首先提到此樹療效的作品之一。在《白千層屬 Melaleuca》的長篇研究中，他舉出的屬性包括：對腸病、痢疾、腸炎、泌尿疾病、膀胱炎與尿道感染的殺菌作用，也有益於呼吸系統與流行性感冒等病毒感染。多年來，柯斯帖（Costet）博士在一九六三年的研究也證實了這些效用。

精油

來源及特性說明：精油萃自嫩枝、樹葉與芽，無色而清澈，

有很濃烈的芳香，令人想到樟腦與胡椒，感覺先熱而後冷冽。

主要成份：居首的是桉油醇（佔45%～70%），接下來是一些醛類諸如甲醛、丁醛(butyric)、戊醛(valeric)、蒎烯和松油醇。

注意事項：一九三九年一位藥師庫維赫(Couvreur)在文章中警告，治療師必須謹防內服精油，他說可能發生嘔吐、繼而內出血。可能極具危險，務必限於外用，必須放在孩童接觸不到的地方。

此精油經常摻入迷迭香、松節油與樟腦，並加入色素。假如摻入其他成份，則將完全喪失其天然的療效，還會使皮膚紅腫、發炎。一定要確定是純的白千層精油，並得到治療師的建議，才使用此油。

❖用途

治療

我將白千層精油用在風溼病與僵硬關節的個案，效果顯著。混合10毫升大豆油、數滴小麥胚芽油、10滴白千層精油。只要一有痛感便輕輕揉搓在患部，一天可塗數次。

白千層也是治療膀胱炎的良方：在熱洗澡水中加三滴。使用白千層的近親綠花白千層效果更佳。

（亦參閱粘液囊炎、胸腔感染、感冒、咳嗽、花粉熱、頭痛、肺炎、乾癬、鼻竇炎與喉嚨痛。）

美容

白千層對任何皮膚疹都有效。混合杏仁油與蓖麻油各5毫升，以及2滴小麥胚芽油與5滴白千層。輕輕擦在皮膚發疹處，重覆數次，直到好轉為止。這配方有溫和的抗疹作用。

金盞菊　Calendula／Marigold

學名：Calendula officinalis
　　　菊科　Compositae

　　金盞菊精油萃取自盆栽金盞菊的花瓣，這種花原產於南歐，但往北亦生機盎然，即使是最貧瘠的土地也可存活。可長到60公分，有淡綠色的葉子，花朵類似雛菊，色彩從亮橘到黃色不一，可從五月盛開到初霜止。拉丁名為calendula，因為這種花常在初一（calends）開花。而俗名marigold這名稱是盎格魯撒克遜語merso－meargealla的訛誤。這種花常用以供奉聖母瑪麗亞，以及十七世紀的瑪麗皇后。

　　關於金盞菊的民間傳說無以計數：例如日正當中採的金盞菊，據說可作為補心劑與強心劑。古法國的傳說則是，每天看金盞菊幾分鐘，就能強化視力。從前人將金盞菊的花環掛在門把上驅邪，尤其用來驅黑死病於家門外。

　　長久以來，這種花一直以治療皮膚病的療效著稱。過去曾將金盞菊藥膏用於治療消除天花的疤痕。今天，金盞菊製成的皮膚藥，更是倍受順勢療法與整體療法推崇。

精油

　　來源及特性說明：精油萃取自花的頂部而成，十分黏稠。味道很怪異——有麝香味、木質味、甚至還有腐味，與花本身的味道相仿。這種味道即使是用於治療，也讓人不敢恭維。

　　主要成份：生物類黃酮（flavinoids）、皂質（saponosene）、三萜烯醇（triterpenic alcohol）與一種苦質。

❖**用途**

治療

這種精油可滋養補身、發汗、通經與抗痙攣。但主要用在治療皮膚病。對極敏感的肌膚甚具功效，有助於嚴重粉刺所留下的疤痕。即使是少量混合於其他油中，也極具鎮定的效果。我用微量的金盞菊精油製成鎮定乳液，用於治灼傷。無論要調出何種處方，只需加一點點即可。

金盞菊乾燥花的浸泡液可製成良好的潤膚水，也可安撫花粉熱引起之眼睛發癢；金盞菊茶可舒緩經前症候群；在歐芹敷布上加一點（參閱339頁），可治療微細血管破裂；洗澡水中滴入一滴，對乾癬極具功效。

（亦參閱腹痛、瘀傷、唇疱疹、刀傷與創傷、皮膚炎、痛經、耳疾、凍傷與膿疱。）

烹調

自中世紀後，金盞菊的花瓣便成了窮人的番紅花，用以爲乳酪、奶油和菜餚增色。伊莉莎白時代的人將金盞菊的花瓣與葉子攪入沙拉中，葉子的味道很濃。花瓣可煮湯、燉煲，還可覆以糖霜食用。

其他用途

金盞菊可以作爲染料，乾燥花可加在百花香中。

樟樹　Camphor

學名：樟屬　Cinnamomum camphora
　　　樟科　Lauraceae

　　通常稱之爲樟腦的結晶物質，過去用於製防蛀丸，來自於一種與月桂同類的樹。樟樹也稱爲Camphora officinarum或Laurus camphora，與錫蘭肉桂及中國肉桂的樹種接近，可高達30公尺以上，原產於中國、台灣、日本，但現在斯里蘭卡和加州也有栽種。

　　爲常青樹，其樹正下方的地面上常長有植物，樹幹的樹圍驚人，中國曾出現12公尺的記錄。據中國人所言，樟樹可以長到千年的樹齡。

精油

　　來源及特性說明：樹齡越大，所含的精油越多。樹枝、木材與根可以萃取出結晶酮（$C_{10}H_{16}O$）與精油。

　　主要成份：精油的結構極爲複雜，其成份包括天藍烴（azulene）、龍腦（borneol）、杜松烯（cadinene）、樟烯（camphene）、香芹酚（carvacrol）、桉油醇（cineol）、香茅醇（citronellol）、小茴香醇（cuminic alcohol）、二戊烯（dipentene）、丁香酚（eugenol）、水芹烯（phellandrene）、蒎烯（pinene）、黃樟素（safrol）、松油醇（terpineol）。

　　注意事項：由於含萜烯酮（terpenic ketone），因此精油的毒性較高，對過敏體質或氣喘患者尤具威脅。

　　絕對不可吸入高熱且具酸性的樟樹燻煙。我不贊成將樟樹列爲醫療用油。

❖用途

　　「固體」的樟腦過去用來殺蟲，現在則是由萘(naphthalene)製成，焦油或石油可提煉出萘來。天然的樟腦如今大多不再生產，因為可以用松節油合成。

婆羅洲樟腦／龍腦　Camphor of Borneo／Borneol

學名：Dryobalanops aromatica／camphora
　　　龍腦香科　Dipterocarpeae

此樹原產於蘇門答臘西岸與婆羅洲北部，能製造出一種樟腦油，稱之爲婆羅洲樟腦，馬來西亞樟腦或蘇門答臘樟腦，也稱龍腦。

龍腦就是一種樟腦，數百年來一直是醫藥中的珍品。印度的阿輸吠陀醫療法會，混合龍腦與其他的植物，用以治眼睛受傷與感染、頭痛與偏頭痛、蚊蟲與蛇咬傷、白帶與陰道炎。龍腦被視爲是補腎品、利尿劑以及強力抗菌劑。中國使用龍腦已有二千多年的歷史；而歐洲取之不易，其價格過去一度比黃金還貴。十一世紀的阿維西納是首位提出其藥效的人士之一。

法國的許多研究人員研究龍腦的療效。勒克萊爾博士認爲龍腦除了是溫和的催情藥外，也能利心臟，是全身的補身劑。他認爲龍腦能止風濕痛，是許多肺部感染的強力抗菌劑。

精油

來源及特性說明：正如其他的樟腦來源一樣，樹齡越大，產出的精油越多。樹幹的裂縫會自然流出龍腦，但精油必須從自樹枝與木片蒸餾製出。小樹製造出的龍腦較稀，呈淡黃色，且不易結晶。這種樟腦迥異於紅樟腦（Cinnamonum camphora），名之曰龍腦，是醇類的一種，結晶成小顆粒或薄膜，固化後變白色。龍腦也比樟腦硬，是許多精油中的常見成份，例如穗狀花序薰衣草、薑、薰衣草、馬鬱蘭、迷迭香、鼠尾草與百里香。雖然聞起來主要是樟腦的味道，但這種油也有薄荷香與琥珀香。

注意事項：要找到完全可以信賴的高品質精油十分不易。倘

若你找到龍腦的來源，要仔細選購，不要買到樟腦，因爲樟腦含有較多毒性。

如果你正在進行順勢療法，千萬不可使用龍腦，它會不利於治療。

❖用途

治療

由於取得品質優良的龍腦十分不易，我很少使用龍腦，而是以其他含有龍腦成份的精油代替，如上述的精油，可治療關節僵硬、發炎與粘液囊炎。

（亦請參閱蚊蟲咬傷。）

在馬來西亞，許多麻醉藥、偏頭痛及頭痛藥，以及風濕藥膏，都含有龍腦。

藏茴香　Caraway

學名：歐芹屬　Carum carvi
繖形科　Umbelliferae

藏茴香是一種兩年生的植物，原產東南歐，如今遍佈全歐和亞洲溫帶的野地與庭園。它並非英國的原生植物，如今卻已是美國的野生植物。和小茴香與芫荽同爲繖形科植物，可長到六十公分高。葉子爲羽狀，類似胡蘿蔔葉（胡蘿蔔屬繖形科），繖形的白色或粉紅色小花開後會結果。果實呈鐮刀狀，有條紋，因此常使人同小茴香搞混，但兩者味道十分不同。這種植物極易自己結籽，在法國的孚日（Vosges）、和鄰近德國的亞爾薩斯可發現野生的藏茴香。人工栽種的目的在食用，以荷蘭、德國、奧地利與俄羅斯最多。

一般認爲英文名稱來自阿拉伯語的al－karwiya或al－karawiya，之後成爲古西班牙語中的alcarahueya。由於法語稱之爲carvi，十七世紀的植物學家雷梅里認定這名稱是源自小亞細亞的卡里（Carie）省（但可能是小茴香才對，這種訛誤極常見）。它還有另一個品種，名爲印度藏茴香（Ajowan，學名C. copticum），這種植物用於印度菜與印度醫藥中，種籽富含百里香酚（thymol）。

在瑞士的新石器時代聚落與中石器時代遺址裡，可找到藏茴香種籽的化石，因此早在八千年前就已爲人類所使用。古埃及人將這種香料用於宗教儀式與烹飪中，讓麵包與洋蔥更好消化。泰奧弗拉斯托斯（Theophrastus）的記錄中有一道蠔菜，也是用藏茴香配吃以助消化，另外一位烹飪大師艾提馬斯（Etimus）則將扁豆與藏茴香、百里香煮在一起。羅馬人飯後吃這種種籽，使口氣芳香，並在蛋糕中加入它與其他種籽以幫助消化。印度料理也常在飯後上藏茴香種籽，使食客口氣清香。

沙雷諾學派與聖希爾德嘉德學派認為藏茴香可祛除胃腸脹氣，有激勵、利尿、通經、促進泌乳與健胃之效。

精油

來源及特性說明：這種精油萃取自種籽，無色，有時略帶黃色，放久顏色會變深。麝香味比小茴香還濃，較有水果味、較辛辣。

主要成份：含50%的香芹酮（carvone），其他成份為香芹酚、香芹烯與檸檬烯（limonene）。研究人員證實大量的香芹酮可助消化、刺激膽汁的分泌。

❖用途

治療

藏茴香是腸胃脹氣、疼痛、消化不良、絞痛、結腸炎等各種消化問題的良藥。這種油也有溫和的抗菌作用。

成人嚴重消化不良時，可慢嚼一些種籽，喝一杯溫開水，再深呼吸數分鐘。如此便可激發消化功能重新運轉，並消除疼痛。要泡製治消化不良的藏茴香茶，可將5毫升輕輕壓過的種籽浸在600毫升的水中10分鐘，飯後飲用，對痛經也有效。

兒童有神經性絞痛時，將50毫升的大豆油、2滴小麥胚芽油、12滴的藏茴香均勻混合。將瓶子放在熱自來水中加熱，之後以順時針方向輕輕地按摩小孩的腹部。將亞麻或燕麥糊劑敷在肚子上（42～44頁），蓋上毛巾，停留十五分鐘。疼痛應該會消失。

（亦參見痛經與消化不良。）

烹調

　　在中歐地區，藏茴香大多是用於調味。尤其在德奧，更是將種籽用於製作香腸、餡餅、乳酪、黑麥等麵包、泡菜、新鮮包心菜餚、甜菜菜餚，或加入肉中（尤其是豬肉）與一些匈牙利紅燴牛肉等肉類燴飯。麵糰與軟質白乳酪中加入藏茴香的種籽後，將會有益消化，你也可以加入牛油中或配乳酪吃，同樣能幫助消化。在牛油中加入藏茴香籽、洋茴香籽與茴香籽，塗在全麥麵包上，能使之易於消化。

其他用途

　　這種油也可以用在香水業與肥皂業。自古以來，藏茴香的種籽便常用以製成香袋，使抽屜與衣服具香味，驅除蟲蟻。據說拿破崙也使用藏茴香味的香皂。藏茴香精油如今多用於製作糕餅點心。

　　藏茴香的德文名稱Kümmel，而加入藏茴香（通常也加小茴香）調味的酒就稱爲Kümmel。第一次出現藏茴香酒的記錄是在一五七五年，由阿姆斯特丹的包爾斯(Lucas Bols)所釀造。甚至飲料業也常將藏茴香與小茴香搞混，如Kümmel酒中的極品就叫做小茴香甜酒(Crème de Cumin)。

豆蔻　Cardamon

學名：Elettaria cardamomum
　　　薑科　Zingiberaceae

　　豆蔻是高大的多年生草木植物，原產於印度與斯里蘭卡，種類繁多。小豆蔻屬的植物會結出小豆莢，然後出口至歐洲，產品主要分成兩類：一爲邁索爾（Mysore），另一叫馬拉巴爾（Malabar）。其他結出豆莢而作爲豆蔻售出的植物爲豆蔻屬（Amomum）植物，包括稱之爲天堂之穀（Grains of Paradise）、幾內亞果（Guinea grains）、幾內亞椒或梅雷如塔椒（Guinea of Melegueta pepper）的摩洛哥豆蔻（A. melegueta）。由於它們經由西非海岸轉運歐洲，因此有胡椒海岸一稱。過去是地中海與都鐸時代風行的食譜用菜。

　　小豆蔻屬植物有野生與庭園栽培之分，喜海拔600－1,500公尺左右的潮溼土壤。葉子長而呈披針狀，花莖與果莖從植物的底部長出。邁索爾的豆蔻是直立的，而馬拉巴爾豆蔻則匍匐在地上。五月左右開的花通常是帶紫色花唇的莢花，接著在十月初左右結的果是長達2公分的卵形蒴果，各分爲三瓣，含有一排排的深紅棕色種籽。這種植物有強韌的匍匐地下莖，顯示與薑和薑黃有密切的關係。種豆蔻的一大憂慮就是怕豆莢被蜥蜴吃掉，牠們可偏愛豆蔻籽呢！

　　豆莢在成熟前一定要採收，一旦完全成熟，種籽在烘乾的過程中就會從豆莢爆出，跟著喪失精油與香氣。將豆莢鋪散在托盤上，然後置於陽光下或窯中曬乾漂白。過去常用硫煙將豆莢漂白，外銷市場偏好白色豆莢，而不喜印度食物所愛的綠色，但這種作法逐漸式微。

　　印度產的豆蔻大多供國內之用，每年外銷的數量不及五噸。其他生產國尚有斯里蘭卡、瓜地馬拉、印度支那、泰國，近年來

坦尚尼亞也嘗試生產豆蔻。豆蔻是繼番紅花、香草之後價值第三貴的香料。

印度很早就開始使用豆蔻；起源於西元前一千年的印度阿輸吠陀療法，稱豆蔻為「艾拉(Ela)」。一世紀時，希臘哲學家普盧塔克(Plutarch)描述古埃及人如何將豆蔻用在宗教儀式中，以及香水的製造。

阿拉伯的商隊把豆蔻傳到歐洲，希臘羅馬時代則多用於香水中。一般認為豆蔻其名源自阿拉伯語的「Hehmama」，而此字本身又源自梵文，意為「辛辣」。希波克拉底稱豆蔻為「kardamomon」，狄歐斯科里德則寫下自己喜歡來自阿馬尼亞(Armenia)的豆蔻，歐維德(Ovid)等詩人甚至做詩吟唱豆蔻的迷人香味。

在醫療方面，古人發現豆蔻是利尿劑，能有效治療癲癇、痙攣、癱瘓、風溼性關節僵硬。他們把它泡在酒中，以獲取種籽的醫療成份。

沙雷諾學派很重視豆蔻治心臟病的療效，並將豆蔻列為良好的利尿劑與健胃劑。古今的中醫都推崇豆蔻的多種醫療價值，認為它是腸胃疾病的萬靈丹。

當代的勒克萊爾博士指出，豆蔻種籽有祛胃腸脹氣與健胃的療效。摩利夫人認為豆蔻是一流的肺部抗菌劑、絕佳的抗痙攣劑，也是因情緒問題而心臟衰弱者的強心劑。

精油

來源及特性說明：蒸餾這種芳香襲人的種籽後可取得精油。液態、透明、略帶黃綠色。味道怡人、溫暖、柔和、有香料味，常作為花香基調香水的成份之一。

主要成份：桉油醇、松油醇，以及一些檸檬烯與微量的桉葉醇(eucalyptol)、薑烯(zingiberene)。成份依品種而異，並受

氣候、土壤等變數影響。

　　豆蔻的芳香簡直是無與倫比，因此不可能用人工合成製出仿冒品。

〰〰〰〰〰〰〰〰〰〰〰〰〰〰〰〰〰〰〰〰〰〰〰〰〰〰〰〰〰〰〰〰〰〰〰

❖用途

治療

　　豆蔻的香料用於烹調時，是水份滯留者的天然利尿劑，可用於月經前後或更年期，按摩油也有相同的功效。均勻混合20毫升大豆油、2滴小麥胚芽油、2滴絲柏、8滴豆蔻。依順時針方向揉搓肚子、太陽神經叢與大腿，最好在早上塗抹。

　　可飲用其熬汁，以幫助消化及祛除腸胃脹氣：將一些種籽置於600毫升的滾水中煮兩分鐘，再加入一些新鮮的薄荷。餐後飲用，可以加點蜂蜜。

烹調

　　這種綠色、未漂白的小豆莢(choti elaichee)是印度菜中的珍品；而黑色的大豆蔻豆莢(bari elaichee)無論是氣味、品質與價格都遠遜於前者。整顆或略壓過的豆莢用於咖哩與肉飯（譯者註：pilaus，稻米加魚或肉與調味品煮成的飯），豆蔻種籽粉則是許多咖哩粉的成份之一，也是所有辛辣調味素（譯者註：garam masala，印度一種混合多種辛香料的調味品）的必有成份。務必選購現磨的種籽，現成的粉末可能攙假。在印度，豆蔻可加入甜食與甜點中，印度慶典與儀式還會使用包糖衣的豆蔻種籽。

　　在瑞典，豆蔻用於蛋糕、麵包與油酥點心的調味，據說用量佔印度產量的四分之一，此外德國、其他斯堪地那維亞國家與俄羅斯也同樣將豆蔻使用於糕餅中。在德國，除了餡餅、臘腸、醃黃瓜之外，豆蔻也用於諸如糖醋烤牛肉(Sauerbraten)等肉類菜

餚。在法國，豆蔻則較被冷落，其淡雅的香味被充分利用在辛香麵包(pains d'epices)中，但卻沒有好好用在魚類菜餚的飾菜中。豆蔻可調入雞尾酒果汁與辛辣味或香料酒，例如德國的Gluhwein酒。貝都因(Bedouin)咖啡是將豆蔻夾塞入咖啡壺的壺嘴而調製出來的。

其他用途

在法國，精油添加在牙膏與肺病藥水中。粗研的種籽即可加在百花香與藥草枕頭中。印度將這種種籽視為催情劑和助消化劑，並製成「paan」，此為一種混合種籽與香料的餐後點心，可助消化，尤其可消除吃大蒜的口氣，也適用於煙癮重者。

胡蘿蔔　Carrot

學名：胡蘿蔔屬　Daucus carota
*　　　繖形科　Umbelliferae*

　　胡蘿蔔已是世界上最重要的根莖蔬菜之一，營養與療效都極高。原產於阿富汗，過去希臘、羅馬人也知道此種植物。野生種遍佈於歐洲，現在主要分佈在近海的白堊土壤土。其根爲白色，堅實、小而長，味道辛辣刺鼻。人工栽培的品種——亦即常見的橘色管狀胡蘿蔔，種名爲sativus，十七世紀才由荷蘭人培育成功。新鮮的胡蘿蔔爽脆，有怡人的甜香味，十分好吃，葉子裂成細細的羽狀。在歐陸，胡蘿蔔有白色、深紫色與紅色之別。

　　胡蘿蔔與荷蘭防風草(parsnip)都是繖形科，它們在過去數百年間，與洋茴香、細葉芹、兩種茴香、歐芹甚至有毒的毒胡蘿蔔共用一名。一種名叫安妮皇后蕾絲(Queen Anne's lace)之野花，在新大陸的路邊怒放，它就是野生的胡蘿蔔，由殖民者從英國帶到美洲。胡蘿蔔爲強健的二年生植物，是家庭最容易栽培的蔬菜之一。

　　法國在十六世紀將胡蘿蔔訂爲醫療處方，因爲此種植物可以祛除腸胃脹氣、健胃與治肝病。胡蘿蔔研磨後可用於潰爛處，一直被視爲清血劑，爲肝、皮膚、各種肺病、過敏及腸炎的萬靈丹，也能強化神經系統。據說能改善視力，二次世界大戰的飛行員要吃這種蔬菜，以助夜航的視力。

精油

　　來源及特性說明：精油是將它帶有絨毛的小種籽壓碎後蒸餾而得。除了治療外，胡蘿蔔籽精油也可用於調製香水。橘黃色，明顯呈液態，聞起來像是辛辣、有胡椒味的胡蘿蔔。大多數治療

用精油來自於歐洲。

　　主要成份：醋酸（acetic acid）、脂族醛（alephatic aldehyde）、胡蘿蔔醇（carotal）、β胡蘿蔔素（β-carotene）、桉油醇、甲酸（formic acid）、檸檬烯、菘烯（pinene）、松油醇。

❖**用途**

治療

　　野生或人工栽培的胡蘿蔔是最佳的蔬果之一，含有各種維生素與礦物質：維生素A與胡蘿蔔素、維生素B群與維生素C、D、E、K，以及銅、鐵、鎂、錳、磷、鉀和硫。也含有易消化的糖、果糖及葡萄糖。

　　胡蘿蔔含有大量的胡蘿蔔素，為維生素A的先質，根據勒克萊爾博士和篤德維威（Artault de Vevey，十九世紀末人）的研究，胡蘿蔔素能強化身體的免疫，即防禦系統。胡蘿蔔具有多種療效，應每天食用至少150到200克。授乳期間吃胡蘿蔔可刺激泌乳。胡蘿蔔是肝病、腹瀉、便秘（因其中含大量的纖維）、貧血與風濕病的良藥。

　　胡蘿蔔與茴香的熬汁可安撫絞痛的嬰兒：將兩個胡蘿蔔與少許的茴香放在300毫升的水中煮滾十到十五分鐘，再過濾、冷卻，之後加入一滴蜂蜜。剛長牙嬰兒最好的磨牙品就是一塊胡蘿蔔，而胡蘿蔔浸泡油有助紓緩發炎牙齦的作用，但絕對不可將精油直接塗在嬰兒的牙齦上。

（亦參閱靜脈與微血管破裂、灼傷、咳嗽、膿疱與口腔潰瘍。）

美容

　　吃胡蘿蔔有益於皮膚，其著名的清血功效有助於清除斑點與疤痕。針對老化皮膚、皺紋與黯沈的膚色，可調和10毫升杏仁油與4滴胡蘿蔔精油。一年用兩回，一次以一個月為限，每天塗兩

次，你的肌膚就會重新恢復彈性與堅實，膚色也會變好。胡蘿蔔的味道並非人人歡迎，因此用於臉部保養時不妨再加上一滴玫瑰。

日曬前，尤其是肌膚敏感者，最宜吃胡蘿蔔。能預防乾燥、曬傷以及初期的皮膚癌。在前往陽光普照區渡假前兩個月，每天喝一些胡蘿蔔汁，凡需要滋潤的皮膚可每週塗一次胡蘿蔔泥面膜。每天晚上用上述的胡蘿蔔護膚油按摩，榛果油是代替杏仁油的佳品，有助皮膚曬出古銅色。

另外一種妙方是將一些胡蘿蔔汁塗在臉部和胸頸處，會讓皮膚略呈古銅色，由於能遮瑕，夜間出門前使用的效果最好。
（亦參閱老化皮膚與皮膚炎）。

烹調

胡蘿蔔用於烹調方面，實在無庸贅述。一如洋蔥，已成為基本的蔬菜，為燉湯、砂鍋、燉肉的主要材料，能增添菜餚的色香味。胡蘿蔔也可以煮出美味的湯，可以略為煮過作為小菜，老的根切成塊狀或條狀，嫩的則整根使用。而用礦泉煮過的維其胡蘿蔔（Carottes Vichy）則是改善暴飲暴食與消化問題的處方。但生食胡蘿蔔營養成份最高，因此胡蘿蔔最好當點心生吃，可以磨碎加在沙拉中，或切塊為生菜沙拉沾醬吃。超市可以買到新鮮的胡蘿蔔汁，也可買果汁機自己榨汁。

請注意：胡蘿蔔的味道與營養在於表皮一帶，因此千萬不要削皮或刮皮，只要擦洗即可。

胡蘿蔔蛋糕（4到8人份）

胡蘿蔔含有大量的維生素A，能製成美味的蛋糕，能治療皮膚與各種呼吸疾病。烘烤之前，也可在蛋糕周圍裝飾一些生胡蘿蔔。

225克低脂派皮

餡料

1公斤的胡蘿蔔，擦洗並剁碎

1個洋蔥，剝皮並切碎

15克奶油

2枝百里香

150毫升脫脂牛奶

1顆中型的蛋，打發

30毫升切碎的新鮮歐芹

鹽、現磨的胡椒與現磨的肉荳蔻

30毫升碎格魯耶爾（Gruyère）或埃蒙他（Em-menthal）乳酪

派皮揉好後鋪在一個直徑約20公分的派盤上，之後拿去冷凍。

將胡蘿蔔煮軟，搗成泥，同時將洋蔥用奶油炒軟。將胡蘿蔔與洋蔥混合，之後拌入百里香、脫脂牛奶、蛋、歐芹。用鹽、胡椒、肉荳蔻調味。倒在派皮上，放在預熱到攝氏180度（華氏350度）的烤爐中，烤四十分鐘，十分鐘後灑上乳酪。

其他用途

紅色的野生胡蘿蔔汁過去曾當作食用色素；胡蘿蔔籽精油的酊劑有時也用在法國酒中。物資缺乏的時候，烤胡蘿蔔根曾被充當咖啡的代用品。胡蘿蔔在法國是天然的彩妝原料。

雪松　Cedarwood

學名：雪松屬　Cedrus atlantica Manetti
　　　松科　　Pinaceae

　　雪松屬共有四個常綠針葉、堅實而樹齡長的樹種。大西洋雪松（C. Atlantica）原產於摩洛哥的阿特拉斯山（Atlas Mountains）；黎巴嫩雪松（C. Libani）原產於敍利亞與土耳其東南部；黎巴嫩雪松的變種塞浦勒斯雪松（brevifolia）來自塞浦勒斯；而喜馬拉雅雪松（C. deodora）原產於喜馬拉雅山的西部。雪松的松針一簇簇地生長，黃色的雄花出現在初夏，雄花散播花紛時，便開始開雌花。

　　毬果耗時兩年才成熟，種籽散出後，即從樹頂脫落。這種樹有芳香的樹脂，木材爲紅棕色。

　　由於雪松素以樹齡長著稱，因此向來種植在墓園中。黎巴嫩山區的斜坡上仍長著大片的黎巴嫩雪松樹林──據說所羅門王即用此地的雪松建其寺廟。

　　一六四六年英國在泰晤士河谷種下第一棵黎巴嫩雪松，現在仍健康地屹立著；一八四五年在威爾斯邊界種下英國第一棵大西洋雪松，現在也依然存活。法國於一八六二年種植的一片大西洋雪松森林，而今屹立在南法普羅旺斯的范都斯山（Mount Ventoux）上。

　　雪松是聖經最常提到的樹，代表多產與豐盛的事物。古埃及人用雪松木與其精油防腐。西元一、二世紀的狄歐斯科里德與加倫（Galen）提到一種他們稱爲cedrium的樹，據說可用其樹脂保存屍體不腐。

　　一六八九年雷梅里也提到這種樹脂的療效，說明它有抗尿道炎與肺部細菌的作用，後來的研究也證實了這些療效。一九二五年法國的米謝（Michel）與桂伯醫師記錄了雪松用在慢性支氣管

炎上的良好成效,以及其補身與激勵的屬性。

精油

來源及特性說明:唯一被承認具療效的雪松精油,乃是摩洛哥的大西洋雪松。一九八〇年代末,摩洛哥每年出產六到七公噸的雪松精油。

這種精油蒸餾自木材,有如糖漿,黃色、樹脂極芬芳。帶有松脂味,但較香甜怡人,有幾分類似檀香。

主要成份:萜烯碳氫化合物、雪松醇(cedrol),分離出來時會形成結晶體,如倍半萜烯與杜松烯。

注意事項:市面上有各式各樣非摩洛哥產的雪松精油。美國的雪松精油是萃取自杜松、垂松(J. flaccida)、墨西哥松與維吉尼亞松、這些精油含大量的雪松醇。大量的側柏酮(thujone),用於冒充鼠尾草精油(另一種危險精油,參閱264頁)。這些美國的精油主要是用於香水業,因為它們怡人的木質香氣,能使清潔用品增色不少。醫療用時則必須採用來自摩洛哥的真正雪松。

過去雪松也用於內服,但曾有強烈灼熱感、口渴、噁心等胃痛的記錄,所以千萬不可內服。外用時,依個別需要,可直接塗擦或稀釋使用。

❖用途

治療

過去一百年來,雪松對濕疹、皮膚過敏與皮膚病的良效一直很受重視,也在皮膚科得到肯定。有濕疹和皮膚疹現象時,將8滴的精油加入20毫升的小麥胚芽油中。每天塗三到四次。

取其激勵作用時,將雪松精油加入身體的保養油或男性產品中。冷霜中加入4到5滴,刮鬍後擦上。

由於這種油也被視為催情劑，故可作為男性的身體保養品。但這種精油本身效力相當緩慢，因此必須加入諸如薰衣草或迷迭香等活性較強的精油。

（亦參閱膀胱炎、皮膚炎、水腫與肺炎。）

美容

雪松對禿髮、掉髮與頭皮屑的頭皮有療效。法國的禿髮用洗髮精與護髮液也含有雪松。掉髮者，不分男女，無論是大病初癒，或在壓力或懷孕期間，雪松都非常有幫助。混合35毫升的葡萄籽油、5毫升初榨的橄欖油、5滴小麥胚芽油與20滴的雪松精油，在洗髮前輕輕地揉入頭皮。也可在中等大小的瓶內調和溫和的洗髮精與15滴雪松精油。

倘若你是金髮，請格外小心，這種油能使髮色加深。

其他用途

早期的百花香與驅蟲袋使用雪松的精油、木材、木屑或木粉。許多昂貴的燻魚也是利用雪松的木材來燻香。

芹菜　Celery

學名：芹屬　Apium graveolens
*　　　繖形科　Umbelliferae*

　　芹菜又稱「塊根芹」和「痛芹」，原產於歐洲鹽地沼澤。A. g.dulce是人工栽培的品種，一六二三年首見於法國的記錄，但或許更早前就由義大利人培植成功。野生植物的莖有莖肋，葉爲衆所熟知的鋸齒狀，味道強烈刺鼻，培植的品種則著重於淡化這種強烈的味道，並增厚莖與莖肋。到了十九世紀，人工栽種的芹菜才開始風行。新種爲耐寒的二年生植物，栽種是爲了取得爽脆、新月形的長莖。有綠色和白色之別，有些是在栽培期間以壅根（earth-up）的方式使它變白。

　　希臘羅馬人熟知野芹，並珍視其功效。皮里尼將野芹當菜吃，而非僅是調味，當羅馬人擔心酒醉和宿醉時，就會戴上菜葉編成的頭環。希臘人稱之爲月亮植物（selinon），當時認爲這種植物能影響神經系統，而且是強效的補品。希波克拉底與狄歐斯科里德認爲芹菜是強效的利尿劑，後來的聖希爾德嘉德也持同樣看法。古代人士所提出的所有芹菜屬性，現代的勒克萊爾從其病患身上均獲得證實。

精油

　　來源及特性說明：這種植物的每個部份都能産生精油，但品質最受重視的是精油含量達2%～3%的種籽。油色淡黃，非常稀薄，有強烈的芹菜香氣。

　　主要成份：內酯（lactone）、瑟丹內酯（sedanolide）、棕櫚酸和萜烯類碳氫化合物（檸檬烯、蛇床烯）。

❖用途

治療

無論是蔬菜本身（生吃或煮食）或精油，它都有多種不同的用途。芹菜應多吃，散裝的最佳，最好還沾著泥土——比洗乾淨包在塑膠袋中的好。尤其適合低血糖的糖尿病患，可無限制地食用。

芹菜是治凍瘡的良藥。用2公升的水煮一束大顆的芹菜，連根帶葉一起下鍋，滾十五分鐘左右，過濾之後，留下這鍋芹菜水。將水或腳放入其中泡十五分鐘，每天泡三次，每次都要重新加熱。芹菜水也可以喝，用來補肝，以同樣的方式煮成。

芹菜可榨汁，治多種不適症。它有利尿的作用，倘若經期前和經期間或更年期有水腫現象，不妨多喝。由於能利尿，也適於減肥餐。一天喝數次，不妨加些檸檬汁。我發現在聖誕節與新年這種大吃大喝的佳節過後，芹菜汁顯得特別好用。膀胱炎的患者喝芹菜汁也有效。這種蔬菜可以打成泥生食，或榨汁喝，我認為後者較佳。

神經緊張或感冒引起失聲時可用它來漱口，將1滴精油放入一杯滾水中，再加入一些海鹽。漱口幾分鐘，每天漱三或四次。

若感覺神經疲勞，不妨在熱洗澡水中加入8滴的芹菜精油，浸泡十分鐘。我下班回家後必定泡芹菜香浴澡，第二天便感覺精神百倍。

（亦參閱喉嚨痛）

芹菜催情劑

這是家傳的古老秘方，過去都是傳授給新郎或新娘——每天一杯，婚禮前一個星期就開始喝。這不僅有催情壯陽的功效，也是一流的利尿劑。家族傳言這是長壽的秘方，我的兩位曾祖母健朗地活到八十多歲，或許也歸功於她們的芹菜長生湯。

一束大顆的芹菜（600克或1.25磅左右）
一公升上好法國白酒
100公克果糖

　　將芹菜洗淨，切成小塊，放入果菜機中，倒入白酒和果糖，果糖比蔗糖理想，可以在健康食品店買到。調勻，過濾後倒入瓶中，將瓶蓋蓋緊，放在陰暗處四十八小時。再徹底過濾一次後重新裝瓶，每天喝一杯。

烹調

　　芹菜的營養價值微乎其微，但其香氣與脆爽可增添許多菜餚的風味。莖的部份可沾鹽生吃（其實只有英國人這麼吃）、配乳酪、切塊放入沙拉中、或沾醬生吃、配開胃薄餅吃。芹菜也可以和美味的醬汁燉成小菜，或像洋蔥與胡蘿蔔一般做砂鍋與燉品中的基本材料。味道略衝的葉子可以曬乾，作為盤邊飾菜。種籽相當苦，但亦可用於調味，搗碎後加上海鹽是絕佳的自製芹菜鹽。

洋甘菊 Chamomile

學名：Chamaemelum nobile

母菊屬 Matricaria chamomilla／recutita

菊科 compositae

　　溫帶地區有多種不同的洋甘菊，全都嬌麗動人，有細裂的葉子和雛菊般的花朵。芬芳、常見的羅馬洋甘菊（學名：Chamaemelum nobile，一度稱爲Anthemis nobilis）是一種極受重視的藥草；野生的德國洋甘菊（學名：Matricaria chamomilla或recutita，也稱爲臭甘菊）也同樣有很高的價值。「Chamaemelum」此字源於希臘文，意思是「地上的蘋果」，因爲這種植物很矮又糾葛牽纏，而葉子與花有蘋果味。「matricaria」源自拉丁文的「matrix」，意思是子宮，因爲洋甘菊從古至今都是治療月經問題的良藥。羅馬洋甘菊在六到八月間開花，德國洋甘菊則在五月到八月間開花，前者可長到15至23公分，後者可高達1公尺。

　　根據希波克拉底的說法，古埃及人將洋甘菊視爲聖物─「由於能治瘧疾，而將它獻給太陽」。在十七世紀之前，洋甘菊是修道院與家庭園圃公認的藥用與美容藥草。十九世紀末，清教徒神職人員把洋甘菊帶到新大陸。英國薩里郡的密契地區，曾做洋甘菊和薰衣草的商業生產，以供藥用。

精油

　　來源及特性説明：萃取自剛曬乾的花朵，羅馬洋甘菊是大青色，之後轉爲黃綠色。德國洋甘菊的顏色較深，其精油的作用較強，且較不刺激。

　　主要成份：最主要的成份是天藍烴（azulene），爲一種油性

的芳香成份，能消炎、讓皮膚病與傷口迅速痊癒。這種物質在花朵中找不到，只在萃取精油的過程中形成。

❖ 用途

治療

這種精油的主要屬性是補身、助消化、鎮靜、抗過敏與消毒。事實上，洋甘菊油以及一些其他的精油，在二次大戰前，一直都被醫院與手術房用作天然的消毒劑與抗菌劑。這種植物與其精油的抗菌效力據說是海水或鹽水的一百二十倍。

過去大草藥家所發表的許多洋甘菊效用，至今研究依然不假。一六五六年帕金森在他的《地球天堂 *Earthly Paradise*》指出：「洋甘菊加在洗澡水中，能讓健康的人舒適、更健康，讓有病的人疼痛減緩」。在熱洗澡水中加入數滴的精油，能消除身體各部份的疲倦與疼痛。這種香浴澡能為兒童與老年病患補充元氣。遇到一般性的疼痛，可在泡完洋甘菊香浴澡後，用10毫升葡萄籽油、2滴樟樹精油、4滴洋甘菊油調勻塗抹患部。另有一種更簡單的按摩油，只需在10毫升大豆油中加上3滴洋甘菊即可。小朋友疲倦虛弱的時候，可以先泡個洋甘菊香浴澡，再用此油按摩其背椎兩側。洋甘菊最溫和的精油之一，十分適合兒童。將一滴精油和一小匙葡萄籽油混合，用食指沾一點按摩嬰兒發癢的牙齦，安全又有效。

喝洋甘菊花茶和吸洋甘菊酊劑，能消除頭痛、偏頭痛、流行性感冒、咳嗽、臉部神經痛與鼻竇炎。對臉部神經痛與鼻竇炎病患而言，可混合5毫升大豆油與4滴洋甘菊，在鼻子到太陽穴間的鼻竇部份與眼睛四週按摩幾分鐘，應可馬上止痛。一般性的過敏或間歇的神經性發燒，可在太陽神經叢和尾椎一帶以順時針方向按摩，一天一或兩次：請用5毫升大豆油加5滴洋甘菊精油。

洋甘菊對花粉熱等過敏症也有效。床邊放一碗熱水，在水中

滴數滴精油，或在枕頭旁放一條乾淨的手帕，在手帕上滴幾滴精油。這亦可以消除氣喘、黏膜炎、支氣管炎與肺炎的症狀。

洋甘菊對治療許多婦女病也有奇效，諸如停經、痛經、經前症候群與膀胱炎。用洋甘菊泡澡、按摩與飲用洋甘菊茶，都可避免經前水腫與任何水腫的症狀。

洋甘菊的主要屬性之一是利消化，其浸泡汁可有效改善消化不良、絞痛、食慾不振與痛風，並可遏止兒童的夏日腹瀉。

睡前喝一些純洋甘菊茶，不僅助消化，也可以幫助放鬆入睡，防止作惡夢。

（亦參閱腹痛、膿腫、停經、嗅覺喪失、褥瘡、靜脈與毛細管破裂、黏膜炎、唇部疱疹、痙攣、刀傷與創傷、耳疾、眼疾、疲勞、凍傷、口臭、膿腫、更年期、水腫與長牙疼痛。）

美容

我發現洋甘菊可有效治療皮膚炎、粉刺與濕疹等皮膚病。拜天藍烴的功效所賜，它能迅速治癒膿腫與癤，你可將洋甘菊浸在熱水中，製成糊劑塗在患部，或直接使用浸溼的洋甘菊茶袋，或者也可以直接塗一些純精油。浸溼的洋甘菊茶袋可以消除某些女性經前的臉部腫脹，或花粉熱等過敏期間的臉部腫脹。洋甘菊精油可以和其他的精油調出適合不同皮膚類型的臉部護膚油。用洋甘菊蒸臉也適用於許多皮膚問題。

洋甘菊以保養頭髮的功能著稱。用於金髮的洗髮精，可淡化髮色。金髮者可用洋甘菊汁做最後一次的洗頭沖洗。
（亦參閱頭皮屑、頭髮問題與乾癬。）

烹調

雖然含有一些有益牙齒與骨骼的礦物質——鈣，但洋甘菊不常用於烹調方面。正由於含鈣，此種植物有天然的鎮靜作用。一般是藉著喝洋甘菊茶，或加一些洋甘菊的小枝葉於生菜沙拉、調

味醬、炒蛋或麵糰中，以吸收新鮮或乾燥洋甘菊的益處。

其他用途

洋甘菊可以用在百花香和除臭劑中，塔瑟(Tusser)將洋甘菊列爲散播香氣的藥草，愛德華三世的家用明細簿中，將洋甘菊列爲衣物芳香劑。在煙草問世前，依莉莎白時代的人吸洋甘菊煙以防止失眠。一種稱之爲染色洋甘菊或牛眼洋甘菊（學名Anthemis tinctoria）的類似植物，能製造橘棕色的染料。

洋甘菊另有一個主要用途，是園藝方面的應用。依莉莎白時代將洋甘菊與百里香一起種在藥草園中，或用洋甘菊栽種出堅實而香味撲鼻的草地。洋甘菊的濃汁據說是堆肥的活化劑，也是幼齡植物的滋補劑。許多現代的科學園藝家毫不留情地剷除洋甘菊，因爲他們認爲洋甘菊吸走土壤大部分的養份；但老一輩的園藝家以及許多草藥專家說洋甘菊是最佳的「植物醫生」，能讓附近生病的植物活了起來。法國人尤其了解洋甘菊對玫瑰的良效，我曾和一位法國園藝家聊天，他說他在玫瑰花旁種了一些洋甘菊後，才救了這一叢心愛的花木。

錫蘭肉桂／中國肉桂　Cinnamon／Cassia

學名：樟屬　Cinnamomum zeylanicum／Cinnamomun
　　　casssia

樟科　Lauraceae

錫蘭肉桂與中國肉桂精油來自樟科樹木或灌木的樹皮。肉桂是常綠樹，可以長到18公尺高，通常約為6到9公尺。葉子有光澤、呈卵形，黃色簇生的花朵極小，果實也很小。整株樹木，由花、果、葉、根到樹皮，都散放辛辣的香味。

一般認為中國肉桂原產自緬甸或中國。錫蘭肉桂則產於錫蘭，但如今栽植於其他熱帶國家，諸如印度、西塞爾(Seyche-lles)和模里西斯(Mauritius)。

這種最古老的香料在神農氏（公元前二千七百年）的著作中出現過，名之為「桂」，在「本草」——第一本藥草全書中名之為「天竺桂」，意思就是「來自印度的肉桂」。中藥十有八九含這種香料，過去被列為鎮靜劑、補身劑、健胃品，能抗憂鬱、強心。

聖經中將肉桂稱之為「quesiah」。在出埃及記中，神告訴摩西帶著肉桂、橄欖油與蘆薈離開埃及。眾所周知，古埃及人用肉桂防止感染傳染病以及防腐。

需要注意的是，古代經典中所指的肉桂，無法確定是錫蘭種或中國種。

阿拉伯商人供應這種香料給希臘羅馬人，卻隱瞞肉桂的來源，由於對肉桂的需求若渴，因而促使葡萄牙人在十六世紀發現從好望角到印度及錫蘭的路線。

佔領錫蘭（現為斯里蘭卡）的荷蘭人在十七世紀中葉，壟斷了肉桂的貿易達一百五十年之久，但也是由他們開始做系統的栽種，直至一七七〇年才開始。此後，這種精油在西方較容易取

得，價格也較合理。

精油

來源及特性說明：這種樹長了六到八年後，將樹皮割成長條狀剝下，在艷陽下曬乾。人們把這些樹皮捲成管狀，這種捲片即是熟知的食用香料。會將內層的軟木剝下來的是錫蘭肉桂，中國肉桂則保留此內皮，後者色澤較紅，通常是碎片，較肉桂刺鼻。為了讓樹皮有時間生長，每兩年才剝一次皮，據說一棵好樹產桂皮的年限可長達二百年。錫蘭肉桂的精油萃取自樹葉與樹皮，而中國肉桂的精油（較少發現）則來自樹葉、樹皮與嫩枝。中國肉桂的濃度較稠，較不芳香。

主要成份：錫蘭肉桂——肉桂醛（cinnamic aldehyde，60％～65％）、丁香油烴（caryophyllene）、花烴（cymene）、丁香酚（eugenol）、芳樟醇（linalool）、甲醇胺酮（methylamine ketone，為其特殊香味的來源）、水芹烯（phellandrene）、蒎烯（pinene）等。中國肉桂含有較多的肉桂醛，高達80％～85％。

注意事項：絕對不可自行配用，一定要由有信譽的治療師開立處方。這種精油對許多人而言是有毒的，必須加上基礎油充分稀釋，並與其他的精油調和使用。如果在洗澡水中或皮膚上使用純精油，會造成水泡和灼傷。錫蘭肉桂精油含有大量的丁香酚，因此能腐蝕金屬。錫蘭肉桂與中國肉桂精油是國際芳香協會列為管制的精油。

❖用途

治療

這種精油的屬性是抗菌、助消化與抗風濕。由於肉桂葉含有大量的酚（5％～10％的丁香酚），因此可躋身為自然界中最強

的一種消毒劑和抗菌劑。有此一說是：這種精油能在不到半小時的時間內殺死傷寒桿菌的培養細菌。具備如此強大的殺菌力，當然只能由治療師使用。

　　爲了安全起見，我建議自己調配時只限用樹皮或粉末，可減輕流行性感冒或傷風症狀、刺激消化系統。一杯肉桂的甜飲料，例如牛奶或白蘭地加牛奶，可以減輕咳嗽與喉嚨痛。

肉桂萬靈丹

　　60公克桂枝

　　30公克香草莢

　　30公克人參

　　20公克切碎的大黃

　　7.5公克剝皮並磨碎的薑塊

　　1公升馬拉加酒

　　將這些成份混合，放在陰暗處四星期，並不時地搖晃。流行感冒猖獗時，每天飯前喝一小杯，可預防感冒，大病初癒後或消化系統不振時可提神。在什錦水果、水果沙拉、焦糖布丁中也可加入一、兩小杯。

　　肉桂粉或桂枝可用於漱口，嚼桂枝能立即使口氣清香。
（亦參閱咳嗽、肺炎與喉嚨痛）

烹調

　　烹調用的錫蘭肉桂與中國肉桂有枝狀與片狀之分，亦有肉桂粉販售（自己研磨不易），但買少量即可，因爲香味易散，保存不久。在西方，肉桂粉常用於點心、蛋糕、麵食、餅乾，桂枝可以調糖漿、奶油、香料酒。直接用桂枝當巧克力或可可等熱飲的攪酒棒，可以讓飲料既好喝又健康。

　　在歐洲以外的地區，錫蘭肉桂與中國肉桂常用在阿拉伯與印度的肉類菜餚中，尤其是後者。由於含有酚，能摧毀或抑制造成

腐爛之細菌。乾的中國肉桂葉和樹皮同樣香，常用於印度，稱爲「tej-put」，相當於印度的「月桂」。中國肉桂的花苞狀如丁香，也用於肉類的菜餚。

中國肉桂成爲中國著名五香的成份之一，並不足爲奇，而錫蘭肉桂則是印度辛香綜合調味料(garam masalas)的成份之一。

其他用途

錫蘭肉桂或中國肉桂樹皮過去常作爲焚香，其果實萃出的油脂，則用來做教堂的蠟燭。此兩種香料的濃香可用於製作百花香、花草枕頭、驅蟲的草藥袋。錫蘭肉桂也是加爾默水(Carmelite water)的成份之一。皮里尼在《自然史》中用錫蘭肉桂調配男性香水，許多資料也認爲它是薰香床單的香料，《格言書 *the Book of Proverbs*》中便警告女性不可用這種香料薰床，以誘惑男性。

錫蘭肉桂如今是許多肥皂和男性化妝品的常見成份。

香茅 Citronella

學名：香茅屬　Cymbopogon nardus
　　　禾本科　Gramineae

香茅與檸檬香茅、玫瑰草等芳香而含大量精油的熱帶草類同屬一科。這種植物過去被列爲順芒草屬（Andropogon），但如今被歸作香茅屬。

有不同的種類，但都很高大粗壯，高達1.2到1.5公尺左右。野生種長在高地，人工栽種的則大部份在沿海。這種植物用分根繁殖，葉子在八個月大時就可收割，之後依天候而定，每四個月左右收割一次。四至五年後就必須重新栽種。

最受重視的品種來自爪哇、斯里蘭卡、西塞爾島、新幾內亞與圭亞那。

一九三三年斯里蘭卡約有三萬英畝的地專事香茅的生產。一九八七年，出口量是100到120噸，但此後種植面積與產量不斷減少。

精油

來源及特性說明：萃取自葉片，油色由黃到深棕都有，帶有非常強烈的檸檬香。精油的產量每季不同。

主要成份：因產地而異。以爪哇種爲例，含大量的香茅醇（citronellol，占30%～50%）與　牛兒醇(geraniol)、與微量的檸檬醛(citral)、甲基醚丁香酚(methyl-eugenol)以及各種萜烴。斯里蘭卡的精油含香茅醇較少（只有8%～18%）、另也含有　牛兒醇、5%～8%的丁香酚，以及微量的龍腦、檸檬烯與各種萜烴。

注意事項：由於香茅油相當便宜，常與檀香混合以仿製天竺

葵精油；與檸檬香茅和天竺葵混合，則可仿製玫瑰油（玫瑰也含有　牛兒醛和香茅醇）；另外也被用以仿製檸檬馬鞭草精油。

❖用途

治療

若要治蟲咬和殺蟲，渡假時可帶一小瓶香茅精油，在寢具和枕畔灑幾滴。一天數次，在蚊蟲咬傷處塗些精油，不但能止癢也能抗菌。用於八歲以下的兒童時，要稀釋精油：在25毫升的杏仁油中加入10滴。

倘若你有風濕症或其他疼痛，混合50毫升的大豆油或其他植物油以及20滴的香茅精油，塗在患部。

（亦參閱蚊蟲咬傷。）

其他用途

極少供治療用，但由於這種油有極強的抗菌與除臭作用，常用於商品上，如肥皂、清潔用品與殺蟲劑。檸檬烯的成份可當做合成薄荷腦的基劑。

丁香　Clove

學名：丁子香屬　Eugenia caryophyllata
桃金孃科　Myrtaceae

　　這種常綠樹原產於摩鹿加群島，素有「香料群島」之稱，但現在已引進大多數的熱帶國家，其中馬達加斯加、桑吉巴(Zanzibar)與坦尚尼亞掌控了丁香油的世界貿易。

　　丁香在沿海處長得最繁茂，因此島嶼栽佔了地利之便。丁香樹相當矮小，自然環境下可長到9公尺，但爲了採收，通常培養到便於摘取的高度──5到6公尺。圓椎形，外形類似月桂，但葉較長，雖同樣有光澤，丁香的葉子較翠綠，上有明顯的油脂點，內含芳香物質。倘若搗碎葉子，會散發出香氣。樹幹包覆著平滑的灰色樹皮，在低處就分成大枝幹，枝幹末稍長著深紅色的花，如果能讓它長到這階段的話，就會開這種花。一般印象裡的丁香，它是長形、黃綠色未開的花苞，在雨季時出現。當花苞變粉紅色，即意謂已至開花前夕，必須用手採收，或從樹上打下來。之後將花苞放在陽光下曝曬，或用小火烘烤，一連曬幾天，直到呈大家熟悉的深咖啡色爲止。

　　這種樹要到五歲左右，才能生產香料，而一直到二十歲都還會繼續生產。

　　成熟的樹一般能生產三到四公斤的新鮮花苞。花苞曬乾後，重量減爲一公斤，能提煉出10%～20%的精油。一小瓶150毫升的精油代表一棵樹的產值，就所耗費的勞力而言，這點產量實在微不足道。

　　雨季裡，濕熱的空氣將丁香的芬芳傳送到全島各處。過去檳榔嶼之所以無流行病，就是拜丁香的藥用香氣所賜，因丁香是非常強效的抗菌劑。值得警惕的是，十七世紀初當荷蘭人摧毀丁香樹後，居民開始罹病，許多人因而死亡。

　　希臘人稱此樹為「caryophyllum」，意思是「胡核樹之葉」，經阿拉伯文演變為「girofle」，這也構成丁香法文名稱的一部份「clou de girofle」。「clou」在法語中代表「指甲」，源自拉丁文的「clavus」，也成為英文名稱的字源（乾的花苞類似小指甲）。丁香也是古埃及、希臘、羅馬人所熟知之物。

　　皮里尼讚揚丁香，偉大的羅馬醫師特拉里亞納斯(Alexander Trallianus)也持同樣看法。

　　聖希爾德嘉德在她的著作《病因與治療 *Morborum Causae et Curae*》中指出，丁香可用於治療頭痛、偏頭痛、感冒造成的耳聾、水腫。她認為丁香能使受寒的人暖和，讓發熱的人降體溫。文藝復興期間，人們使用丁香製香丸，預防感染傳染病與瘟疫。

精油

　　來源及特性說明：丁香油萃取自樹葉和尚未成熟的果實。可以在水中加一些鹽，提高沸騰的溫度，丁香花苞必須一次又一次的蒸餾，才能萃取出所有的精油。這種精油剛蒸餾時呈無色或略帶黃色，放久後轉為深棕色。有香料般的香草味與胡椒味，有時還帶一絲康乃馨味。

　　主要成份：大部份是酚（70%～80%），尤其是丁香酚。丁香酚在一八二七年才由波納斯特(Bonastre)分離出，是酚類中最有殺菌力的一種，為其他酚類的三、四倍。更詳細的成份還有乙醯丁香酚（acetyleugenol，為特殊香味的來源）安息香酸、苯甲基苯酸酯(benzyl benzoate)、糖醛(furfurol)、倍半萜烯（sesquiterpene，石竹烯）與香草素(vanillin)。

　　注意事項：丁香精油經常攙雜其他的植物油，通常是棕櫚油與玉桂子油。有時則攙雜柯拜巴脂(copaiba)，這種油蒸餾自一種巴西香脂樹，柯拜巴樹（copaifera officinalis）。很遺憾的

是，只有百分之百的純精油才有醫療價值。又因爲含有大量丁香酚，這種精油能腐蝕金屬。

～～～～～～～～～～～～～～～～～～～～～～～～～～～～～～～～

❖用途

治療

　　古老的典籍似乎都一致認爲丁香有多種醫療屬性：有激勵作，還可健胃、化痰、鎮定、祛除胃腸脹氣、抗痙攣與助消化的特性。可助消脹氣、刺激消化、提振食慾，因此有助病體痊癒。可補體力和補腦力，對性冷感亦有幫助。但由於含大量的丁香酚，最主要的醫療價值是在抗菌，可用於殺腸內寄生蟲，預防細菌感染。可強化免疫系統，尤其對口腔和牙齒的感染最有效。

　　當我承受體力或精神壓力，或只是感到疲累時，我會拿一個丁香花苞來，一天吸吮數次。丁香的味道怡人，可作爲放鬆劑。想戒煙者不妨吸丁香，效果不錯喲！

　　丁香用於牙科的價值是衆所周知的。有殺菌消炎的作用，但也有鎮靜和輕微麻醉的成份，吸過丁香後會讓你舌頭略爲發麻。倘若你牙齒痛，可以在牙痛的那一側吸吮丁香，或是用棉球沾一滴精油塞在牙齒內，在你到牙醫就診前，可以先止痛。由於有消毒抗菌的作用，也有助於口腔的清潔。千萬不要使用太多的精油，亦不要直接塗在牙齒上（例如用一片棉花直接貼在牙齒上），否則你的牙齦會開始剝落。爲口臭的絕佳漱口水：水煮幾個丁香五分鐘，待冷卻再加入幾片薄荷葉，用過濾的汁液漱口。

　　如果是風濕痛，在棕色的瓶中混合25毫升的蓖麻油、各5滴的杜松油和小麥胚芽油，以及5滴的丁香油。塗在患部，保持溫暖。

　　民俗醫學中，產婦第一次陣痛時，可喝丁香的浸汁催生，也可以舒緩疼痛。

（亦參閱支氣管、感冒、牙齒膿腫、發燒、牙齦病、肺炎與喉嚨

痛。）

烹調

　　丁香的藥膳五花八門，但使用要謹慎，不要讓丁香味蓋過其他的味道。洋蔥裡塞一顆丁香可以用來調高湯或麵包醬的味道，或是加在肉類或雞肉菜餚，增添肉類的風味。只要是白煮都可以在水裡加丁香，烤羊肉之前，在一隻羊腿底下塞顆丁香或大蒜，能讓羊肉更美味。肉類的滷汁中也應該加丁香。煮洋蔥時加丁香，能讓洋蔥更甜，丁香與洋蔥混合時風味獨具。丁香也能讓典型的德國泡菜更芳香。丁香是許多印度辛香調味料中的一種成份，能調咖哩與米食的味道，是中國五香之一。

　　丁香尤能搭配蘋果的味道，甜蘋果派，或配調味豬肉的蘋果醬皆宜。

　　許多飲料因加入丁香而美味，尤以辛辣的熱香料酒效果最好。許多地方上專有的酒使用丁香，如格雷諾堡（Grenobles）的稱為「Nossolio」或「Merisat」；馬提尼克（Martinique）和瓜德羅普島（Guadaloupe）稱為「Tafia」。

丁香湯（4人份）

　　初冬，當任何不舒服的症狀開始時——感冒、喉嚨痛或鼻塞，應喝這種湯。只要一感覺有任何症狀，就煮這種湯喝。

600毫升的牛肉高湯
2顆削皮並切薄的洋蔥
1片月桂葉
6顆丁香
酌量的鹽

　　把所有的材料放入鍋中，先煮滾再燉30分鐘。煮好後把丁香和月桂葉夾起。

其他用途

　　使用丁香的最傳統方式就是將丁香塞入橘子中作爲香丸，薰香衣櫥並驅蟲，這也是中世紀運用丁香來抗瘟疫的一種方法。百花香中可放入整顆的丁香或丁香粉。丁香精油也常用於香水中，以製造康乃馨的香味，並用於香皂與浴鹽中。印尼諸島以占全世界消耗丁香量的一半著稱，其煙草與香煙都有加入丁香味。

　　據說，在西元前二世紀的中國漢朝宮廷，朝臣在面聖前，會吸吮丁香以保持口氣芳香。即使不是要對中國皇帝表示敬意，丁香精油中主要成份──丁香酚，仍出現在某些品牌的漱口水中。

芫荽 Coriander

學名：芫荽屬　Coriandrum sativum

　　繖形科　Unbelliferae

芫荽的名稱源自希臘文的Koris，意思是臭蟲，因爲有些人認爲芫荽嫩葉的氣味頗似床中的臭蟲味。原生於南歐、印度、北美、南美與前蘇聯，是一種繖形科植物。葉子翠綠，如歐陸芫荽一般，底部呈深裂的鋸齒，頂端爲羽狀。芫荽開紫色的繖形花，之後會結果。葉子和種籽都能用。

無論是供香料或草藥用，芫荽的應用歷史均可追溯至千百年前，它也是世界上歷史最悠久的調味料之一。古埃及人曾種植芫荽，搗碎種籽混入麵包中，萃取自種籽的精油用於宗教儀式上。它也是聖經指定在踰越節吃的苦菜之一。印度將芫荽用於通神的魔咒中，並加入許多菜餚裡。芫荽據說也是催情藥。

希臘羅馬人認爲芫荽具有興奮、助消化、祛除腸胃脹氣的功能。狄歐斯科里德指稱芫荽有鎭靜作用，加倫讚揚芫荽是補身劑。有些人認爲芫荽是毒藥，文藝復興時代的醫師警告藥師販售時要極爲小心，即反映出這種疑慮。而有些人卻大力推薦，過去的主要用途是在婦產科：婦女分娩時放一些種籽在大腿上能順產、減痛；婦女定期服用種籽，能停止排經，並立即懷孕。

精油

來源及特性說明：取自種籽的精油略黃，並帶有麝香的怡人香氣。需要100公斤左右的種籽，才能萃得2到3公斤的精油。

主要成份：一種醇類（芫荽醇coriandrol，60％～65％）、牛兒醇與蒎烯，以及一些龍腦、　花烴（cymene）、二戊烯（dipentene）水茴香烯與松油烯。芫荽油的出處必須是百分之百

的純芫荽才行，因爲它可以很容易用橙油和松節油仿製。

注意事項：這種精油除非是由經驗豐富的治療師開立處方，否則絕對不可內服，劑量用錯會致命。

❖用途

治療

在現代的芳香理療中，勒克萊爾醫生認爲芫荽能消除疲勞，摩利夫人拿它作外用藥，治療風濕疾病與發燒。

外用時，芫荽能減輕臉部神經痛、牙痛、神經性臉部痙攣、以及帶狀疱疹所引起的臉部疼痛。流行性感冒後與太陽神經叢絞痛時使用最有效——在杏仁油中加幾滴芫荽精油，每天依順時針方向按摩。此油也有助於調節呼吸。

（亦參閱頭痛。）

烹調

世界各地都有以芫荽製出的佳餚：中國人稱之爲中國香菜，將此物據爲己有；盛產芫荽的墨西哥也經常拿它入菜；摩洛哥的露天市場飄散著濃濃的芫荽香味；中東、非洲、亞洲與西班牙南部也十分風行。芫荽的種籽是咖哩粉的重要成份，也用來防止肉類的腐敗，芫荽的葉子是許多不同種類之咖哩的基本材料。少許的芫荽加入洋菇料理、肉丸、燉羊肉、羊肉或豬肉烤肉串中，風味絕佳。烘焙麵包時，將芫荽種籽粉混合入麵糰中，別具一番滋味，並有助澱粉的消化。

芫荽湯（4人份）

身處壓力時，喝這種湯有良好的療效，因爲芫荽有祛腸胃脹氣、暖身、利尿的屬性。是減輕經前症候群與更年期症狀的建議用油，能防止積水與蜂窩組織。

1.8公升的水
1公升海鹽
1茶匙的初榨橄欖油
255公克芫荽葉
2顆馬鈴薯，去皮切丁
1顆大洋蔥，去皮切丁
少許檸檬汁
1片月桂葉
10毫升現磨的芫荽種籽
少許的羊乳式酸乳酪（依喜好添加）

水中加鹽與橄欖油煮滾，再放入芫荽、馬鈴薯、洋蔥、檸檬汁與月桂葉，留下兩枝芫荽先不用。煮十五到二十分鐘，直到馬鈴薯軟，之後打成泥。

最後加入芫荽籽粉，如果喜歡，還可一併加入羊乳或酸乳。將剩下的芫荽切碎，在上菜前灑在湯上。

❖真實警惕事件

曾有一萃取工廠工人打翻了一個大桶，讓50公升的芫荽精油（萃取自5,000公斤壓碎的芫荽籽）灑在水泥地上。有八個工人去清理，但為時太晚：精油已流向各處，滲透到這大廠房的每個裂縫、每個洞中。工人仍舊盡力挽救，但空氣越來越無法忍受。在接下來半個小時中，所有人都咯咯笑了起來，笑話講個不停，似乎對這災難毫不關心，完全不知道這些精油煙氣對他們的影響。不久後，他們變得有攻擊性，萃取工廠處處喧囂。當主任藥劑師過來調查時，他發現有兩個工人在令人神智不清的空氣中打架。另有兩個人嘔吐不止，所有人都必須送回家休息幾天，恢復隨之而來的極端疲倦。（1973，格拉斯，Schmoller & Bompard）

蓽澄茄　Cubeb

學名： 胡椒屬　Piper cubeba

　　　　胡椒科　Piperaceae

　　蓽澄茄是一種藤蔓的果實，和結出大家熟悉之黑胡椒粒、白胡椒粒、綠胡椒粒的植物(Piper nigrum)同科。蓽澄茄是一種多年生的攀緣灌木，有雌雄異株的花，球狀的果實含有一果核。果實成串有如黑胡椒，但長在不同的柄上，因而得此一名「尾胡椒」(tailpepper，法文名為privre à queue)。果實極類似黑胡椒，但體型大得多。聞起來沒有黑胡椒香，嚼起來似胡椒，具香氣，既辣又苦。

　　蓽澄茄原產於東印度的「香料群島」、爪哇、婆羅州與蘇門答臘，而在印度、斯里蘭卡與留尼旺島也有種植。

　　中國與印度自古以來就拿蓽澄咖做香料用，印度的阿輸吠陀療法還將它入藥。阿拉伯人也將蓽澄茄用於醫療，「kubeba」這名稱在阿拉伯各手稿中出現了四世紀之久。聖希爾德嘉德視之為醫療聖品，認為蓽澄茄能滋補神經系統，為良好的抗菌劑與創傷藥，她建議體弱的人和臉色蒼白的人用蓽澄茄暖胃與腦。印度人也用它治療淋病（為一種性病，產生過多的黏液分泌物），歐洲人習知此療效後，便於十九世紀初從印度傳入歐洲。直到一九三七年，法國藥典因上述屬性，都列有此種精油，但化學殺菌劑問世後就除名了。

精油

　　來源及特性說明： 黏稠而濃，色澤淡綠或微藍，帶有鮮明的胡椒味以及一些樟腦味。

　　主要成份： 蓽澄茄的成份類似胡椒（ 參閱239頁 ），但含有

大量的蓽澄茄烯（cubebine 40%～55%），其他尚有非晶體蓽澄茄酸（cubebic acid）、天藍烴、樟腦、蓽澄茄素、二戊烯、亞麻素、蒎烯，以及一種冷卻時會結晶的醇類。

　　注意事項：蓽澄茄油經常用於仿造其他精油，結果到頭來常被其他精油混攪，這當然完全破壞了療效。重振世人對蓽澄茄的興趣固然是一椿好事，但這意味著萃取商必須製造百分之百的純精油。長久以來，我一直無法找到我能百分之百放心的精油來源，事實上印度是有幾家萃取商可信賴，但因西方現在沒有需求，所以不做外銷。

❖用途

治療

　　蓽澄茄對皮膚疹與發炎極具價值：混合50毫升的杏仁油、2滴小麥胚芽和5滴蓽澄茄。對咽喉炎、喉嚨痛等喉嚨感染有益。也可在一碗熱水中加入三滴蓽澄茄油，吸其熱氣，或冷卻後用來作為抗菌的漱口水。

其他用途

　　蓽澄茄通常不太用做香料，但中世紀時，卻常與其他一些稀奇古怪而聽來讓人叫絕的香料混用，如良薑（galangale）、天堂之穀（grains of paradise）等。有一種稱為希波克拉斯（Hippo-cras）的補酒也用它做調味的香料。

小茴香　Cumin

學名：小茴香屬　Cuminus cyminum
*　　　繖形科　Umbelliferae*

　　小茴香是嬌弱的一年生植物，一般認爲原產自埃及，但公元前很長的歲月起即生長在地中海一帶，現在已是全世界熱帶國家的野生植物——北非沿岸、馬爾他、中東與美國都能發現。這種植物有一根纖弱的莖，葉子有細細的條紋，開著白色或粉紅色半繖形的小花。之後會結一種有細肋的果實，整株植物我們只使用這一部份。它的種籽十分類似藏茴香，在歐洲常被混淆：法國人稱藏茴香爲仿小茴香(cumin des prés)；西班牙人稱爲荷蘭小茴香(cumino holandese)，其實兩者的味道南轅北轍。小茴香之名源自希伯來文的kammon或阿拉伯文的kammun，後者演變爲希臘文的kuminon。

　　小茴香香料有兩種，印度菜裡區分地最精楚。kala或shah zeera是「眞實」或黑小茴香，十分珍奇昂貴。白色小茴香safeid zeera，在商店與較好的超市中即可買到。

　　在埃及法老王的墓中發現過小茴香種籽。埃及和希伯來人都曾種植這種植物，和今日一樣普遍。新約和舊約聖經也提到小茴香，希伯來人用它做割禮中的消毒劑。

　　對古希臘人而言，小茴香則是自私的象徵，認爲那種人貪心到連小茴香籽都要分。狄歐斯科里德認爲小茴香是最好的芳香藥品之一，能治脹氣，還可刺激消化系統。古羅馬人常使用小茴香調橄欖油、醃蚌殼類食品、烤魚、保存魚的鮮度、塗麵包、或作爲胡椒的替代品。

　　小茴香籽也可和藏茴香、蒔蘿、茴香一起加入飯後助消化的蛋糕中。小茴香讓臉色混濁者恢復正常較白晳的臉色，功效顯著，因此爲暴飲暴食者所愛用。皮里尼甚至建議，如果學者想讓

老師高估他們的苦功、欣賞他們的辛勤，不妨利用小茴香「變白」的功效。

波梅（Pierre Pomet）的著作《藥物史 *History of Drugs, 1694*》中，建議風濕病患使用小茴香精油。近代的勒克萊爾醫師將小茴香列爲心臟與神經系統的補身劑。波洛（Eugene Perrot）在一九四〇年代與一九七〇年代的研究發現，小茴香具補身和催情功能。

精油

來源及特性說明：這種油萃取自種籽，無色，有時略黃，放久黃色會變深。此油的香味強烈刺鼻，令人聯想到洋茴香，但多了一股強烈的香料麝香味。

主要成份：小茴香醇（cuminol）或小茴香醛（cuminic aldehyde）佔了35％～50％，其他還有　花烴與松油醇。

注意事項：這種油是國際芳香協會列管的精油，使用後曬到陽光或紫外線，可能會引起皮膚炎。

❖用途

治療

小茴香是優良的全身滋補劑、消毒劑與殺菌劑。

小茴香水適用於嚴重感染流行感冒病毒後引起的失聰。將15毫升種籽放在600毫升的水中，煮滾15分鐘，待冷卻再過濾。用少許的汁液擦洗耳內，一天數次。或將5毫升的小麥胚芽油與4滴小茴香油混合後，按摩在耳後與脖子上。

小茴香對蜂窩組織最具良效。將5到10毫升的茴香種籽輕輕壓碎，泡在600毫升的滾水中5分鐘，飯後飲用。如果喜歡，可加蜂蜜。

橘皮症身體保養油

小茴香唯一的缺點,是它讓人不敢恭維的味道,但另加橙油或檸檬油,則會大有幫助。使用這種保養油前,請先作皮膚檢測,用後絕對不要曬太陽。

15毫升杏仁油
2滴小麥胚芽油
8滴小茴香油
2至3滴橙油或檸檬油

混合後,按摩腳、大腿、腹部,這種油也適合經前使用。塗抹腹部,再用面紙按掉多餘的油份。

烹調

歐洲菜少用小茴香,反而是印度、北非、中東菜予以發揚光大。

小茴香可以整顆購買或買粉狀成品。但小茴香粉一次不要買多,因為芳香的精油很容易散掉。使種籽發出香味、變得更脆的方法,就是用熱的乾鍋快烤——此為中東常見的開胃小菜和助消化點心。

絲柏　Cypress

學名：柏屬　Cupressus sempervirens
　　　柏科　Cupressaceae

　　柏屬植物為圓柱狀的常綠針葉樹，約有二十多種，可高達25到45公尺。如鱗片般的小葉壓在樹幹與小枝上，雌雄花同株，雌花結出內含翅果的圓形毬果。地中海或義大利絲柏(C. sempervirens)原產於地中海沿岸的歐洲，但如今歐洲溫帶與北美的許多地區也有種植。這些樹種得很近，在南法作為阻擋西北風的防風林，見於許多南法、希臘與義大利的花園。

　　古埃及人熟知絲柏，許多不同的草紙文稿紀錄了絲柏的醫療用途，棺木也用絲柏木製作。古希臘人用這種樹供奉幽冥之神普魯托(Pluto)，因此葬儀中常用絲柏。希波克拉底建議用絲柏治數種痔瘡出血。事實上我所發掘的文獻中，只要是提到絲柏，幾乎都記錄到其止血的良效。以狄歐斯科里德與加倫為例，他們建議用絲柏葉加一點沒藥浸在酒中一個晚上，讓膀胱感染與內出血的人飲服，勒克萊爾醫師與卡辛(Cazin)醫師也都大力推薦此種用法。

精油

　　來源及特性說明：是用新鮮葉子與毬果蒸餾而成。無色或呈極淡的黃色，有木質和香脂般怡人的琥珀味。

　　主要成份：萜烯（65％，尤其是β蒎烯與松油醇）、雪松醇、雪松樟腦、一些酸與單寧。

❖用途

治療

　　勒克萊爾醫師已證實絲柏爲血管收縮劑，可用以醫治各種循環疾病，如靜脈曲張、痔瘡。若是治靜脈曲張，混合50毫升的葡萄籽油、3滴小麥胚芽油、15滴絲柏，每天按摩腿部。利用絲柏浸泡液可以治同樣毛病，以及更年期的毛病，絲柏是更年期的良藥，可在1.1公升中加入15克壓碎的絲柏毬果，煮滾數分鐘，製成草藥汁。浸泡十分鐘後，喝滿滿的一杯，每天三次。

　　瓦涅醫師過去也在醫院使用絲柏治咳嗽與氣管炎；我發現在病患的枕頭上滾數滴也很有效。法國的咳嗽糖錠過去是由壓碎的絲柏毬果製成的。

（亦參閱關節炎、瘀傷、痛經、疲勞、發燒、凍傷、月經問題、水腫與肺炎。）

美容

　　靜脈或微細血管破裂是絲柏能改善的另一種循環疾病。在25毫升杏仁油與3滴小麥胚芽油中，滴入5滴絲柏。輕輕按摩在臉頰上，每天早晚各一次，直到症狀改善爲止。

（亦參閱橘皮症。）

欖香脂　Elemi

學名：橄欖屬　Canarium luzonicum
　　　橄欖科　Burseraceae

這種油性樹脂稱爲欖香或欖香脂，萃取自原產於菲律賓的大型樹木，但澳洲、印度、南美與中美、非洲也可見許多不同的種類。

欖香脂是十六世紀風行一時的藥品，當時稱之爲「resina elemnia」，用於各種潰瘍與皮膚病，加在法國的弗歐拉旺提脂（baume de Fioravanti）與麻痺藥膏（baume paralytique）等許多皮膚面霜和藥膏中。另一使用欖香脂的法國藥方是鉛硬藥膏（l'emplatre diachylon）——是幫助接骨的藥膏。十七世紀初的醫師魏克（JJ Wecker）發現欖香脂對頭部的創傷與傷口有良效。當時的士兵也用欖香脂治療，通常劍傷傷口都頗深，但欖香脂能加速其癒合。

精油

來源及特性說明：這種白色的油性樹脂是從樹皮流出，極類似松脂，但濃稠得多。這種油性樹脂放久後，會呈黃色臘狀，流失掉大部份的香味。精油是從此油性樹脂蒸餾而得，無色或淡黃，帶有强烈的香脂味，因其主要成份爲水茴香萜（水芹烯）。

主要成份：水芹烯。其他的萜烯爲二戊烯、檸檬烯與蒎烯，60％～70％的樹脂是由醇類與三萜酸（triterpenic acids）所構成。

❖用途

治療

乳霜中混入欖香脂後，可擦在年老病患骨折的手腳上，效果奇佳。我發現每天在患部揉搓，會有非常卓著的成果，能預防風濕痛，這是骨折後常見的後遺症。

受傷後立即將這種按摩霜塗在患部，十分有效。在50公克的黏稠冷霜中加入20滴欖香脂。如可能，也可以直接輕輕地塗在傷口上，再蓋上厚棉布，用繃帶綁好。綁上數個小時，讓藥慢慢滲透。

數周後，或許等石膏拆除後，混製以下的調油，每天按摩兩次，用薄繃帶蓋住患部，保持溫暖。混合50毫升大豆油、3滴小麥胚芽油、20滴欖香脂。

其他用途

不同種類的欖香脂，可製成膏藥、油膏、雪花膏、墨水等不同物品。

尤加利　Eucalyptus

學名：桉樹屬　Eucalyptus spp.
　　　桃金孃科　Myrtaceae

　　所有的尤加利樹——約有六百種左右，都原產於澳洲。而今成功地移植到世界各地，成果最豐的是在中亞、北非與加州。現在尤加利在加州當地幾乎成了一害，威脅到許多原生樹種。整體而言，亞熱帶只有在偏北的地區有某些樹種得以存活。尤加利樹長得既快又高——二十年長到21到27公尺，澳洲有一棵樹據說是全世界非松柏類中最高的樹。

　　長青的尤加利樹是熟知的膠脂樹，因為其樹皮會流出香甜的樹脂。但含有滴滴精油的是其葉片，塔斯馬尼亞的藍膠尤加利E. globulus最具療效。小樹的葉子為圓形、銀白色，但長大後會變成長長的橢圓形，通常為深灰藍綠色。藍膠的花像蓋子彈掉的小罐子，展露芬芳的白色雄蕊。

　　一八五四年起，澳洲開始蒸餾精油做商業生產，自此之後澳洲與其它盛產這種植物的國家一直持續地生產尤加利精油。

　　有關這種精油之抗菌殺菌作用，首先是由德國的克羅埃（Cloëz）、茲斯特（Faust）、荷梅爾（Homeyer）醫師提出報告（1870年）。他們將尤加利精油列為發汗劑、興奮劑、抗黏膜炎劑與收斂劑，用於所有的呼吸系統毛病，諸如支氣管炎、流行性感冒、氣喘與咳嗽。這些屬性至今仍廣為人知，許多法國的處方藥與市售的感冒藥都含有尤加利。

精油

　　來源及特性說明：小樹的枝葉可蒸餾出這種精油。樹齡稍長的可生產較多精油，香味品質也比較優良。精油呈流動的液態，

色澤清澈淡黃。香氣清新，有怡人的香脂味。

主要成份：桉油醇（eucalyptol）佔70%～80%，還有各種的醛、酮、倍半萜醇與萜烯。尤加利約含有兩百五十種不同的成份，極難合成。

❖用途

治療

尤加利有強力的抗菌作用，是治療感冒、流行性感冒、支氣管炎、黏膜炎與病毒感染時最受歡迎的精油，使用方法也很多。

作為吸入劑時，在一碗熱水中加入三滴精油，吸熱氣五分鐘，每天吸三到四次；也可在手帕中加數滴，不時地吸入；或在熱水澡中加數滴；調和50毫升大豆油、2滴小麥胚芽油與15滴尤加利油，按摩軀體與腹部，一天按摩三次。

這種油也適用於神經方面的毛病、疲勞、以及病體的療養。按摩骶骨部位（背的下方）、太陽神經叢與手背，一日數次。可作為神經系統的興奮劑。

風濕症使用尤加利精油，也有良效，另一種常見的尤加利商品是推拿藥油：混合上述的基礎，但將15滴的尤加利精油改成8滴尤加利精油與4滴百里香精油。

尤加利葉也可治療感冒與流行性感冒。將15毫升的乾葉加入600毫升的滾水中，泡十分鐘。如果喜歡，可加一些蜂蜜，一天至少喝六到八杯這種藥草茶。這種泡了尤加利葉的熱水也可放在公共場所或病房中作為薰劑。

特洛瑟斯（Trosus）醫師所作的研究顯示，尤加利有降血糖的效果，因此他用尤加利治高血壓與糖尿病。他說，光是喝尤加利葉的浸汁就能使尿中的糖份降至正常的水平。

尤加利禦冬糖漿

　　這是感冒與流行感冒猖獗時的最佳預防配方，對氣喘也有奇效。

20公克乾尤加利葉
300毫升水
300公克果糖或蜂蜜

　　將這些葉子放在水中煮十分鐘，熬成極濃的藥汁。浸二十分鐘之後過濾，加上果糖或蜂蜜，貯存在深色瓶中。當感冒來襲時，一次喝一茶匙，每天數次。
　　（亦參閱膿腫與癤、氣喘、灼傷、粘液囊炎、胸腔感染、刀傷與創傷、膀胱炎、發燒、花粉過敏、神經痛、肺炎、鼻竇炎、僵硬、蚊蟲咬傷。）

其他用途

　　據說這種樹能驅蟲。檸檬尤加利（葉子含有香茅醇）多用於香水業，樹葉可製成百花香。用到尤加利精油的商品，可謂五花八門，從殺菌劑到鞋油都有。有些尤加利的樹皮如多數樹木的葉片般容易剝落，可作淡棕色的染料；葉片則可作紅色染料。

茴香　Fennel

學名：茴香屬　Foeniculum vulgare
**　　　繖形科　Umbelliferae**

　　一如其他的繖形科植物，茴香原生於南歐，地中海一帶尤其多。在世上許多非熱帶地區已歸化爲當地植物——如日本、波斯、印度與美國，大部份生長在海邊。

　　羅馬人將它引入北歐，又由早期的歐洲移民帶到美國，在加州已成爲雜草。爲強健的多年生植物，有許多藍綠色的羽狀葉以及黃色的繖形花，開花後會結出種籽。它有一種義大利產的近親，名爲佛羅倫斯茴香（finocchio，學名F.v.dulce），此爲一年生植物，會長出肥厚的球莖，與羽狀葉和種籽一起當沙拉生吃。

　　中國人、印度人與埃及人在很早之前就認識茴香，用作調味料與藥品。泰奧弗拉斯托斯與皮里尼看重茴香更勝洋茴香，狄歐斯科里德與希波克拉底一致認爲茴香能促進泌乳（此功效至今仍深受肯定）。

　　皮里尼也將茴香視爲補眼的草藥。羅馬人利用其助消化的屬性，在飯後的糕點中加入茴香等種籽；印度人現在還是如此，在飯後上茴香等多種種籽的點心（paan）；希臘人認爲茴香是一種減肥藥草，由於茴香略具利尿作用，這種看法或許有幾分的道理。查里曼下令他的花園中一定要種茴香，而聖希爾德嘉德也盛讚茴香具多種療效。

　　一五〇〇年在布蘭斯維克的《蒸餾技術論 *On the Art of Distillation*》中首次提到茴香精油。

　　十九世紀的醫師卡辛、波達（Bodard）、波譚（Bontemps）將茴香列爲補身劑、健胃品、催乳劑、通經藥與祛脹氣劑。近代的勒克萊爾醫師與摩利醫師記錄了痛風、風濕病、腎衰竭的病人，

以茴香治療成功的例子。

精　油

來源及特性說明：雖然整株植物都很芳香，但壓碎的種籽才能蒸餾出精油。通常是無色，有時呈極淡的黃色。有獨樹一格的濃烈香氣，令人想到洋茴香，但比洋茴香柔和，較接近樟腦味。

主要成份：茴香腦（Anethol）佔60％；其他還有洋茴香醛（anisic aldehyde）、樟烯（camphene）、右旋茴香酮（d-fenchone）、二戊烯、龍艾腦、fenone、水芹烯、蒎烯。

注意事項：由於含有茴香腦與龍艾腦——可能會產生危險。我從未看過有人對它產生不良反應，但敏感體質者當然應小心使用。

❖用途

治療

長久以來都被視為消化聖品，與同為繖形科植物的蒔蘿都是腹痛藥水的成份之一。如果嬰兒腸胃絞痛，喝一些胡蘿蔔與茴香的熬汁能減輕症狀。

茴香滋補肌肉的功效卓著，尤其適合運動員與常做運動的人。對大病初癒的復健工作有幫助，多吃茴香與多喝茴香茶，將獲益良多。

泡製茴香茶時，先將7.5毫升壓碎的種籽放入茶壺中，再倒入600毫升的滾水。泡七分鐘後，再過濾服用。如果喜歡喝甜的，可以加入蜂蜜。此方法適合運動員，早上或白天，當作補身劑。

如果要洗茴香香浴澡，可在放熱水時，加入10滴的精油，放鬆躺下泡十分鐘，這對有膀胱炎等尿道問題的人也有幫助。將50

毫升大豆油、4滴小麥胚芽油與15滴茴香調成身體保養油，按摩腿部、雙臂、軀幹、頸背與腳。

（亦參閱食慾不振、便秘、痛經、口臭與肌肉痠痛。）

美容

種籽浸汁可以清潔並滋潤皮膚。

茴香對眼睛發炎、浮腫與結膜炎也極有幫助。將15毫升壓碎的種籽放入600毫升的水中煮幾分鐘，之後繼續浸泡到放涼之後再過濾。可用做洗眼水，上述份量可使用多次，每天洗個幾次，眼疾便會迅速痊癒。如果症狀持續未消，則應向醫師或眼科醫師諮詢。

烹調

茴香是一種與魚類料理息息相關的藥草，羽葉可用於調製調味醬、燉湯與拌沙拉，乾的葉柄常放在整條魚下燒烤。葉子可拿來調藥草油與醋，與歐芹製成蘆筍的美味白色調味汁。這些種籽能增添義大利香腸的風味，是中國的五香之一。常用於咖哩、烘麵包，和圓葉當歸(lovage)一樣能加入碎海鹽中調味。這些種籽與黃瓜尤其對味，可以和乳酪混合，灑在蒸的蔬菜上。葉柄用煮芹菜的方式煮，根部也可予以糖漬。

茴香籽與其精油也可用於酒類飲料中，主要是洋茴香酒或法國茴香油（通常使用八角茴香）。市售的法國草藥酒La Tintaine，瓶中即裝有一根莖。

茴香球莖含有這種植物的眾多屬性，可放在沙拉中生食或煮食。生吃時，先去掉老的部份並留下羽葉作為草藥，剩餘的切成薄片。灑上含碎歐芹的初榨橄欖油，加上鹽和胡椒調味，是可口的沙拉配菜，尤其適合魚類料理。

燉茴香（4人份）

這道菜可做主菜，或野味、羊肉、雞肉等的配菜。

四顆大的茴香球莖

一瓣蒜，剝皮切半

約85毫升的初榨橄欖油

100公克磨碎的格魯耶爾（Gruyère）乳酪

　　將球莖刨好切半，在鹽水中煮三十分鐘後濾乾。用切半的大蒜塗抹鍋子，再灑一些橄欖油。將切成兩半的兩莖放在鍋子中，再灑上一些橄欖油。用鹽與胡椒調味，撒上碎乳酪。蓋上吸油紙，放入預熱到攝氏180到200度（華氏350到400度），刻度4－6級的烤箱中烤到焦黃爲止，約爲三十五分鐘。

乳香　Frankincense

學名：乳香屬　Boswellia carteri
　　　橄欖科　Burseraceae

乳香常稱爲olibanum，樹種分佈於非洲與中東，爲乳香（Boswellia）屬植物——主要蒸餾自B.carteri的樹脂。這種樹的體型不大，高達3到7公尺，與生產沒藥的樹種接近。

乳香自古以來就被用於宗教儀式中，而今依然如此，是教堂薰香的主要成份。早期各文明均視之爲珍品——也是東方三博士給聖嬰耶穌的禮物，一般認爲腓尼基人曾長期壟斷乳香的貿易。

狄歐斯科里德等人提到，乳香可治療皮膚病、眼疾、出血、肺炎等等。過去用乳香爲士兵療傷：十六世紀的外科醫師巴瑞（Ambroise Paré）提到，乳香能止血、有助疤痕組織迅速形成，也適用於授乳引起的膿腫。本世紀的法國醫師卡巴斯教授（Cabasse）記錄了乳香用於治療皮膚癌的功效。

精油

來源及特性説明：在乳香樹幹切出深痕後，便會流出大顆橢圓形的白色樹脂宛如「淚珠」。乾掉後落到地面，便可收集起來。這些淚珠呈乳黃色，乳狀含蠟。我在馬斯開特（Muscat）嚐過一顆，一碰到舌頭即略微融化，像是松脂和奶油的混合物。市面供應的商品通常是黃色的磚塊，上滿佈白色的灰塵。有的也販售粉末狀的乳香。

乳香精油是從其樹脂中蒸餾所得，樹脂含有3%～8%的精油。精油呈無色或淡黃色，有樹脂的香氣，略帶檸檬味，有時可聞到一絲樟腦味。

主要成份：酮醇（乳香醇）、樹脂（30%～60%）與萜烯

（樟烯、二戊烯、α與β蒎烯、水芹烯）。

❖用途

治療

　　一如其他的樹脂，乳香據說可止咳、鎮定、祛痰，也是良好的殺菌劑。當黏膜分泌過多和呼吸系統阻塞時，吸入乳香會有很大的幫助。將兩滴精油滴入一碗熱水，頭上蓋一條毛巾，吸入熱氣七分鐘。混合10毫升大豆油、2滴小麥胚芽油與6滴乳香精油，用此油按摩鼻竇，疼痛時按摩耳後的神經節、太陽穴與胸部，一天數次。

（亦參閱咳嗽、皮膚炎、痛風與指甲。）

其他用途

　　乳香有助於在家中靜坐。在電熱器或電燈泡的旁邊放一塊棉片，或在一盆熱水上滴幾滴乳香。然後就近開始靜坐、練瑜珈，請閉上雙眼、深呼吸。

　　數百年來乳香一直用於百花香以及焚香上。

癒創木 Gaiac

學名：**癒創木屬** Guaiacum officinale
　　　疾藜科 Zygophyllaceae

　　癒創木精油萃取自一種小型樹木，稱爲Lignum vitae，或曰「生命之樹」，可以長到高達6公尺左右。有許多彎曲的樹枝，呈圓拱形。花朵爲藍色，會結出一串串五到十朵的腋生花束。果實是肉質、呈橘色。有非常堅實質密的樹皮，因此不會腐爛──芳香療法所用的就是這個部位──類似黃楊樹。生長於南美，阿根廷最多，在格蘭夏哥省（Gran Chaco）與里約伯加摩（Rio Berjamo），巴拉圭次之。許多古書稱之爲健康樹或健康香脂。也生長於加勒比海區，是巴哈馬的國樹，花朵則是牙買加的國花。

　　當十六世紀的西班牙侵略者將性病傳給南美印地安人時，南美印地安人使用這種樹皮治療新的疾病，尤其是梅毒，因而促成癒創木傳入歐洲。土著飲用削片樹皮熬成的汁，或將汁作爲藥膏塗在患部。之後在一五八五年，法國巴瑞的研究提到這種樹皮有發汗、興奮和治療病毒疾病，尤其具抗梅毒的效用。直到最近，加勒比海一帶仍用癒創木樹脂治療關節炎與梅毒。

精油

　　來源及特性説明：樹皮剛切下時是白色的，接觸到空氣後即轉爲黃綠色。樹皮含大量樹脂，平時會自動流出，呈黏稠、咖啡色，具有異國芳香的氣味，帶有茉莉、香草與茶香。樹脂會結晶成固狀磚塊，必須加熱到攝氏40到50度（華氏104到122度）才會融化。

　　主要成份：癒創木酚（Guaiacol）（約20％～30％）、癒創

木酸（gaiaretic acid）、癒創木醇（gaiol）、樹脂醇（resinol）與萜烯碳氫化合物。

注意事項：不建議自行使用，唯有治療師才可使用，這麼做是基於許多理由。這種油硬度很高，因此必須先溶化。精油的出處也很重要──需確定並未攙假，因爲假油可能引起慘重的後果。更必須考慮患者的年齡與敏感度，劑量也很重要。一九七一年波洛醫師做的研究發現，劑量太高會引起結腸炎、腸炎、女性的大出血，以及大量流汗引起的嚴重脫水。

癒創木也常與天竺葵混合，以冒充保加利亞玫瑰精油。癒創木本身也常被合成癒創木酚所取代，以仿造芳樟醇柔美的氣味。

❖ 用途

治療

癒創木是芳香療法中最強的發汗劑之一。爲利尿劑、抗風濕劑、興奮劑與消炎劑。適用於痛風、皮膚與尿道疾病，以及病毒感染。

白松香　Galbanum

學名：阿魏屬　Ferula galbaniflua
　　　繖形科　Umbelliferae

白松香萃取自阿魏屬的某些樹種，它們都是多年生的大型茴香。這種植物有典型的繖形花與厚葉柄，能長到2公尺左右，是南歐、北美與西亞的原生植物，據說原產於伊朗。Ferula foetida是非常近似的樹種，這種植物能提煉出阿魏樹脂（asafoetida），可供藥用，也是東方，尤其是印度的食用香料。

古埃及人將白松香用於宗敎儀式及防腐上——從木乃伊的繃帶可分離出白松香的成分，希伯來人也拿它做宗敎儀式的塗油。狄歐斯科里德與皮里尼提到白松香時，指出它有鎮定、抗痙攣、通經與利尿的作用。十七世紀的雷梅里在關於草藥的論文中，把白松香歸類爲通經藥。

精油

來源及特性說明：劃割接近根部的莖幹，樹脂就會像一滴滴咖啡色淚珠般地從割痕流出。有的黏稠、有的乾，全憑樹種而定。蒸餾這種樹脂可得到約14％～15％的精油，這種油濃而黃，香氣略帶土味。

主要成份：50％～60％的是香芹酮、倍半萜烯（杜松烯與楊梅烯）、倍半萜烯醇（杜松醇）與萜烯（檸檬烯、蒎烯）。

❖用途

治療

這種植物在伊朗與印度生長得最茂盛。即使到了今日，白松

香樹脂仍用於治皮膚潰瘍、蛇與蚊蟲咬傷、膿腫和皮膚炎。我發現白松香對膿腫或發炎等皮膚病十分有效，尤有益於促進疤痕組織的形成。

　　混合各5毫升的小麥胚芽油與杏仁油，5滴白松香精油。每天塗六次，直到改善爲止，塗油後宜覆蓋紗布。

（亦參閱老化皮膚、皮膚炎與指甲。）

其他用途

　　白松香也可作爲香水的定香劑。

天竺葵　Geranium

學名：天竺葵屬　Pelargonium spp.
　　　牻牛兒科　Geraniaceae

芳香療法所用的天竺葵（Geranium），其實應稱為老鸛草（Pelargoniums），因為天竺葵乃是歐洲的植物屬名，與老鸛草相去甚遠。而老鸛草（Pelargonium）之名源起於希臘文palargos，意即鸛，因為其果實形似鸛嘴，原產於南非，一六九〇年首次出現在歐洲的文獻中，如今凡是不會降霜的地區，都可發現這種庭園植物。

雖然有兩百多個品種，但用於製造精油的並不多，例如P. graveolens（有玫瑰香的天竺葵），P. roseum、P. odoratissimum、P. capitatum及P. radula。主要的栽培區與生產區是留尼旺島、馬達加斯加、剛果、埃及以及多數的北非國家。西班牙、法國、義大利與科西嘉則有小面積的種植。其他的品種多見於中國、印度與俄羅斯。最上乘的精油來自留尼旺島，一度稱為「Île de Bourbon」，另一別名是「留尼旺的波旁天竺葵精油」（Gernanium Bourbon-la-Réunion），埃及的品種也很好。氣候與土壤是決定天竺葵植物與精油品質的重要因素。

古代的文獻鮮少提及天竺葵，狄歐斯科里德提到「geranion」，但指的是天竺葵嗎？也許是完全不同的植物。直到一八一九年化學家雷克魯茲（Recluz）首次進行蒸餾天竺葵葉的研究，始見相關的報導。之後，化學家與植物學家德馬森（Demarson）在巴黎進行一項研究，試圖找出最適合萃取精油的天竺葵品種。一八四七年，法國開始栽種玫瑰天竺葵，這些研究人員將天竺葵精油帶進了理療的領域。

　　來源及特性說明：精油蒸餾自天竺葵的綠色芳香部位，尤其是葉子，這些葉子要在開花前不久採收。萃取1公斤的精油，需要300到500公斤的植物，因此這種精油十分昂貴，但仍不及玫瑰。天竺葵精油的年產量估計是300噸左右，數量龐大，大多用於香水業，天竺葵是香水中最重要的成份。這種精油清澈透明，帶有淡淡的綠色，香氣襲人。玫瑰天竺葵的香味神似玫瑰精油，成份中同樣含有　牛兒醇與香茅醇，這也是天竺葵常被用來混攙較昂貴的玫瑰精油之原因所在。

　　主要成份：醇類（　牛兒醇，約佔75%～80%，龍腦、香茅醇、芳樟醇、松油醇）、酯類（乙酯、丁酯、戊酯）、酮類、酚類（丁香酚）、萜烯（水芹烯、蒎烯）。

　　注意事項：上乘的天竺葵精油十分昂貴，因此通常會用人工合成的酯類、雪杉、松脂或檸檬香茅仿製。專家可輕易辨別真偽，但混攙品仍常常被當成真品賣給一般大眾。這些仿冒精油顯然不會有好的療效，要小心選購。

❖用途

治療

　　天竺葵精油是芳香療法中最重要的精油之一，足以列為急救品。為治傷藥、補身劑、殺菌劑、止血劑，適用於疲勞、萎靡不振與病體之復健。兒童也可使用，但一如常例，劑量要減半或減少。

　　尤其有益於皮膚疾病，可以治療割傷、瘀傷、灼傷、凍傷、黴菌感染、香港腳與濕疹。用以消毒時，將精油直接塗在傷口上，再用紗布覆蓋。在換紗布時順便塗抹，一天數次。

　　如果是痔瘡，將一滴天竺葵精油加在一小罐的冷霜或5毫升的小麥胚芽油裡。塗後覆上紗布，如有可能不要取下紗布，一天重覆數次，或一覺得疼痛就使用。

香港腳療方

在使用以下精油前，先用加入5滴天竺葵和海鹽的溫水泡腳。

15毫升大豆油
3滴小麥胚芽油
10滴天竺葵油

混合均勻再放入深色的瓶中。早晚塗抹足部，仔細按摩。

天竺葵提振油

熬夜讀書或工作時，不妨讓房間擴散天竺葵振奮的香味。將幾滴天竺葵精油滴在一片棉片或折成小塊的面紙上，放在書房檯橙的熱氣旁，不時地做深呼吸。

覺得非常疲倦，需要提神的刺激物才能工作或玩樂時，請混合10毫升大豆油與5滴天竺葵油，將此油按摩在太陽穴、頸背、鼻竇、手背，並以順時針方向按摩太陽神經叢。躺著休息五分鐘，之後立刻會有充電的感覺。下班回家後，沒有時間好好放鬆泡澡，又要趕著出門時，以上的方法最有效。

（亦參閱膿腫與癤、炭疽熱、瘀傷、粘液囊炎、感冒、痙攣、牙齒膿腫、頭痛、蝨病、帶狀疱疹、蚊蟲咬傷以及喉嚨痛。）

烹調

玫瑰天竺葵的葉片有玫瑰純露的香味，你也可以嘗試其他種類的香葉——橙、檸檬、蘋果與肉豆蔻。

伊莉莎白・大衛（Elizabeth David）將葉子放入黑莓果醬與冰檸檬水中調味。你也可以在蛋糕與布丁中加入新鮮或乾燥的天竺葵葉。

其他用途

外出旅遊時，天竺葵是驅蟲聖品，比其他化學產品還管用。以20毫升大豆油加16滴天竺葵的比例，調配簡單的身體用油，用此按摩身體。如果被叮咬，將天竺葵擦在蟲咬處，一天擦數次，直到不癢為止。可以擦在臉上，但絕對不要擦在眼睛周圍。

夜晚可在床旁放一塊棉片或面紙，上面灑幾滴天竺葵精油驅蟲。

薑 Ginger

學名： 薑屬　Zingiber officinalis

薑科　Zingiberaceae

薑是吾人最熟悉的香料之一，爲熱帶多年生的草本植物，高60到90公尺。生性喜水、喜溼、喜熱，長形的穗狀葉形似蘆葦，但供香料之用的是地下莖或塊莖，這些塊莖被稱爲「薑手」，因爲通常有數個手指狀的結節。

這種植物原產於印度，是最早從亞洲傳到歐洲的香料之一。西班牙的侵略者將薑帶到西印度群島後，立即在當地成爲野生植物，而當時的牙買加更成爲薑的主要產地之一。薑如今生長在許多氣候合宜的國家，包括印度（佔全世界產量百分之五十）、馬來西亞、非洲、日本（品種多達40種）、中國、昆士蘭與佛羅里達。

數百年來，印度、中國與日本因爲薑的藥性與特質，而廣用於傳統的料理上。古埃及人種薑，用於烹調以避免感染疾病。狄歐斯科里德視之爲健胃品，幫助衰弱的系統，提振消化功能，與胡椒的長處相仿。有趣的是，羅馬人把薑用於眼科，他們會調製一種薑藥，每天點在眼睛上數次，用來治療嚴重的白內障。十二世紀的治療師聖希爾德嘉德，認爲薑是興奮劑與滋補品，強調其舒緩眼疾的功效。她說薑有催情的屬性，尤其適於刺激娶少妻之老翁！中世紀用薑抵抗黑死病。薑能促進發汗，上乘的咖哩也有這種功效。

對太平洋上多胡島(Dohu)的土著而言，薑是聖物，廣用於烹調、巫術儀式與醫藥。巫醫嚼碎薑根，吐在病人的傷口與灼傷處。島民相信薑有神奇的療效，該島流傳一個有關漁民在海上遇風暴的故事，漁民採取的行動是：嚼薑根，之後把薑吐向風中，祈使得風平浪靜，據說眞的有效果！

精油

來源及特性說明：這種精油蒸餾自塊莖，不黏稠、色黃，有的色淺有的深。芳香撲鼻，樟腦味中帶檸檬香，有濃郁的胡椒味，也很像玉桂子。

主要成份：倍半萜烯（樟烯、右旋水芹烯、薑烯）、倍半萜烯醇（異冰片－芳樟醇isoborneol-linalool）、萜烯、檸檬醛、樹脂。

注意事項：這種精油不應直接塗在皮膚上，或在皮膚上搓揉，也不應直接加在熱水中泡澡，因為它會讓皮膚產生不良反應，嚴重時會起疹並長水疱。務必用冷壓的基礎油稀釋。

❖用途

治療

薑是眾所周知的刺激發熱品，有助於消化與改善消化問題，也適用於感冒、咳嗽與喉嚨痛。薑油調和植物油，為能有效減輕水腫或風濕引起腫脹的配方。

（亦參閱消化不良）

薑催情劑

或許薑是因其催情作用而大受推崇的，羅馬人尤擅長用薑製催情的酒。

10毫升大豆油
3滴薑精油
3滴小麥胚芽油
2滴香薄荷精油
2滴丁香油

1滴迷迭香油

混合後輕輕在脊椎上按摩幾分鐘，可加強尾椎部位的按摩。

接著喝薑茶，製法是用薑末、乾的香薄荷、迷迭香各一撮、與一根桂枝泡在熱水中，浸泡五分鐘，如果喜歡可加蜂蜜。

烹調

薑刺激膽汁分泌，而膽汁有利於消化。過去，人們藉薑的抗菌作用抵抗肉類細菌，如今它以咖啡料理與中國料理中的重要材料而為人熟知。西方世界中，薑主要用於甜點，許多歐洲國家都有薑味麵包、薑味蛋糕、薑餅，另外也用於醃漬品、糕餅、薑汁啤酒、薑汁汽水等。

新鮮的薑十分容易購得，薑的塊莖放很久仍可存活，乾薑也同樣容易買到（使用前應先搗碎，才能釋出香味）。中國人常把薑浸在糖漿中，或把它製成薑糖、醃漬薑片，泡在烈酒或雪莉酒中。薑粉很方便取得，但讓薑飄香的精油香味很容易散去。

冬天在許多菜餚中加薑能使身體發熱，幫助感冒咳嗽的人復原：像是在牛奶布丁中加一點薑；用一片薑加在熱飲中。小至熱巧克力，大到聖誕節的宴會酒，都可以用薑調味。

其他用途

薑可用於調製香料味的百花香，但最特殊的用法，是法國人挺虐待動物的一種作法。為了讓客戶或評審印象深刻，馬商會將磨碎的薑揉在馬尾巴上。當馬熱得無法忍受時，就會揚起尾巴，讓人誤以為這匹馬活力充沛、健康體壯。

辣根　Horseradish

學名：假山葵屬　Cochlearia armoracia（亦稱 Armoracia rusticana）

　　　　十字花科　Cruciferae

　　辣根是一種強健、易存活的多年生植物，屬於十字花科，栽種是為了取其食用根。被認為原產於東歐，常生長在北方的國度中，但已廣佈歐洲的許多區域與北美地方。可見於不列塔尼的某些地方，在潮溼的海岸地帶尤多，現在能夠生長在最貧瘠的土地上。馬畢（Richard Mabey）在《免費的食物 *Food for free*》一書中表示：「英國鐵路局如果能採收沿線路塹的植物，大概就可彌補赤字了。」

　　這種植物高1公尺左右，有堅硬的莖，深綠色葉子又粗又大，看起來像是動物的尾巴。夏天會開出白色十字形的穗狀花，有粗長、下端漸細的主根，這種植物為多年生時，根的系統向外擴展，變得有侵入性。許多園丁以一年生的方式種植，挖起後，將它放在沙土中過冬。

　　這種植物自古即為人所知。幼辣根的葉是猶太人在踰越節必吃的五種苦藥草之一；泰奧弗拉斯托認為這種根是利尿劑，提到它的許多不同品種；狄歐斯科里德讚許辣根是腸胃不適的良藥，可刺激消化，並建議塊頭大的人拿它配油膩的食物一起吃；蓋侖也認為辣根是良好的利尿劑及通經劑，建議用於有閉經與水腫等月經問題的女性。一五六七年，巴塞爾有個名叫威恩（Jean Wien）的人，撰寫了一本有關藥用植物的書—《藥用植物 *Medicarum*》，將這種植物列為抗壞血病的藥劑，用來預防壞血病。

　　以上所有的屬性皆在本世紀獲得肯定。卡辛‧勒克萊爾醫師與摩利夫人視辣根為健胃劑，以及所有淋巴腺疾病與慢性風濕病的良藥。

精　油

　　來源及特性說明：這種精油蒸餾自辣根的根部。爲淡黃色，有點黏稠，味道頗像辛辣的芥子油。辣根的刺鼻味來自根部外皮，切碎後味道即散去，煮過的辣根更是毫無嗆味。

　　主要成份：主要的成份是黑芥子苷（sinigrin），這是一種糖基，與水結合後便會產生所謂的芥子油，或異硫氫酸鹽（iso-thiocyanates）。其他的成份還有異硫氫酸鹽、烯丙基（allyl）與烯丁基（butyl）。

　　注意事項：此種精油難以取得，如果取得，我也只限於外用。內服可能有劇毒，甚至有腐蝕性，也可能會引起發炎。

❖用途

治療

　　過去在罹患肺病與肺部併發症時，曾用研磨的辣根揉擦在身體上，如傳統的芥茉藥膏。

　　摩利夫人常建議消化不良的病人在吃生菜沙拉與油膩食物時，配上辣根末。若有其他的消化問題，她也建議喝辣根酒：在1公升的良質白酒中先加入400公克果糖，泡數分鐘，再加入30到50公克切成小塊的剝皮辣根。將這種混合液倒入罐中，放在陰涼處貯存兩到三星期，一次喝30毫升，一天數次。月經前若發生水腫，可在三餐飯前喝15毫升摻入礦泉水的辣根酒。消化不良或腸胃脹氣時，則可調熱水稀釋5毫升的酒喝下。

　　若想改善風濕病或止痛，在一公升的礦泉水中加15至30克削皮切塊的辣根煮7到10分鐘。加蓋後，放在陰涼處繼續浸24小時，每天在兩餐間喝二、三杯，如果喜歡可加一些蜂蜜。

　　有發炎與牙床萎縮等牙齦疾病時，宜慢慢嚼食新鮮辣根。也

可用辣根薄片在牙齦四周按摩，使之堅實，最好時常這樣按摩牙齦。除辣根外，也可加入剝皮的美洲山茱萸嫩芽(dogwood shoots)，後者在北美頗為風行。

美容

有毛髮問題時，辣根是保養頭皮最重要的精油之一，為絕佳的毛髮刺激劑，如果在頭髮剛開始掉落時使用，效果最佳。用10毫升的大豆油、40毫升的葡萄籽油、2滴小麥胚芽油、30滴辣根油，調製成護髮油塗在頭皮上，用手指按摩。讓油在頭皮上停留數小時，之後用溫和的洗髮精洗掉。
（亦參閱禿頭症。）

烹調

將辣根洗淨後再削皮，建議在戶外通風處處理，因為辣根比最刺鼻的洋蔥還嗆。之後研磨，再與其他一些成份混合，可用來作調味醬。優酪乳、奶油原料與醋都可做醬料，這些調味醬大多源自德國與斯堪地那維亞，英國人把它當成烤牛肉的醬汁，才發揚光大。辣根醬一度是蛋、雞肉與香腸的調味醬，現在常拿來配醃魚，風味更佳。嫩葉用來做沙拉，根可浸在醋裡，也可切片曬乾。

牛膝草　Hyssop

學名：海索草屬　Hysoppus officinalis
*　　　唇形科　Labiatae*

　　名稱源自希臘文的「hysoppus」，而此名又來自希伯來文的「ezob」，意思是香味藥草。爲強健的綠色灌木植物，有類似薰衣草和迷迭香的深色小葉，可長到30公分到60公分左右。原產於南歐，由羅馬人引入英國，之後由早期移民帶到美洲。在法國多生長於岩土與古代廢墟上；在英國則常見於花園邊或圍籬旁，與迷迭香、貓薄荷與薰衣草生長在一起。美麗的花頂通常呈寶藍色，也有白色或粉紅色。花朵芳香怡人，常吸引蜂蝶。

　　自古以來，牛膝草的花與葉即因其療效而倍受重視，是舊約中出現的苦味草藥之一，亦用於踰越節的儀式。希波克拉底、蓋侖、狄歐斯科里德喜愛其止咳舒胸的藥性。在異教徒的儀式中，牛膝草被灑在信衆的身上，以求潔淨。羅馬人看重其藥用與食用價值，後者表現於預防瘟疫，與薑、百里香、胡椒混合則具催情作用。塔瑟(Thomas Tusser)在1573年所著的《農事的五百要點 *500 Points of Good Husbandry*》中建議用牛膝草作舖地的藥草。到了中古的偉大草藥誌時代，這種藥草已然衆所周知，因此這些作者皆認爲沒有必要對牛膝草著墨太多。

精油

　　來源及特性說明：在法國各地、杜省(Doubs)各區與上索恩省(Haute Saône)都栽種這種植物，以萃取其精油。此種精油十分芳香怡人，爲深黃色。

　　主要成份：醇類、　牛兒醇、龍腦、側柏酮、水茴香萜，以及大量的烯酮—松樟酮。

注意事項：松樟酮使得這種精油具有毒性，因此牛膝草精油不應公開販售，唯有醫師或信譽良好的芳香療法師才能開立處方。許多研究—包括卡戴亞克（Cadéac）與慕尼爾（Meunier，一八八九年）、勒克萊爾醫師、考喬爾（Caujolle，本世紀）—已證實此種精油若劑量使用不當，會引起癲癇。絕對不可用於敏感體質者，因爲牛膝草對神經系統的作用可能會致人於死。法國出現了一些因劑量使用不當而致死的情形，因此公共衛生部規定未經醫師開立處方，不准販售。我個人小心翼翼地使用牛膝草，總是與其他精油調和使用。但各位仍可使用這種植物藥草，而無安全之虞。

❖用途

治療

牛膝草有化痰、減輕充血、激勵、發汗、祛除腸胃脹氣的作用。適用於咳嗽、感冒、流行性感冒、支氣管炎、氣喘、慢性黏膜炎。用一品脫的滾水沖泡15公克新鮮牛膝草的嫩綠葉尖與花朵，浸10分鐘，在兩餐間飲用，一日三杯。

牛膝草也可外用，一種常見用法是將搗碎的嫩葉作成藥膏，敷在瘀傷、割傷或其他傷口上。也可在600毫升的水中煮滾50公克的嫩葉，浸泡15分鐘，之後用棉花沾浸汁塗在患部上。

牛膝草糖漿

這是流行性感冒、咳嗽、支氣管炎病後的良好滋補劑，也是喉嚨痛的漱口水。七月底、八月初適於收集新鮮花朵與葉尖。

100克的花朵與葉尖
1公升滾水
1.5公升蔗糖或1公克果糖

混合這些材料直到蔗糖溶解，之後倒入深色的瓶子中，將瓶

蓋封好，放在陽光下浸泡數週。每天早晨與午後服用2大匙的糖漿。（亦參閱憂鬱症。）

烹調

　　雖然我們對精油提出種種警告，但牛膝草仍可作爲食用藥草，自中古時期起即供食用—古法國的食譜中提到用牛膝草做禽肉與野味的填塞香料，可燉煮、熬成肉汁（湯）。味道略苦，微帶薄荷味，可用以消減一些肉與魚的油腥味，還可在沙拉上可撒一些它的葉片。我們小的時候，每逢八月祖母會做美食讓我們一飽口福：用一瓣大蒜刷過一片片微烤的全麥麵包上，麵包塗滿奶油（或者用新鮮乳酪代替），之後再灑上一些鹽與一些切碎的新鮮牛膝草葉。

韭蔥牛膝草湯（4人份）

　　一位歌劇伶人極力推荐這道湯，表演前或賣力練習前，使用這種湯保養喉嚨極具效果。

　　一顆中型洋蔥，削皮切碎
　　二枝中型韭蔥，洗淨切碎
　　一瓣蒜，剝皮壓碎
　　600毫升鹽水或羊乳
　　15毫升橄欖油
　　一支新鮮的牛膝草，洗淨切碎

　　用鹽水或羊奶將這些蔬菜煮爛，加入油與切碎的牛膝草葉，充份混合，趁熱上桌。如果喜歡，也可以在湯中加牛奶。

其他用途

　　牛膝草是某些古龍水的成份，也用於製造苦艾酒與佛爾蒙酒。還可將它浸泡在沖洗被單的清水中。

茉莉　Jasmine

學名：茉莉屬　Jasminum officinale
　　　　木犀科　Oleaceae

茉莉屬有三百多個品種，有嬌弱、耐寒、落葉、常綠灌木以及攀沿等不同種類，大多數的花都香氣襲人。這些茉莉花的葉子多數是羽狀，通常開管狀白花，結成花串或圓椎花序。這一屬種原產於印度、中國、波斯，名稱源起於波斯文的Yasmin。

茉莉花是香水業最重要的植物，做為「中音」（middle note），許多國家都有栽培。此種植物的年產量是12到15噸，埃及的產量世界第一，一年外銷68噸左右，居次與第三的是摩洛哥與印度，法國、義大利與中國的產量較小。西方最常使用的種類是J.grandiflorum，約有四十個亞種，其中許多是用接枝法栽植。

茉莉在十六世紀左右到達南歐後，適應良好。大多數的茉莉在略偏北的地區，只要做好抵禦寒風與防霜的工作，皆可存活無恙，但有些則需溫室栽培。接枝後兩年，花朵才臻巔峰狀態，然後在七月到十月間採收。八月至九月底開的花最香，此時芳香分子的含量最多。

茉莉花的醫療用途爭議頗多。十九世紀初，美國藥典記錄了一個孩童因茉莉果實而中毒的個案，症狀是昏迷、瞳孔放大、呼吸困難、蒼白、脈搏微弱、痙攣與四肢癱瘓。但之後在一八三〇年代，茉莉花製成的糖漿則成為咳嗽與聲音沙啞的處方藥。

精油

來源及特性說明：直到晚近，此種植物以三種形態存在：精油、原精、凝香體（參閱30頁），其萃取方式各不相同。茉莉精

油過去是最昂貴的精油，因爲茉莉花能産生的精油少之又少，並且需要用蒸餾萃取。時至今日，事實上已無法獲得這種精油。

主要成份：最主要的是茉莉花酮（Ketone jasmone），茉莉花的奇香就是來自茉莉花酮。其他的還有α－松油醇、苯甲基醋酸（benzyl acetate）、苯甲醇（benzyl alcohol）、吲哚（indol）、芳樟醇、乙酸芳樟酯（linalyl acetate）。這種茉莉花酮聞來頗似橙花、黃水仙與木犀（一種中國的長青樹，花朵有杏花香），但實際上差別頗大。由於香味是那麼的高雅迷人，絕對值得花大錢購買品質最佳者。

西班牙與北非茉莉花中的吲哚成分比法國的花朵濃烈。濃度在夜間達到頂點，此時採收最佳。

注意事項：自一九八〇年代末開始，茉莉花精油已無法取得，因爲萃取商放棄了蒸餾法，改採用溶劑萃取，這種方式取得的原精不適合醫療用。因此任何名之爲茉莉精油的産品，實際上是原精，僅適用於香水。

❖ **用途**

治療

印尼人水煮J.sambac這種茉莉花製成強效的花茶，用於清洗感染的眼睛，也用於冷熱敷。在交趾支那地區，則將J.nervosum這種茉莉的枝葉熬成汁，作爲清血劑。另外一種茉莉J.floribundum用於治療條蟲感染的病患，有時還會加入枝葉以加強藥效。

我認爲茉莉沒有什麼醫療用途，但茉莉花香是如此高雅迷人，只要一聞，就會精神一振。在窗口或門邊種一些茉莉花，可讓空氣芳香，但最好不要放在臥房附近，因爲這種花香有激勵作用，會讓人睡不著。許多人喝過茉莉花茶後，會覺得較舒爽。中國綠茶中有加入乾的茉莉花瓣。我的許多客戶說茉莉花茶具有舒

緩功效。但我卻發現茉莉是興奮劑，因此花朵所引起的反應，似乎是因人而異。

美容

過去，印尼、印度與中國的婦女會將茉莉花包在剛洗好、抹上油的頭髮中，停留一晚或一整天。經過這種自然薰香的過程後，頭髮可留香持久不散。

其他用途

茉莉花在香水業的地位是顯而易見的。茉莉花也可用於百花香和清洗被單，路易十四就很喜歡帶茉莉香的床單。

杜松　Juniper

*學名：*檜屬　Juniperus communis
　　　柏科　Cupressaceae

　　杜松有六十種左右，但會結出食用與藥用果實的杜松是J. communis。這是一種常綠、長滿針刺的灌木或喬木，是否爲灌木，全憑地區與生長環境而定。在毫無障蔽的環境下，杜松會匍匐在地；而爲喬木時，可長到2到4公尺。杜松遍佈於北半球，野生於堊土與石灰岩上，在瑞典、韓國與加拿大的森林，匈牙利與蘇格蘭的山區中生長茂盛。在英國，自從粘液瘤導致兔子數目減少後，有些較強健的灌木漸漸取代杜松，杜松如今已較稀少。這種樹是單性，雌株的花毬會形成綠色漿果，在第二年或第三年轉爲藍黑色。

　　杜松往往會同時結出綠色與黑色的漿果，這或許是其名稱的由來—源自拉丁文的juniores，指的就是時時長出的新果。但各專家的意見不一致，有些聲稱此名源自塞爾特的「gen」意思是小灌木，以及「prus」意思是苦辣。前者可能是歐洲語系爲杜松命名的基礎，法國稱之爲「genièvre」，荷蘭稱之爲「genever」，由此又形成「gin」這個字，指杜松果調味的酒。

　　古人也知道杜松，在瑞士湖畔的史前遺跡可發現杜松果，而埃及的草紙文獻中也提及杜松，古希臘人燒杜松抗流行性疾病。在一八七〇年天花傳染病期間，法國醫院同樣藉焚燒杜松果消毒。羅馬人也將它當作強力的抗菌劑，烹飪時常用杜松果調味以取代珍貴的胡椒。皮里尼與蓋侖喜愛杜松果，尤其常用於治肝病，他們建議食量大的人可用杜松果取代胡椒。大卡托（Cato the Elder)認爲杜松果是利尿劑，醫學界證實此乃杜松的主要屬性之一，因此他用杜松調配一種利尿藥酒：將大量的杜松果壓碎，放在陳年的紅酒中加熱後裝瓶貯藏十天。早起喝一杯據說能

治百病。

中古時期，杜松被視爲是頭痛、腎臟與膀胱疾病的萬靈丹。聖希爾德嘉德建議將搗碎的杜松加入熱水澡中，可治肺病感染、高燒，沙雷諾學派之後也有相同的建議。杜松果在英國被視爲驅邪物而非藥品，在五朔節前夕將一串杜松果掛在門口可驅巫婆，焚燒杜松木的煙可趕走惡魔，杜松漿果的浸汁可恢復逝去的青春。

德國文藝復興的植物學家傅赫斯認爲杜松是治百病的療方，任何病痛皆適用，之後法國作家布列托那約（René Breton-nayau）與布爾內（Guillaume Burnel）也有相同的建議。雷梅里醫師在其醫學辭典上提到一個預防瘟疫的有趣配方，他建議法國的糕餅師傅製作杜松糖果，在糖衣中加杜松果而非杏仁片，每天吃數次能預防感染，使得這些聖荷許糖果（Dragees St Roch）風靡一時。

縱觀十七、十八世紀，醫師與植物學家都提倡杜松的屬性，之後勒克萊爾醫師還配製了一種藥方，含有大量的杜松果，這種「利尿神藥」（apothème diuretique'）也含有木賊與接骨木。另一種杜松療方稱之爲「哈林油」（huile d'harlem），還加了亞麻籽油與松節油，過去是治肝病的成藥。

精油

來源及特性說明：這種油蒸餾自新鮮的黑色成熟漿果。越往南方，杜松果的精油含量就越多，味道也越好。義大利的杜松果據說是一等一的極品。

精油呈透明液態，無色，有時帶點黃綠色。香氣類似松樹，但胡椒味較重，辛辣的樹脂香，嚐起來有灼熱的苦味。

主要成份：含有大量的α-蒎烯、龍腦、杜松烯、異冰片、一種苦味的成份稱杜松苦素（juniperine）、萜烯醇、松油醇。

注意事項：這種精油常被摻入松節油，因此購買時要小心。

❖**用途**

治療

杜松精油的主要屬性是抗風濕、抗菌、清血、利尿、調經、健胃、祛腸胃脹氣、發汗與補身。外用時為驅蟲劑。

風濕病或關節痛者，可混合10毫升的大豆油、2滴小麥胚芽油、10滴杜松精油，按摩在僵硬的關節、頸背、太陽神經叢與脊椎，一天兩次，直到好轉。要按摩至調油完全吸收為止。

要減輕月經前的水腫現象，可在熱水澡中加5滴杜松。接著用以上的混合油，但將大豆油增加到20毫升，從腳按摩到大腿、肚子與臀部。這種熱水澡也可改善膀胱炎。

杜松也適用於一些皮膚病。以粉刺為例，混合各5毫升的大豆油與葡萄籽油，再加上5滴杜松、1滴小麥胚芽油。粉刺嚴重時，每日擦數次。

有大顆粉刺膿皰時，用綿球沾純精油，早晚塗抹。此精油乃強烈的抗菌劑，能消炎。症狀最嚴重時，可以每天擦兩到四次。

處理濕疹時，可混合10毫升杏仁油、5滴小麥胚芽油、6滴杜松，每四小時擦一次，直到症狀改善。擦後覆蓋敷布，最好是用一片紗布，讓皮膚能呼吸。

（亦參閱膿腫與癤、關節炎、背痛、胸腔感染、膀胱炎、頭痛、白帶、腰痛、蝨子、肺炎、坐骨神經痛。）

美容

在溫水中加1、2滴杜松，可供油性皮膚蒸臉。

烹調

杜松果一向是野味的良伴，可以和野味一起煮，也可用杜松

調理味道較淡的肉，使之具野味的風味。法國人就十分喜愛普羅旺斯以杜松果為食的野禽，杜松果不但使得野禽肉柔嫩，又使得肉中帶有濃濃的杜松味，因此，塞杜松果的禽肉無異於是倣效這種「天然調味」的禽肉。還可用杜松果滷野豬肉、豬肉或其它野味。杜松果搭配羊肉的風味絕佳，也可以壓碎，加入大蒜和粗鹽，變成醃漬生包心菜的一流調味品。杜松果是泡菜以及許多肉餡餅的傳統用料。

杜松果也是西北太平洋區之美國印地安人的食物來源，他們將杜松果磨碎製成餅，飢荒時吃樹的內皮，用枝與葉泡茶。

杜松木與杜松果可以用來作為烤肉的柴火，杜松薰的鮭魚據說會有可口的酒味。

許多飲料、葡萄酒與烈酒中都可加入杜松果，查土斯酒（Chartreuse）即是一例。拉普蘭（Lapland）人把它製成藥草茶，斯堪地那維亞人則拿來做蜜餞與藥草啤酒，過去曾研磨烤過的杜松果，作為咖啡的代用品。以杜松調味最知名的飲料即是琴酒，琴酒在四百年前起源於荷蘭，當時有一位藥師先用葡萄酒，後烈酒調出此物，命名為genièvre，英文稱為gin，歐陸則稱為geneva或genever，原本是純供藥用，作為利尿劑。在英國，廉價的琴酒成為禍害，被稱為「母親的毀滅者」，或許是因為當時的人相信杜松果可作為墮胎藥，許多草藥師至今仍認為孕婦不可使用含杜松的藥方。所有的琴酒或多或少都用杜松調味，至於確實的份量則是個秘密，琴酒的其他成份也是一個謎團，據說可能含有歐白芷、洋茴香、藏茴香、豆蔻、中國肉桂皮、芫荽、橙皮。

其他用途

杜松木是雕刻的良木，有粉紅色的心材和白色的邊材，為芳香的薪柴，也用於製香水鉛筆。杜松果亦可做為咖啡色或卡其色的染料。

月桂　Laurel

學名：月桂屬　Laurus nobilis
　　　　樟科　Lauraceae

　　月桂的英文俗名繁多，如laurel、sweet bay、或bay laurel
等等。它的高貴、香氣與療效受人讚譽的程度，樹木中無出其右
者。月桂屬的植物為單性，為強健的常綠灌木或喬木，原產於小
亞細亞，但數百年來已在地中海沿岸的國家與更北的地區落地生
根。以義大利而言，月桂在公元前就已傳入，十六世紀左右到達
英國，生長茂盛，但比溫帶的月桂小，溫帶可以長到19公尺。在
希臘，野生月桂樹處處可見，在法國南部與西部也是如此。

　　月桂樹皮為墨綠色，樹葉常綠、富光澤、呈槍尖形，葉子搗
碎後會散發出奇香。較不受重視的乳黃色雄花與雌花在四月開成
一串串的花束，但只有雌花會結出藍黑色的小漿果。月桂家族其
它的芳香樹木包括：東南亞的樟樹（Cinnamomum campho-
ra）、加州月桂，或稱奧勒崗香桃木（Umbellularia californi-
ca）、美國的黃樟（Sassafras albidum）。絕不可將真正的食用月
桂（Laurus nobilis）與其他俗稱為月桂的樹木混為一談，因為俗
稱月桂的樹其實是常綠的裝飾櫻桃樹（Prunus laurocerasus），
可能有毒，其葉含有少量氰酸。

　　希臘的月桂名叫黛芬妮（Daphne），是為了紀念為躲避阿波
羅追求而向其他眾神求助的女神。諸神將她變成月桂樹，自此之
後一直受到奧林帕斯（Olympus）諸神的保護。而法國人通常稱月
桂為「阿波羅的月桂」（laurier d'Appollon），許多資料都顯示
此樹是獻給音樂與詩之神阿波羅。這種樹也成為希臘人榮耀的象
徵，將領的頭部會戴上月桂冠，手拿一枝月桂。這也是英語的
「桂冠詩人」（Poet Laureate）與法語的「學士學位」（bac-
calauréat）的由來。前者起自文藝復興時代，當時有才華的學

者，都會一如往昔地接受月桂加冠。英語片語中也有「贏得桂冠」(win or gain one's laurels)與「期待桂冠」(look to one's laurels)的用法。

希臘人認為月桂有神聖與預言的力量，能保護人躲避雷與閃電，並可驅邪與驅除傳染疾病。醫藥之神阿斯克利皮亞斯(Asclepius)一直被描繪成頭戴這種神奇樹葉的神祇。

羅馬人也相信食用月桂有很大的力量。皮里尼的《自然史》中記錄了一則趣聞：一隻口銜月桂枝的白雞飛到凱薩的未婚妻奧古斯塔的大腿上，當時被視為吉兆，因而種植這樹枝，樹枝立即長成一棵美樹。

之後凱薩戰勝，就戴上這棵樹的樹葉編成之頭冠。但許多人認為這頂頭冠別有用處，是要隱藏他的禿頭。

在醫療方面，月桂自古以來即被視為多功能的藥草。狄歐斯科里德認為月桂葉有催吐的作用，果實能舒胸，根能消腎結石。而蓋侖認為月桂是肝病的良藥，能激勵人體的重要機能，並為其保溫。中古時期，賓根女修道院的院長聖希爾德嘉德則將月桂描述為多種疾病的萬靈丹，包括發燒、氣喘、偏頭痛、痛風、心悸、心絞痛、肝病與胰臟疾病。

她也提到前人所宣稱的療效：月桂可以驅邪，閃電時應戴其樹枝，或躲到月桂樹下保護自己。正如中古時期的法國諺語所言，語出柯奈爾的《哈洛斯 *Horace*》所言：「閃電不會擊中月桂樹」。

精油

來源及特性說明：蒸餾月桂葉可產生黃綠色的精油。有怡人的芳香，類似白千層，但白千層氣味較柔和、味道較苦。

主要成份：50%的桉油醇、α−蒎烯、丁香酚、牛兒醇、芳樟醇、水芹烯、倍半萜烯、倍半萜烯醇。

注意事項：由於含有丁香酚，月桂精油能腐蝕金屬。務必要遵照指示的劑量。

〰〰〰〰〰〰〰〰〰〰〰〰〰〰〰〰〰〰〰〰〰〰〰〰〰〰〰〰〰〰〰〰〰〰

❖用途

治療

十九世紀的卡辛醫師將月桂歸爲祛除腸胃脹氣劑、化痰劑、利尿劑、發汗劑，並用於治療脹氣、消化不良、各種氣喘病、慢性支氣管炎（會產生大量的痰）。晚近的勒克萊爾醫師建議用於慢性支氣管炎、流行性感冒、感冒發燒、消化不良、脹氣、病毒感染，他的療方是用月桂葉或果實熬汁喝。

我用月桂茶治療勒克萊爾醫師所提到的疾病。使用5公克的葉子、10公克有機橙皮與300毫升滾水，浸泡十分鐘後，過濾再喝，如果喜歡的話可加蜂蜜。這是一流的發汗劑，可促進發汗，感染流行性感冒時能發揮大用。

若要消除風濕疼痛，可將10滴月桂精油，或一些新鮮的月桂葉加入熱水中，好好放鬆地泡澡。洗完澡後，將20毫升葡萄籽油與12滴月桂精油混合，揉搓患部，再穿上保暖的罩袍，在床上至少躺半小時。

一種大豆和月桂的混合油也十分適用於改善頸部僵硬：在10毫升的大豆油中，加入5滴月桂精油，以此按摩整個頸部，直到完全吸收爲止，再圍上厚圍巾至少20分鐘，並將頸部靠在枕頭上。你可以使用葉子：煮10分鐘後，在熬汁中浸一條小毛巾或小塊的布，圍在脖子上。兩者皆可用於治療扭傷。

這種精油也可用於治療蝨子、疥瘡與因病菌感染的落髮。

烹調

無論是新鮮或乾燥的月桂葉皆可使用，生葉很苦，乾葉的苦味較少，也還有一點香味，老月桂葉則全無苦味。世界各地都用

月桂烹調，歐洲尤其喜歡用月桂調製高湯、煮魚、醃泡、調味、裝飾和做餡餅。印度料理中的tej-pat不是月桂，而是乾的中國肉桂葉（與月桂的樹種還算相近）。

月桂也可製成甜食，用牛奶煮成布丁或蛋塔。

滷肉汁

滷汁能讓所有的肉質軟化，而使用大量的芳香材料更有助於防腐。

500毫升無甜味的白酒
百里香與香薄荷各一枝
4至5顆冬蔥
3至4葉月桂
3至4瓣大蒜，略拍打過
2個丁香

將酒、藥草、香料放在大碗，並將肉浸在其中。滷24小時，過濾後再調味、烹煮。

其他用途

月桂在伊莉莎白女王時代是庭園景觀的點綴植物。月桂葉常放於無花果盒中以驅除象鼻蟲，在麵粉罐或豆類罐中放一、兩葉，也有驅蟲的作用。

除了食物調味和香水外，月桂精油一直被用於多種藥品、香浴乳及消毒肥皂中。獸醫把月桂加在清潔油膏中，用以治療農場的動物。

醒目薰衣草　Lavandin

學名：薰衣草屬　Lavandula fragrans／delphinensis
　　　唇形科　Labiatae

這種稱爲醒目薰衣草的精油萃取自一種混種的薰衣草植物，由眞正薰衣草和穗狀花序薰衣草配種得來。這種雜交種是在蜜蜂穿梭各薰衣草間傳播花粉時，自然生成的。它的高度和薰衣草及穗狀花序薰衣草相同，達60至80公分。花朵爲深藍色，香味非常濃郁，比眞正的薰衣草大。

最受商業青睞的是這種薰衣草，因爲對製造商有諸多益處。這種植物較能抵抗不良的氣候與疾病，容易栽培，開的花又比較多。

眞正薰衣草需要100公斤的花朵才能蒸餾出500至600公克的精油；而同樣100公斤的醒目薰衣草，卻可生產3公斤的精油。

醒目薰衣草主要的栽植區是法國、西班牙、義大利、瑞士與匈牙利。一九九一年，法國東南部的醒目薰衣草產量是750至900噸，而眞正薰衣草的產量只有50至200噸。法國的醒目薰衣草精油產量佔全世界的四分之三。美國每年進口100噸左右，居次的是日本，進口40噸。

精油

來源及特性説明：精油呈黃至深黃色，氣味苦辣芳香，略有樟腦味。極似真正薰衣草，但不及薰衣草淡雅。

主要成份：龍腦（40%～50%）、樟腦（10%）、桉油醇（10%）、　牛兒醇、芳樟醇、乙酸芳樟酯（15%～35%）。樟腦的含量是它異於薰衣草的主要原因，此外，它的龍腦較多，而芳樟醇較少。

注意事項：醒目薰衣草的療效遜於薰衣草，但常混充薰衣草出售。

❖**用途**

我個人不使用醒目薰衣草於治療方面，但我用做絕佳的家庭芳香劑，可以薰香廚櫃或衣服，在洗衣最後的清水中加入幾滴精油。具有和薰衣草相同的鎮定作用，可在電暖器或電燈泡旁放一個碗或一片脫脂棉花，上面灑幾滴精油。

醒目薰衣草一如穗狀花序薰衣草，廣用於肥皂、家用產品、與廉價的香水中。

（亦參閱凍傷。）

薰衣草　Lavender

學名：薰衣草屬　Lavandula augustifolia／officinalis
　　　唇形科　Labiatae

　　薰衣草是一種常綠的芳香灌木，原產於南歐，尤其是地中海一帶。大多數做商業生產的薰衣草，栽植於法國、西班牙、保加利亞與俄羅斯。塔斯馬尼亞也有生產，英國諾福克(Norfolk)的薰衣草工業規模雖小卻欣欣向榮。

　　薰衣草可以在相當高的山區生長，有位普羅旺斯的有機花農稱自己的產品爲「薰衣草1100」，指的就是他採收薰衣草時的海拔高度3,600呎。單株植物長到1公尺時，會變得非常堅硬龐大。細窄的葉片呈灰色絨毛狀，花朵是灰藍色，長在細長的莖上。油脂腺爲星形的細髮狀，滿佈在葉子、花、莖上，用兩指搓揉花或葉，會擠出一些油來，但其香味不持久。

　　這一屬有若干種類，主要有安古薰衣草(L.angustifolia)，頭狀薰衣草(L.stoechas)，穗花薰衣草(L.spica)。而薰衣草精油是萃取自L.angustifolia，或稱L.officinalis（藥用薰衣草）與眞正薰衣草L.vera，即荷蘭薰衣草。但有人說後者是另外一種小型的L.spica。L.spica穗狀花序薰衣草，即老英國薰衣草，可製造穗狀花序薰衣草精油。醒目薰衣草精油是蒸餾自薰衣草與穗狀花序薰衣草的混種植物。（參閱穗狀花序薰衣草與醒目薰衣草。）

　　自古以來，薰衣草即因其高雅的芳香與醫療功效，而爲人所愛用。狄歐斯科里德、蓋侖與皮里尼都提到穗狀花序薰衣草與頭狀薰衣草。羅馬人在洗澡水中加入薰衣草，薰衣草名乃源自拉丁文lavare，意即「洗」。到了十二世紀，成爲極受重視的植物，聖希爾德嘉德在她的醫學論文中以一整章的篇幅探討。十三、十四世紀時，是歐洲醫學修道院園圃中的栽種植物。

一五六八年，海爾幅夏(Hertfordshire)地區的希欽(Hitchin)開始種植薰衣草，一八二三年後供商業用途。十八世紀時，雅德莉(Yardley)香水公司在薩里的密契(Mitcham)栽種薰衣草，用薰衣草製肥皂與香水。一如其他許多生產精油的植物，精油業者也以薰衣草命名城鎮或街道，例如倫敦南區的薰衣草山(Lavender Hill)。如同法國普羅旺斯，尤其是格拉斯附近的山區，諾福克(Norfolk)現在以遍野的薰衣草聞名。

過去，各種的薰衣草都混雜在一起蒸餾，稱為sticadore綜合油或穗狀花序油。從一七六〇年起，各種薰衣草的特性才開始被分門別類地區隔。

古人將薰衣草歸類為興奮劑、滋補劑、健胃品與祛腸胃脹氣者。十六世紀的植物學家馬西歐爾(Matthiole)認為薰衣草是最有效的萬靈丹，提出用薰衣草治療癲癇、中風及各種精神病。他有一種消水腫的配方是用酒煮薰衣草花朵，每天飲用兩杯。法國人用薰衣草、肉桂和茴香泡花草茶，以醫治黃疸，並作為強心劑。薰衣草含有如鼠尾草、迷迭香等唇形科植物的多種屬性，因此倍受重視，如古人所指，薰衣草具有抗痙攣、利尿、抗菌、治創傷、促進循環等效果。總而言之，它是最常使用、最受重視、也最常入藥的精油。

精油

來源及特性說明：這種花在產地蒸餾，需要100公斤左右的薰衣草，才能得到500至600公克的精油。

精油的顏色從深黃到深黃綠色不等，香味十分濃郁。精油的成份與品質因氣候、土壤與高度有極大的差異。一般認為，法國的薰衣草比英國的好，比方說，法國薰衣草所含的乙酸芳樟酯比較多，此成份能產生較具水果味的甜香，比芳樟醇含量較高的英國樟腦味薰衣草，更怡人討喜。

莖也可以萃取油，但香味不及花的淡雅。

主要成份：醇類，諸如龍腦、 牛兒醇、芳樟醇；酯類，諸如 牛兒酯、乙酸芳樟酯；以及萜烯，包括蒎烯，檸檬烯。薰衣草也含有不少酚，因此爲强效的消毒抗菌劑。

注意事項：薰衣草是毒性最低的精油之一，但仍需小心使用。醒目薰衣草（參閱176頁）常混充薰衣草販售，因爲醒目薰衣草的生產成本較低。若不小心使用到醒目薰衣草，則藥效全無。價格是參考的標準：醒目薰衣草的價格是薰衣草的三分之一。由於假貨充斥，因此非得注意產地出處不可。但自製薰衣草浸泡油倒是不難。

❖用途

治療

薰衣草是最常用於治灼傷與皮膚問題的精油。凡對芳香療法有興趣的人，一定都聽過蓋特福塞醫師的故事，他是芳香療法與薰衣草的推廣先驅之一：當他的手在實驗室中受到嚴重灼傷時，他把手浸到身旁的缸子中，缸內盛滿了薰衣草精油。之後即疼痛不再，灼傷也極快痊癒。在家中若有相同情況發生，可將純精油塗在灼燒處，再覆蓋薄細紗布，以讓皮膚呼吸。如果沒有精油，不妨從花圃拔一些薰衣草花或葉子，蓋在燒傷處，再用紗布包紮。

薰衣草治療膀胱炎、陰道發炎與白帶也非常有效。將5毫升的乾薰衣草花放入600毫升的滾水中，浸泡5分鐘再摻蜂蜜，每天喝六次，直到症狀消除。這種茶也可加入淨身盆的冷水中，治療上述的疾病、尿道感染以及房事後的毛病，或者可以在淨身盆中裝溫水，滴入3滴精油。

上述的草藥茶在早上喝是病後的滋補品，飯後喝則能幫助消化，能治風濕以及剛出現症狀的感冒或流行性感冒。碰到流行性

感冒，可用加了一、兩滴薰衣草精油的茶漱口並喝下，每天至少五次。

由於薰衣草很溫和，孕婦也可使用，但其味道曾讓我的兩位客戶作嘔。若要預防諸如靜脈曲張等循環疾病，將3滴絲柏、各2滴的薰衣草與檸檬、25毫升大豆油混合，用來按摩雙腿。

薰衣草是著名的頭痛藥，摘花工人過去常在帽子下放一根薰衣草。莎士比亞記錄了一帖催情配方：《冬季的故事》中帕迪達（Perdita）奉上「熱薰衣草、薄荷、香薄荷、馬鬱蘭……全都是仲夏的花朵，我想這是給中年男子用的。」
（亦參閱膿腫與癤、貧血、關節炎、背痛、支氣管炎、瘀傷、絞痛、咳嗽、刀傷與創傷、疲倦、痛風、更年期、水腫、蝨子、帶狀疱疹、蚊蟲咬傷、壓力。）

美容

正如薰衣草可以立即治癒灼傷，同樣的療效也可用於瘀傷、凍傷、粉刺、皮膚炎與紅腫等問題。在10毫升的大豆油中加入3滴薰衣草精油，塗在傷口上。使用薰衣草油蒸臉，可治粉刺。在熱水澡中加幾滴精油，有助於消除橘皮症。

薰衣草茶有益油性皮膚，這種植物能讓皮脂腺的分泌正常，薰衣草純露（可從藥房購得或自製）具有同樣的功效，為良好的皮膚調理水。油性髮質者，尤其是髮色深的人用薰衣草純露洗頭，也有良好幫助。

其他用途

薰衣草的嫩葉在伊莉莎白時代是做沙拉食用，並取代了香薄荷果醬中的薄荷。

這種植物在伊莉莎白時代的精緻花園中做為樹籬，以及基礎景觀的襯底藥草；湯姆斯·塔瑟的名單包括：薰衣草、穗狀花序薰衣草、薰衣草棉。女士們會將薰衣草香袋縫入裙中，並用薰衣

草花朵做百花香,薰衣草是僅次於玫瑰的人氣香花。十四世紀時,法國的查理六世便是坐在塞了薰衣草的坐枕上。薰衣物與被單的薰衣草香袋,至今仍如伊莉莎白時代般地風行,仍歷久不衰。過去將薰衣草綁成一束束,用來刷地板,而薰衣草油可用來擦亮傢俱。即至今日,薰衣草仍是香水、肥皂、傢俱與傢俱亮光油最常用的香料。

　　薰衣草可以除貓狗身上的蝨子與蟲卵。

檸檬 Lemon

學名：柑橘屬　Citrus limon
　　　芸香科　Rutaceae

　　檸檬樹是柑橘屬中較矮小的成員，高約5公尺。正如大多數的柑橘家族成員，檸檬原產於東南亞、印度、中國與日本，但現在地中海沿岸的炎熱國家，西班牙、南義大利、西西里、南法均已廣為種植。雖然小，但每棵樹每年可結1,500顆水果。檸檬樹開的白花具有最雅致的香味。

　　一般認為檸檬是在中世紀才傳到歐洲，但即使很稀罕，希臘與羅馬人已知曉這種植物。維吉爾(Virgil)將檸檬描述為米迪亞(Media)的蘋果，因為檸檬是從波斯附近的米迪亞傳入。古人用檸檬皮薰香衣物，並作為驅蟲劑。四世紀時著名的羅馬農藝學家帕拉底亞斯(Palladius)種植了一大片的檸檬。八、九世紀時，阿拉伯的侵略者在撒哈拉種檸檬；摩爾人在八世紀佔領南西班牙時，將檸檬傳入安達魯西亞。

　　檸檬的醫療價值漸漸受到肯定。一六九八年雷梅里在論及簡單藥物的著作中提到檸檬，歸類為助消化劑、幫助消脹氣與清血劑。吃完大魚大肉後，可用檸檬清香口氣。當英國海軍用檸檬抗壞血病時，檸檬療效的聲譽達到了巔峰，英國海軍因而對檸檬有個訛誤的別稱為「limey」。

　　檸檬和柳橙是最重要的柑橘屬水果。林奈認為檸檬是枸櫞(citron，柑橘屬植物傳入歐洲中最早者)的變種，將之歸類為Citrus medica var. limonum，但現在是自成一類別C.limon。檸檬精油的世界產量與用途僅次於柳橙，為萃取精油而栽培的檸檬樹種極多，其精油依產地、栽培、氣候與萃取方法而各有不同。精油的年產量是2,000至2,500噸（1987年的數據），主要的生產國是美國、阿根廷、義大利、西西里、象牙海岸與巴西，澳

洲現在已開始種檸檬。西歐是這種精油最重要的市場,每年進口
750噸。

精油

　　來源及特性說明:一如佛手柑,這種油萃取自檸檬的果皮。
用海棉壓榨檸檬皮,再擠壓海棉收集精油。這老式的方法雖慢,
但其精油的品質高於其他先進的方式。精油爲淡黃色,有時甚至
是綠色,氣味清新芳香。

　　主要成份:檸檬烯(高達90%)與檸檬醛(百分3%~5
%);其他的成份還有香豆素(Coumarine)、佛手柑素與白檸檬
素、黃酮(薯蕷素和泥紅菌素)。

　　注意事項:正如大多數的柑橘屬精油,檸檬精油不易保存,
若不關緊瓶蓋或隨意置放在光亮下,會很快混濁變白,味道轉
壞。購買時,要非常仔細地檢查製造日期,若是混濁,千萬不可
購買。

　　絕對不可將放久的檸檬精油擦在皮膚上,否則會引起可怕的
過敏反應,而且這種過期的精油毫無醫療價值。檸檬油是國際芳
香協會列爲管制的精油,使用後若受到陽光曝曬,會引起皮膚
炎。

❖用途

治療

　　從我有記憶以來,檸檬就是我們處理眼睛感染的家傳秘方,
做法是用純檸檬汁點眼睛,一天點五、六次。我現在眼睛感染
時,也用此偏方。但我要警告各位,這會令人痛苦不堪,得持續
忍受所產生的灼熱感,但過一會後,眼睛確實會覺得比較舒服。
兩眼各點一滴就夠了,一天數次。

法國植物療法專家也稱檸檬為「萬靈丹」（polyvalent），認為它具有興奮、健胃、祛胃腸脹氣、抗菌、殺菌、抗病毒的作用。直至第一次世界大戰時，仍是醫院使用的抗菌與消毒劑。

檸檬適用於所有的靜脈毛病，不論是靜脈曲張或微血管破裂，都非常有幫助。每天吃一顆檸檬，或用一顆檸檬榨汁，外加礦泉水與5毫升蜂蜜，一天喝兩次，冷熱皆宜。

檸檬也有助消除經前症候群與失眠。從經期前七天起，每天晚上臨睡前，以及早上醒來時，喝一杯現榨的熱檸檬汁。痛經時，將20毫升杏仁油與8滴檸檬油混合，以順時針的方向按摩肚子。

檸檬也是眾所周知治感冒、支氣管炎、咽喉炎之家庭良藥，正如其他柑橘屬的親戚，檸檬富含維生素C。

平日不妨多喝些熱檸檬汁，若是喉嚨痛，可用純檸檬汁加點熱水漱口。

（亦參閱黏膜炎、凍瘡、疲勞、黑變病、水腫。）

美容

檸檬汁常用於各種美容用品中。純檸檬汁是最簡單的毛孔收斂水，可用於黑頭粉刺或油性皮膚。檸檬汁也是金髮的上乘潤絲精，也有助於改善乾癬及頭皮屑。手肘較黑或粗硬者，可用半顆檸檬按摩手肘以改善粗糙部位。

我發現檸檬有絕佳的回春作用。將少許檸檬汁與礦泉水混合，輕輕按摩在皺紋上，直到風乾，眼睛與嘴巴四周尤其要列為重點。也是懷孕期按摩肚皮、胸部與乳頭的聖品，可促進血液循環。

檸檬面膜

將蛋白打泡與半顆檸檬混合。均勻塗在臉上和頸部，10分鐘後用礦泉水洗掉。若有經前緊張症狀，此步驟之後可擦幾滴精

油。

檸檬潔手液

純檸檬汁也是一流的潔手液。處理蔬菜後、沾染色調或臭味時，可用半顆檸檬搓揉後用冷水沖洗，之後再抹上一些杏仁油。保證讓你的玉手清潔乾淨、柔嫩，指甲也變得健康白淨，比任何昂貴的護手霜都好。檸檬汁也是殺菌劑，是廚房中處理食品的恩物。

（亦參閱老化皮膚、橘皮症、循環問題。）

烹調

檸檬是最重要的柑橘屬植物之一，但反常的是，檸檬是唯一不整顆吃掉的食物，只使用皮和汁。檸檬汁是西方料理中最常用的調酸劑，從茶到琴酒與提神飲料，都可見一片片的檸檬，它同時也是處處可見的餐盤裝飾食物。用檸檬汁調水浸泡蔬果，可防止切過或碰撞過的蔬果變黑。可以代替醋作為沙拉醬，或加入肉與禽類的滷汁中，可使肉類軟化。檸檬是許多泡菜的用料，印度人用芥茉油與香料醃青果時必用。摩洛哥人用鹽醃薄皮的小檸檬與香檸檬，做成著名的香欖果皮乾。

其他用途

市售的飲料，如汽水、檸檬汁與果汁，均大量使用檸檬精油。它也被用於食品、香水與藥品中。某些業者喜歡使用去萜烯的精油，因為這種精油為濃縮，含大量醛類，較容易保存。

乾檸檬皮可用於百花香，檸檬可塞以丁香（如橘子的作法），作為芳香劑。

檸檬香茅　Lemongrass

學名：香茅屬　Cymbopogon citratus & flexuosus
　　　禾本科　Gramineae

　　檸檬香茅是熱帶的芳香草，與玫瑰草和香茅有近屬關係（過去的屬名也同為Andropogon）。為熱帶亞洲的原生植物，印度、斯里蘭卡、印尼、非洲、馬達加斯加、西塞爾島、南美與北美洲的熱帶地區等地都有此種藥草植物。精油是由兩種檸檬香茅蒸餾而得。C.citratus多用做食用的調味料，外觀接近香茅（參閱114頁），但葉子有明顯的檸檬味，也沒有香茅繁茂，高約30至50公分。此植物有各種別名，如蜜蜂花草(melissa grass)、發燒草(fever grass)、香茅草(citronella grass)、天竺葵草(geranium grass)。C.flexuosus比C.citratus高，長有較大、較鬆的灰色圓椎花叢，又稱為馬拉巴草(Malabar grass)或科京草(Cochin grass)。檸檬香茅可用根分株，在雨季時種植，六到八個月後即可收割。

精油

　　來源及特性說明：這兩種檸檬香茅都具有重要的療效。C.citratus在法國被稱為「東印度檸檬香茅草」(lemongrass Indes oriental)；C.flexuosus被稱為「印度群島的馬鞭草」(verveine des Indes)。兩者的精油都是黃棕色，略帶紅色，有非常明顯的檸檬味。

　　主要成份：C.citratus與C.flexuosus都含有大量的檸檬醛（70%～85%）。C.flexuosus另含有香茅醇、二戊烯、金合歡醇、　牛兒醇、檸檬烯、芳樟醇、庚烯(methylheptenol)、月桂烯、n-癸醛(n-decylic aldehyde)、橙花醇(nerol)。C.citratus略有差異，含有辛酸(caprilics)、香茅醇、二戊烯、金合歡醇、糠醛(furfurol)、　牛兒醇、異胡薄荷醇(isopulegol)、異戊醛(isovalerianic aldehyde)、芳樟醇、庚烯、月桂、n-癸醛、橙花醇、松油醇、戊酯。

注意事項：由於檸檬香茅精油價格低廉，故常與天竺葵及香茅混充或仿製玫瑰精油以及馬鞭草精油，因為它也含有　牛兒醇與香茅醇。

❖用途

治療

檸檬香茅長期以來都被視為藥用植物，尤常見於印度的阿輸吠陀醫術。作為抗細菌感染的藥劑或退燒藥，特別是用來治療霍亂。具健胃、袪除腸胃脹氣、助消化的效用，是腸炎、結腸炎、脹氣與壓力引起消化不良的良藥。

由於含大量的檸檬烯，此精油是上乘的抗菌劑，適用於治療某些皮膚病與香港腳。病人住過或所住的房間內，可用檸檬香茅精油去除異味，抵抗空氣傳染的病菌，效果絕佳。在噴霧器中倒入250毫升的熱水與5毫升的檸檬香茅精油，充份搖晃均勻，每日噴房間數次。此精油可用於廚房、臥室與臥房的壁櫃以驅蟲，昆蟲不喜此味。

治療香港腳

在一盆溫熱的水中加數滴檸檬香茅精油，用來泡香港腳或流汗過度的腳，效果絕佳。泡完後，使用以下精油。

200毫升杏仁油
5滴小麥胚芽油
10滴檸檬香茅精油

混合後，在兩腳間搓揉，早晚使用。

（亦參閱牙齒膿腫與偏頭痛。）

烹調

檸檬香茅是東南亞料理的一大特色，尤其常見於泰國菜，而西方世界是在這幾年來才較普遍。市面上可買到新鮮的球莖與枝幹，以及層層疊疊的葉子。球莖與枝幹使用前應壓碎，上菜時要挑出來，不作食用。檸檬香茅也有乾貨，使用前要泡兩個小時。民族風的商店也販售檸檬香茅粉，名之爲sereh。

魚湯、米食、木豆菜餚與咖哩中加入檸檬香茅後，會產生獨特衝鼻的檸檬味。如果購買不易，不妨用檸檬皮取代，檸檬的外皮也含有檸檬烯。

其他用途

檸檬香茅是溫和的驅蟲劑，但遠不及香茅，一些這類的商品會以它爲原料。此精油亦可供製造肥皂與香水之用。

圓葉當歸 Lovage

學名：Levisticum officinale
繖形科　Umbelliferae

　　圓葉當歸是一種強健的多年生草本植物，原生於南歐，高約2公尺左右。外觀類似其他的繖形科植物（茴香、芫荽、歐芹等），有大型的繖形花，開花之後會結籽。有厚實的莖，大型葉類似芹菜，味道也像芹菜，因此法國人也稱圓葉當歸為假芹菜，英國人也滿懷希望地稱圓葉當歸為「愛之歐芹」。過去的屬名是ligusticum officinalis，或許是源自義大利文的Liguria（圓葉當歸），因為當地遍野皆是此種植物，我在南法的山間也看過野生的圓葉當歸。相近的一個品種是Ligusticum scoticum，也稱為蘇格蘭圓葉當歸或海洋圓葉當歸。在英國北部海岸與美洲北大西洋沿岸，可見野生的圓葉當歸。

　　古希臘、羅馬人不但常吃圓葉當歸，也常以圓葉當歸入藥。蓋侖、狄歐斯科里德、皮里尼與阿皮西亞斯(Apicius)都曾提及圓葉當歸，羅馬兵團將此植物帶到北歐與英國。據說查里曼大帝的花園遍植圓葉當歸。十二世紀的聖希爾德嘉德建議用它治咳嗽、腹痛與心臟病。沙雷諾學派盛讚其養肝的良效，後來的勒克萊爾醫師也用圓葉當歸的熬汁或酊劑，治療黃疸與肝功能不良的種種症狀，可謂英雄所見略同。

精油

　　來源及特性說明：雖然這種植物整株的所有部份，包括根、莖、葉與種籽皆有療效，但萃取精油的部份只限於根。精油或黃、或深咖啡色，全依萃取植物的新鮮或乾燥而定。精油略黏稠，有強烈的香氣，類似歐白芷的味道，並帶有一絲苦味及芹菜

味。

主要成份：桉油醇、檸檬烯、蛇床烯、松油醇，以及一些癒創木酚、異戊酸與棕櫚酸。

❖ 用途

治療

圓葉當歸茶是天然的清血劑，凡肝功能異常皆可飲用，可治皮膚過敏、痛風、風濕症，也能幫助消化。暴飲暴食後可喝一種圓葉當歸茶以清血排毒，茶的製法為：將15毫升的葉子泡在600毫升滾水中七分鐘，一天喝數杯。味道十分可口，像湯而不像茶。

調養肝病時，可以用亞麻籽加8滴的圓葉當歸精油製成糊劑，熱敷肝的部位，保持熱度，每天敷兩次。當天同時斷食，只喝一、兩杯的上述草藥茶，茶中加薄荷，配著三餐喝。

由於能清血，圓葉當歸也適用於皮膚病。據說也有排毒的功效。

烹調

市售的圓葉當歸有乾葉、完整的種籽及根部，園圃中栽培容易，這三種都可取得，此外還可得可口的新鮮葉子。肉品不足時，葉子富含的芹菜味可為湯、濃湯、砂鍋增香，也是最實用的素食與沙拉材料。莖可以用沸水川燙，沾乳酪當蔬菜吃（此為法國的古老食譜），或如歐白芷可以用糖漬。根可以剝皮，當蔬菜水煮，但味道很濃，過去曾磨成粉製麵包。麵包或餅乾在烤之前可以撒點圓葉當歸種籽，種籽可在缽中磨碎，混合冰糖或海鹽，製成香氣濃郁的調味料。

桔（包括紅柑）　Mandarin

學名：柑橘屬　Citrus reticulata, syn C.nobilis
　　　芸香科　Rutaceae

　　柑橘屬中的另一成員—桔樹，高度較橙樹矮，葉子較小，果實的兩端略為扁平。桔皮與桔肉不黏在一起，果肉一瓣瓣很容易剝，因此與其他的橙屬植物有別。桔子在橙屬植物中香味最清雅，但枝幹最結實。中國人栽種桔已有數百年的歷史，名字的起源有兩派爭議：一說是桔被當成禮物饋贈給清代官吏（譯者註：桔的英文名mandarin，英語中另有「清代官吏」之意。）；另一說是桔的大小、顏色與形狀，被認為類似是中國古代官員烏紗帽上的頂珠。桔與紅柑的關係也有爭論，有人認為兩者相同，但許多人說後者是桔的變種。紅柑(tangerine)的英文名源自輸出地坦吉爾(Tangiers)，在錫蘭兩者名稱有別，桔稱為Jama-na-ran，紅柑稱為Nas-naran。

　　雖然桔與其他果皮好剝的柳橙是日本、中國常見的水果，但直到十九世紀才登陸歐洲。桔現在生長在歐洲與北美的地中海沿岸，以及南北美洲。已發展出許多混種，包括坦普爾橙(Temple orange，一種桔和甜橙的混種)、橘柚（桔與葡萄柚的混種）、以及克萊門氏小柑橘(clementines，被視為是紅柑和甜橙的混種）。

　　桔的精油產自義大利，而紅柑的精油則出自美國。但如今巴西已獨佔此二精油市場的鰲頭，每年輸出200噸以上（1987年的數據），聖保羅州為最重要的栽種區。巴西產的精油香味不及義大利的高雅，價格也較低。歐洲主要的消費國是德國、法國、西班牙、英國與荷蘭。

來源及特性説明：如檸檬一般，以海棉壓榨含油豐富的內皮來萃取精油。精油爲金黃色，閃爍美麗的紫藍光，加入酒精後更明顯。此油的香味令人想到檸檬與橙，但較香甜怡人。

主要成份：讓此精油産生螢光的成份以及其特殊香味的主要來源是鄰氨基苯甲酸甲酯(methylanthranilate)。桔油並含有檸檬烯以及一些　牛兒醇與萜烯醛（檸檬醛與香茅醛）。

注意事項：桔油往往摻雜橙油與檸檬油，所以要多加仔細辨別。一如所有的柑橘類精油，桔油極易變質。

❖用途

治療

在醫療方面，桔油與紅柑的屬性和甜橙相同——滋補、健胃、略有催眠作用，可作爲神經系統的鎮定劑。是舒緩壓力與煩燥不安的良藥。其果汁可代替柳橙汁。

難以入睡神經質的人，晚餐後可吃點桔子。桔的溴含量（一種能鎮靜神經的物質）高於任何一種柑橘類水果。這種水果所含的維生素C也很豐富。

（亦參閱背痛與水腫。）

其他用途

桔油多用於食品與香水業。桔皮與紅柑皮都可在曬乾後用於烹調，過去曾是某些中國菜愛用的調味料，但務必用有機的水果，確保桔皮未噴灑藥物，也未上蠟。有一、兩種酒是用桔皮與紅柑皮製成的，比利時的拿破崙桔酒(Mandarine Napoléon)的配方，據說是拿破崙追求他最愛的女演員馬爾斯小姐時所用的。

馬鬱蘭　Marjoram

學名：牛至屬　Origanum majorana
　　　唇形科　Labiatea

　　一般認為馬鬱蘭原產於亞洲，但現在遍佈於歐洲。突尼西亞盛產馬鬱蘭，當地稱為Khezama，阿拉伯文意即薰衣草，此植物在杏仁與橄欖樹間的田野上開滿遍地。有三大種類：甜馬鬱蘭（O.majorana）、盆栽馬鬱蘭（O.onites）以及野馬鬱蘭（O.vulgare，即Oregano），其他種類的馬鬱蘭與野馬鬱蘭常被混為一談。甜馬鬱蘭或稱花團馬鬱蘭是小株的半灌木，高約50公分左右，莖為紅色，有茸毛，有橢圓、灰色的葉子。

　　六月至九月間會開一簇簇地的紅、白或淡紫色花串。馬鬱蘭名稱的起源不詳，但被認為是源自中古時代的拉丁文「majorana」與古法文的「mariol」，後者是指花團般的花朵看似小木偶（marionette）。

　　這種植物在印度是獻給濕婆（譯者註：Shiva，印度教的毀滅之神）與毗瑟吡（譯者註：Vishnu，印度教的守護神）的供品，埃及人則獻給奧西里斯（譯者註：Osiris，埃及的冥神）。希臘人稱之為「amarakos」，為愛與榮耀的象徵，人們會為新婚的年輕夫婦戴上馬鬱蘭花冠。愛神用它治療兒子埃涅阿斯的傷口（譯者註：Aeneas，特洛伊城戰爭的英雄），此植物在愛神碰過之前原本無味。馬鬱蘭油膏可保持頭髮與眉毛的自然色澤與光彩。

　　狄歐斯科里德用馬鬱蘭製造一種稱為「amaricimum」的香丸，治療神經失調；皮里尼用馬鬱蘭治胃病與脹氣。中古世紀時，聖希爾德嘉德警告大家不要碰馬鬱蘭，因為她認為此植物只限於治療痲瘋病，並且會引起其他皮膚病。

　　沙雷諾學派將馬鬱蘭列為抗痙攣藥和良好的化痰劑，亦是減

輕陣痛與催生的藥方。

文藝復興時期，馬鬱蘭成了常見的盆栽，人們還製作馬鬱蘭果醬與香袋以防肺部感染疾病，咳嗽時則服用馬鬱蘭加蜂蜜，外敷馬鬱蘭糊劑可消除黃疸與其他肝病。十七世紀時，一位叫法布里西亞(Fabricius)的丹麥名醫，收下200個金幣治療一位名叫韋蘭斯坦的士兵，用馬鬱蘭解除他的冷風濕痛。十八世紀的藥劑師卻將馬鬱蘭歸類爲催打噴嚏劑。

一七二〇年時，法國醫學院的院長邱柏，建議吸馬鬱蘭乾粉以強化腦力、消除疲勞。馬鬱蘭泡酒則有助神經與循環作用。一八七六年卡辛在其著作《自然藥物史》中，將馬鬱蘭列爲治療中風、癱瘓、暈眩、癲癇、喪失記憶等神經失調的處方。

精油

來源及特性說明：這種精油是從開花的頂端萃取而得。新鮮時爲黃綠色，放久會變棕色。香味芬芳濃郁，使人想起樟樹、百里香與豆蔻，並略帶胡椒味。

主要成份：含80％以上的酚（香荆芥酚與百里酚），以及龍腦、樟腦、桉油醇、蒎烯、檜烯、松油醇。

注意事項：有些情況下較適用於成人，用於兒童偶而會產生反效果。務必要斟酌劑量，若無妥當的醫師處方，我建議年紀幼小、過敏體質或兒童，絕對不可使用。

❖用途

治療

馬鬱蘭是健胃劑、化痰劑與鎮定劑，適用於失眠、偏頭痛、痛經、腹瀉。也是良好的抗菌劑，但不及姊妹植物野馬鬱蘭強。

疲倦、失眠或神經緊張時尤其有效。勒克萊爾醫師證實馬鬱

蘭具鎮定或麻醉屬性，蓋特福塞博士與其研究小組也證明馬鬱蘭具此功效。馬鬱蘭的用法有數種，失眠與神經疲勞時，將5滴馬鬱蘭與2滴甜橙加入熱水澡中，之後混合10毫升大豆油、6滴馬鬱蘭及4滴甜橙，用此按摩。

另一種治失眠的按摩油是由10毫升大豆油、2滴小麥胚芽油、4滴肉荳蔻、3滴迷迭香與8滴馬鬱蘭調成。失眠者可用乾馬鬱蘭與乾萊姆花各一撮泡成藥草茶，上床前半小時喝。在面紙上各滴一滴的馬鬱蘭精油與橙油，放在床邊，也能鎮定安神，幫助睡眠。

由於馬鬱蘭具抗菌消毒屬性，因此對口腔疾病也極為有效。鵝口瘡或牙齦感染時，或感冒初期喉嚨痛時，用300毫升的開水加1滴馬鬱蘭精油製成漱口水。如果沒有精油，則可用花與葉熬成濃汁漱口代替。

我也用馬鬱蘭治感冒引起的耳痛。在熱水龍頭下沖熱一瓶杏仁油，然後把1滴馬鬱蘭調入5毫升的溫甜杏仁油中。用一小片脫脂棉花浸一下，再塞入感染的耳朵中。塞一個晚上，如果疼痛不退，早晨再塞一次。

（亦參閱神經性厭食症、氣喘、瘀傷、刀傷與創傷、憂鬱症、脹氣與壓力。）

烹調

我覺得新鮮馬鬱蘭聞起來有幾分類似羅勒，而嚐起來則頗像百里香，但甜味與味道較濃烈。盆栽馬鬱蘭絲毫不甜，反而略帶苦味，野馬鬱蘭則較兩者辛辣。馬鬱蘭是突尼西亞、義大利、葡萄牙、普羅旺斯許多菜餚中的用料，也是最重要的烹飪用藥草之一，可製成乾貨。

古埃及人用馬鬱蘭增添肉的風味，幫助吸收肉中的礦物質，極適合製滷汁、餐盤裝飾菜與做高湯。菜快煮好時，將馬鬱蘭放入燉品、肉類料理、肉餡或菜餡、炒蛋、煮的蔬菜與沙拉中，可

幫助消化包心菜或豆類。

　　馬鬱蘭製成的草藥油與醋，即使只用於烹煮或調味，也能發揮一定的療效。

其他用途

　　曾是庭園的襯景植物，馬鬱蘭的乾花與乾葉可用於百花香，或是具鎮定作用的香味枕頭。

香蜂草 Melissa

學名：滇荊界屬 Melissa officinalis

唇形科 Labiatae

香蜂草俗名爲香脂草或檸檬香脂，也稱爲蜜蜂香脂與甜香脂，是一種多年生的強健草本植物，原生於南歐，由羅馬人帶到北歐。葉子多皺摺、有鋸齒，淡綠色而狀如蕁麻，六、七月開小白花。整株植物均能散放香氣，有強烈的檸檬味。是一流的庭園植物，但歐洲也可見野生的香蜂草，滿山遍野地生長，法國的翁爵(Angers)一帶尤多。

香蜂草自古就爲人所知，廣受推崇。泰奧弗拉斯托斯與狄歐斯科里德的著作，將香蜂草藥(melissophyllon)視爲調經藥、鎮定劑與癒創藥。阿維西納建議多使用香蜂草，因爲它能讓人愉悅振奮，這也是此植物的一大作用。其他的回敎與阿拉伯藥草誌作家認爲，香蜂草是治憂鬱與心臟病的重要植物。香蜂草的美名過去在法國持續不墜，1611年以來，巴黎僧侶蒸餾的「卡爾默羅香蜂水」(Eau de melisse de Carmes)便一直以香蜂草爲主成份。此水是早期的古龍水，當時供藥用，作消化劑與抗痙攣劑，至今仍可見於許多法國的家用製品。

精油

來源及特性說明：在法國，這種植物是在花朵待開之前的五月或六月採割，因爲花朵盛開時，香蜂草的芳香即較不怡人。精油蒸餾自葉子與枝頂，顏色淡黃，帶有高雅怡人、香郁的檸檬芳香。香蜂草精油少見而昂貴，生産1公斤的精油需要7噸的植物材料。

主要成份：檸檬醛、香茅醛（檸檬香的主要來源）、　牛兒

醇、檸檬烯、芳樟醇、蒎烯。

注意事項：由於香蜂草的製造成本高昂，而使得假貨充斥，通常是由橙油或檸檬香茅混充，檸檬香茅有時就稱爲香蜂草。因此購買香蜂草時，要格外注意，因爲油若不純，醫療效果會大打折扣。

法國將此油列爲「麻醉藥」，必須小心翼翼地使用。十九世紀時，卡戴亞克（Cadéac）與墨尼爾（Meunier）的研究指出，空腹內服香蜂草精油，會產生不良的反應，如劇烈的頭痛、血壓突然下降以及呼吸困難。

此精油在使用上必須格外小心，治療孩童時尤不可不慎，因此我不建議一般民衆自行使用。

❖用途

治療

香蜂草是抗痙攣劑、神經系統的興奮劑、心臟系統的滋補品。尤其適用於頭痛、憂鬱、神經焦慮、心悸與失眠。

雖然我不建議一般大衆用它的精油，但植物本身還是可讓人獲益，可以泡香蜂草茶、製成生菜沙拉、或是泡酒。做爲補品可治療偏頭痛、憂鬱、經前症候群、更年期問題等。用一公升的上好白酒泡50克的香蜂草48小時，然後過濾，只要有疼痛現象即喝30毫升的藥酒。

香蜂草補藥

此種家傳的古老配方比上述的配方複雜，但較有效。

1公升伏特加酒
50公克香蜂草葉
15公克檸檬皮
15公克肉豆蔻粉

10公克生歐白芷

10公克丁香

5公克肉桂粉或桂枝

將所有的藥草與香料浸在伏特加酒中兩星期,將瓶蓋蓋緊,放在陰暗處。飲用前過濾,並將所有的材料榨乾。一出現疼痛現象,就喝一咖啡匙的藥酒,不要多喝。

香蜂草茶

略具鎮定的作用(由於含有香茅醛),也適用於因生理期或更年期高血壓引起的失眠,治療神經緊張與憂鬱也有良效。將足足15毫升(滿滿一大匙)的葉子放入茶壺中,沖入600毫升的滾水,泡10分鐘,一天喝兩到四次,如果需要可加一些蜂蜜。這種飲料非常爽口,而且我發現效果卓著,用於早上補充元氣更佳。(亦參閱貧血、神經性厭食症、絞痛、咳嗽、痙攣、痛經、蚊蟲咬傷與壓力。)

烹調

傳統上,香蜂草葉一直是用於調酒,以及製作夏天的冷飲,可能是因為人們認為它會帶來歡樂。在餡、開胃點心或水果沙拉、調味醬與炒蛋中,加入香蜂草的嫩芽與葉子,可以增添檸檬風味。

西班牙人用香蜂草煮湯,搭配禽肉、野味與魚肉。可用它新鮮的葉子代替檸檬或檸檬香茅。為甜味的藥草,因此可製作乳酒凍等甜點。西班牙人用來調香牛乳——香蜂草牛奶(leche perfumada con melissa),也可以做牛奶布丁。葉子可以覆上糖霜,加入果醬或果凍中。

其他用途

由於香蜂草的葉子有振奮作用,長久來一直作為百花香的材

料，它亦是庭園的襯景植物，還可加入水裡清洗被單、製作枕頭與香袋。在法國，這種植物也稱爲「蜜蜂的玉桂子」，因許多人認爲蜜蜂採了香蜂草的花蜜後會精神百倍！蜜蜂與香蜂草的密切關係由來已久：皮里尼指出用香蜂葉揉搓蜂窩，可吸引大批蜜蜂不散；精油加入糖漿後可吸引女王蜂；花農的傳統作法會在蘭花旁種上香蜂草，以招引蜜蜂傳花粉。

倘若你的香蜂草吸引蜜蜂螫了你，它也能用於有效止痛，只要壓碎葉子揉搓在患處即可。

薄荷　Mint

學名：薄荷屬　Mentha piperita
　　　唇形科　Labiatae

　　薄荷的種類與混種的數目繁多，達二十種左右，原產於地中海地區與西亞，但如今已遍佈全世界的溫帶區。薄荷一族包括水薄荷、玉米薄荷、馬薄荷、香水薄荷、綠薄荷等，而胡椒薄荷（M. piperita）一般認為是水薄荷和綠薄荷的混種，也是唯一用於醫療的薄荷。

　　如同所有的唇形科植物，薄荷有莖呈四方形的特色，葉子對生，夏天開小花，從紫花到白花不等。葉子與毛茸茸的莖含油脂腺。薄荷可用種籽繁殖，但匍匐的地下根系統會立即佈滿花床。薄荷是多年生植物，最後在冬季連根枯死。

　　古人熟知薄荷：從艾德富神廟（Edfu）獻給荷魯斯（Horus）神的象形文字中可知，薄荷是儀式用的香料。聖經有數處提到薄荷，希臘羅馬的神話與詩人中也是如此。「mint」薄荷的名稱源自少女敏絲（Minthe），如奧維德（Ovid）所述，冥王之妻波斯芬妮（Persephone）撞見敏絲被丈夫普魯托（Pluto）抱在懷裡，一怒之下把敏絲變成一株藥草，任人踐踏，此植物即是薄荷（也有可能是胡薄荷（M.pulegium），因為胡薄荷有匍匐的習性）。希波克拉底在藥用植物的論文中提到薄荷有利尿與興奮的作用。蓋侖認為薄荷是催情劑，有些人則持相反的看法，認為薄荷會減低性慾。羅馬人將薄荷視為祛除腸胃脹氣的良方，能幫助消化大魚大肉。

　　英國一直到一六九六年才在赫特福夏（Hertfordshire）首見薄荷，此後即開始種植，產量以薩里郡的密契居冠。密契的薄荷和它的薰衣草同樣出名，而且不久便名列大英藥典及其他古抄本中。

在現代的醫療中，許多治療師、醫師與科學家均肯定薄荷具有健胃、祛除腸胃脹氣、抗痙攣、補身與激勵的醫療價值，也適用於神經失調、神經性嘔吐、脹氣與結腸炎（此爲勒克萊爾醫生指出）。卡辛醫生用薄荷治療腸的毛病、肝腎功能失調。對老年人尤其有助消化的價值，適用於療病期、疲勞與貧血。

美國是薄荷精油最大的出產國，接下來是東歐諸國與日本。香氣最受歡迎的則是密契薄荷，以及生長在南法的一種「法蘭科—密契」（Franco－Mitcham）薄荷。日本的精油較不受鑑賞家喜愛，因爲樟腦味太重，多用於萃取薄荷腦。

精油

來源及特性説明：薄荷分爲黑色（有紫莖）或白色。必須在快成熟前採下葉與花，因爲此時精油含量最豐，然後再以蒸餾萃取。此精油爲無色或淡黃色，香味清涼怡人，強烈、具穿透性，給人能夠深呼吸的感覺。新鮮的油很稀薄，但放越久會越黏、顏色越深。

主要成份：主要成份是薄荷腦，佔40％～70％左右，但比率會隨各品種、土壤、出産地而異。薄荷腦是非常罕見的物質，爲白色的結晶體，在口中能産生清涼感。其他的成份依植物而有個別差異，可能還包括20％～30％的香芹酮、桉油醇、檸檬烯、薄荷醇、蒎烯、百里酚、些許的醛、酸與纈草酸。

其他種類的薄荷也可蒸餾精油。胡薄荷爲匍匐植物，遍佈於全世界，胡薄荷酮（pulegone）爲其主要成份。綠薄荷（M.spicata）大部份在美國萃取，精油含大量的香芹酮。另一種美國的薄荷——香水薄荷（M.citrata），或稱檸檬薄荷，是胡椒薄荷的後裔，含有芳樟醇與乙酸芳樟酯。

注意事項：小心使用薄荷精油，注意以下原則：
● 絕對不要用未稀釋的精油，否則會引起不良反應。

● 千萬不要單用薄荷泡澡。
● 絕對不要單用薄荷精油塗抹全身。因爲薄荷腦會讓人全身發冷，可能發生危險。
● 晚上勿使用薄荷，否則會徹夜難眠。
● 採用順勢療法時勿使用薄荷，會消解其作用。

❖用途

治療與美容

這種精油適用於神經系統，具有調節與鎮定作用，薄荷腦則是藥品中常見的心臟補劑。

薄荷也是良好的清血劑，因爲它具有消毒與抗菌的作用。如果有粉刺或斑點，不妨多喝薄荷茶。倘若覺得噁心想吐，這種薄荷茶也很有效：將30毫升的新鮮碎薄荷葉或乾薄荷葉放入600毫升滾水中，浸泡5分鐘後喝，如果喜歡可加蜂蜜。

瘀傷與腫脹時，將20毫升的大豆油與15滴的薄荷混合，立即塗在患處。接下來每隔數小時重覆塗一次。

若是牙齦腫、鵝口瘡或口腔潰瘍時，混合10毫升的白蘭地酒或威士忌，5滴的薄荷與300毫升的開水。一天中用此漱口數次，直到漱口水用完爲止，每次儘量含在口中久一點。

薄荷也是治牙痛的聖品。在一片脫脂棉花上滴數滴的薄荷，放在嘴中，作爲麻醉止痛劑——這是薄荷的神奇屬性，可以減輕疼痛。薄荷的抗菌作用也能消毒蛀牙，但仍然別忘了去看牙醫。

如果鞋太小，而使得腳踝腫痛，不妨混合10滴的薄荷與10毫升的葡萄籽油，揉搓腳心，再穿上襪子、緊的鞋子或靴子。這對赴舞會前或必須久站的人，尤其有效。擦好後不要忘了用肥皂洗手。

（亦參閱腹痛、神經性厭食症、絞痛、咳嗽、痙攣、痛經、蚊蟲咬傷與壓力。）

烹調

　　薄荷極少用來煮菜，但生薄荷自古以來就是調味聖品——羅馬人將羊肉配綠薄荷的作法與薄荷醬傳到英國。薄荷是著名的助消化劑，根據皮里尼所言：「薄荷的香味能醒腦開胃」。傳統的烹飪法會用薄荷枝配新鮮馬鈴薯、豌豆與多種蔬菜料理；葉子也能用於替果凍、冰淇淋、餡料與水果點心調味。薄荷常見於中東與印度的料理中，與乳酪和椰子混合，調製成調味料與甜醬，也可放入著名的碎麥沙拉中－tabbouleh。薄荷加中國綠茶泡製成著名的摩洛哥薄荷茶。許多消暑的飲料都用新鮮薄荷讓風味清涼有勁，如冰鎮薄荷酒。有一種薄荷烈酒「Creme de Menthe」也是名聞遐邇的酒品。新鮮的薄荷濃汁可用來製作令人垂涎三尺的家庭式薄荷冰淇淋。

其他用途

　　薄荷精油廣用於藥品方面——牙膏、漱口水、按摩霜，有時候薄荷腦也會與煙草一起製成香煙。

芥末　Mustard

學名：白菜屬　Brassica nigra and Brassica juncea
　　　十字花科　Cruciferae

　　能產生調味品芥末的芥籽有三種。前兩種種類十分接近：Brassica nigra，即黑芥末，可能原產於中東，以及Brassica juncea，即棕芥末，可能原產於中國與印度，而可蒸餾製成藥用精油的種籽就是這兩種植物。第三種是Sinapis alba，亦稱爲白芥末（Brassica alba），原產於地中海，這種芥末是芥末與水芹的苗木，現在是歐洲油菜的苗木。所有種類的芥末都是十字花科，特色即是開十字的花，之後結出含種籽的平滑垂直豆莢。黑芥末最大型者，可高達2.8公尺。這三種芥末均遍佈全世界。

　　古埃及墳墓中可見芥末種子，以及芫荽、歐芹、蓮子等祭祀獻禮。早在第一王朝的石碑與草紙手稿中即提到這種植物與種籽，梵文也在公元前三千年即提到芥末，這表示芥末一定是最古老的香料之一，甚至有些資料顯示，石器與鐵器時代曾種植芥末。希臘羅馬人也知道芥末，根據古籍的傳說，人類是透過醫神埃斯丘雷皮亞斯（Aesculepius）以及農業與種籽女神塞瑞斯（Ceres）的指引才知道芥末的。羅馬人將種籽浸在新葡萄酒中，稱成品爲「mustrum」或「mustrum ardens」，意爲燃燒的新葡萄酒，英語芥末的語源（mustard）即來自於此字。羅馬人將種籽帶到英國，早期的移民又將此植物引入北美。

　　英法兩國都以芥末的生產聞名。一千年前聖傑曼・德斯・培瑞（St Germain des Prés）的僧侶因種植芥末而名噪一時，早在一三三六年勃艮地（Burgurdy）即記錄芥末的製造與食用：一六三四年狄戎（Dijon）獲得生產芥末的獨佔權…英國自羅馬時代以來便知道芥末…莎士比亞時代的生產中心是土克斯伯利（Tewkesbury）…十八世紀初，杜漢（Durham）變成要地…一百年後，由

於科曼(Jeremiah Colman)的影響，英國的芥末業轉以諾威奇(Norwich)與東安吉利亞(East Anglia)為中心。

精油

來源及特性說明：芥末籽含有30%～35%的精油。先將種籽壓碎浸入溫水中，經發酵作用釋出油質後，再進行蒸餾的過程。這種浸泡過程是必須的，因為所謂的芥末油，即異硫氰酸丙烯脂(isothiocyanates)，在活的植物中不具活性，唯有組織破裂浸溼後，酵素才會釋出油質。

這種精油很稀，色澤淡，略帶黃色，氣味十分辛辣嗆鼻，會刺激眼睛流淚（此特性如辣根）。在日光下，油會轉為紅褐色，在容器內留下油質沈澱的膜。

主要成份：異硫氰酸丙烯酯(allyl isothiocyanate)

注意事項：這種精油不易取得。由於作用很強，因此發生過多次因劑量使用不當引起皮膚灼傷的事件，有神經方面問題或過敏者應避免使用，它會使皮膚問題更加惡化。

❖用途

治療

神經痛、風溼病、坐骨神經痛、腰痛等所有疼痛，都可外塗芥末精油。確定自己不會產生不良反應後，用少許精油按摩患部，一天數次，疼痛會立即消除。其原理是芥末刺激皮膚讓血流到表面，因此會幫助深層的組織消炎。將新鮮的芥末籽搗碎成糊狀，作成藥膏塗上，也可治上述的疾病。此糊劑也可敷在身上，消除諸如咳嗽與感冒等胸部感染以及肺病。最省時間的方法是用芥末粉。

儘量不要讓芥末油靠近眼睛，會造成刺痛不堪。萬一不小心

碰到了，用冷水沖洗眼睛，接著用洋甘菊或玫瑰敷布貼敷。

　　數百年來芥末足浴一直是英法兩地的傳統，在美國，芥末籽等成份製成的藥膏是滑雪者與健行者愛用的冬季暖腳聖品。（亦參閱支氣管炎、肺炎、呼吸系統問題。）

烹調

　　雖然葉子可食用，但烹調所用的部份只限於種籽。美國南方腹地的綠芥末是非洲芥末的變種。大部份的種籽都磨成粉，製成各式各樣的芥末粉，色澤較深者則保留種籽皮。芥末是肉食的傳統調味料，因爲芥末可以防食物腐壞；而種籽也是醃漬用品，可用以醃黃瓜。芥末籽與芥末油常見於印度料理。

　　使用乾的英國芥末時，混合冷水（熱水會讓酵素失去活性）浸十分鐘左右，讓酵素釋出油的嗆味。如果在烹煮的過程中要放芥末，宜在快煮好的時候加入，並用小火煮。

沒藥　Myrrh

學名：沒藥屬　Commiphora myrrha
　　　橄欖科　Burseraceae

　　沒藥屬有許多種類，穗狀花序、有瘤節的以及矮灌木，原產於中東、北非、北印度。在紅海沿岸、伊朗、利比亞、阿比西尼亞、索馬利亞的沿岸生長茂密，庭園栽種與野生兼有之。三小葉的複葉罕見，上面滿佈絨毛，灌木的莖與嫩芽會流出樹脂，可製精油。真正的沒藥，即Myrrhe hérabol，栽植於阿拉伯各國，也稱土耳其沒藥(Karam)。阿比西尼亞與索馬利亞的沒藥稱為bisabol或bdellium（學名C.abyssinica），類似於印度沒藥（稱為Indian bdellium），其精油品質遜於真正的沒藥。

　　古人已認識沒藥之療效。古埃及人用作宗教儀式與烘薰消毒的焚香。被稱為「punt」或「phun」，是埃及著名香水「姬妃」(kyphi)的成份之一，當時用於治花粉過敏，也是屍體防腐的主要成份。摩西受神諭帶沒藥出埃及，俾使以色列兒童能持續禮拜，沒藥也是東方三博士贈給聖嬰的三件禮物之一。在《新約聖經》中，尼可德摩斯(Nicodemus)命令用100磅的沒藥與蘆薈塗基督的身體，此為猶太人當時的習俗。希伯來人在參加宗教儀式前，用沒藥泡酒喝，以提高意識狀態。犯人處決前數小時也讓他們喝此藥酒，減緩精神的痛苦。

　　《新舊約聖經》、《可蘭經》、希臘羅馬經典中多次提到沒藥的醫療屬性。希羅多德(Herodotus)、泰奧弗拉斯托斯與普魯塔克讚頌沒藥，狄歐斯科里德與皮里尼將沒藥歸為藥用，記錄了多種醫療藥膏。

　　一五四○年蒸餾出精油，科迪亞斯(Valerius Cordius)與加斯納(Conrad Gesner)說明如何用樹脂製造油膏。他們把沒藥歸類為外用，作為癒創藥膏。後代的一些處方，如「昏迷精華露」

(l'elixir de Carus)、「費歐拉葛提香膏」(baume de Fioraventi)、「司令香膏」(baume de commandeur)或「撒馬利亞香膏」(baume du samaritain)等都是以沒藥爲主。沒藥可治刀傷、燙傷、傷口，作爲黏膜炎與支氣管炎的祛痰劑，以及薰香消毒之用。一六○八年紀伯(Philippe Guybert)的《良藥 *Medecin Charitable* 》記載：「沒藥能讓身體暖和，同時又有乾燥、清潔、強化的作用，能治陳年的咳嗽、生理期遲至等問題。是一帖良方。」在《簡單的草藥特性 *Traite des Drogues Simples, 1699*》中，雷梅里證實沒藥是良好的調經藥，建議用來助產與治療疝氣。一七六五年卡特瑟(Cartheuser)的《醫療物品 *Matiere Medicale* 》亦證實上述的功效，也記載了沒藥治療皮膚潰瘍與其他皮膚病的效果。沒藥混合鼠尾草，能強化齒齦，是蛀牙的一流消炎藥，在印度的阿輸吠陀療法中，沒藥仍供此用，與他們的傳統用藥並列。一九二八年的《 *Officine de Dorvault* 》列出不同時期的藥局配藥，其中便記載了醫院用沒藥治療褥瘡，到現在仍有「沒藥靈」(Myrrholine)這帖藥。

精油

來源及特性說明：有關沒藥屬各種植物的起源與辨識，至今仍有許多未解的疑問，尤其在植物學上更是如此。這種樹的樹皮裂痕會自然流出樹脂，但也可用割皮汲汁。樹脂爲淡黃色，但硬化成不規則的硬塊時會變紅，常有白色條紋，有強烈的香脂氣，可聞到樟腦味，又辣又苦。有些製造商在蒸餾時加入阿摩尼亞，以增加產量，但這會喪失精油的療效，因此必須小心選購最純粹的精油。市售的沒藥有精油、純酊劑（如安息香）與粉狀。

主要成份：酸（乙酸、甲酸、沒藥酸、三棕櫚酸甘油脂等），醇、醛（肉桂醛、小茴香醛等）、糖（阿拉伯糖、半乳糖等）、酚（丁香酚、m-甲酚）、樹脂、萜烯（杜松烯、二戊烯、

檸檬烯、松油萜等)。

※※※※※※※※※※※※※※※※※※※※※※※※※※※※※※※※※※※※※※

❖用途

治療

只要是純沒藥,就是所有皮膚病、疤、皮膚感染與潰瘍的良藥。治療諸如粉刺、皮膚炎等皮膚病,以及消炎時,混合10毫升(2茶匙)的大豆油與2至4滴的沒藥塗在患部。

可加入其他芳香的精油以調和氣味,如薄荷或豆蔻。沒藥可製成漱口水,有喉嚨與牙齦毛病時漱口,可產生抗菌、鎮定的功效。將1滴沒藥與1滴薄荷或豆蔻加入一杯水中漱口,但不要吞下。以鼻竇炎為例,沒藥的蒸氣也是絕佳的抗菌吸入劑。

(亦參閱口臭。)

美容

如安息香的沒藥純酊劑(參閱77頁)可作為潤膚水,用來收斂毛乳。

(亦參閱指甲。)

其他用途

沒藥是焚香的主要成份之一,可做為家庭用的薰香。一如安息香,也是良好的定香劑,是許多百花香與香丸的材料。

香桃木　Myrtle

學名：桃金孃屬　Myrtus communis
　　　桃金孃科　Myrtaceae

　　這種常綠的芳香灌木原產非洲，遍佈於地中海一帶。一五九七年引入英國，但只在南部或溫室中生長茂盛，亦可作爲盆栽。葉型小，具閃亮的光澤，顏色深綠，含有充滿精油的小囊。花朵色白而芳香，爲五瓣，有一大束纖細美麗雄蕊散放。會結出紫黑色的漿果。在天然的產地上，香桃木可長成喬木的高度，達4公尺左右。

　　古埃及人知道香桃木的療效，用葉子泡酒以退燒、防止感染。後來的泰奧弗拉斯托斯也確認它在醫療上的地位，並指出最好的芳香樹來自埃及。狄歐斯科里德使用一種泡香桃木葉子的藥酒治病，能健胃，治療肺與膀胱感染以及吐血的病患。

　　一八七六年德・薩維涅克(Delioux de Savignac)醫師大力鼓吹用香桃木治支氣管感染、生殖、泌尿系統毛病與痔瘡。香桃木雖已激起醫界人士的熱情，但直到十九世紀，它的藥物屬性才得到充分的研究。一位名叫林那里斯(M.Linarix)的人士，在論文中再度證實古代典籍中列出的香桃木屬性，斷定香桃木是所有香脂樹種中耐力最強者。

　　維納斯在基西爾(Cythere)島上因裸身羞赧，躲在香桃木灌木林後。感謝之餘，她成爲香桃木的守護神，香桃木也成了她的最愛。

　　在聖經時代，猶太婦女婚禮當天頭戴香桃木花環，象徵鶼鰈情深，好運連連。至今，橘色的香桃木花仍是傳統的新娘捧花。過去法國南部的婦女，每天喝一杯香桃木汁，保持青春美麗。

　　法國南部的人們過去在住家附近種香桃木避邪，但必須是婦女親手栽種者才能見效。

精油

來源及特性說明：唯有新鮮的葉子才可供蒸餾。所萃取的精油呈流質狀，爲清澈的黃色或黃綠色，聞起來有樟腦味與胡椒香，類似月桂。

主要成份：莰烯、桉油醇、 牛兒醇、芳樟醇、桃金孃烯醇與蒎烯。此油亦含有大量的丹寧酸。

❖用途

治療

由於含丹寧酸而具收斂作用，香桃木是治痔瘡的良藥。將6滴香桃木油加入30克的冷霜中，充份調勻。有劇痛，腫脹難忍時，每天塗幾次。

（亦參閱痔瘡、帶狀疱疹、蚊蟲咬傷。）

美容

由於葉子有收斂作用，十六世紀時用於清潔皮膚。法國曾製造一種稱爲「天使之水」(eau d'anges)的特殊化粧水，有潤膚與收斂作用。

粉刺使用香桃木極爲有效，尤其適合帶白頭粉刺的疼痛膿疱。混合10毫升葡萄籽油、1滴小麥胚芽油、7滴香桃木，每天塗數次，直到好轉。塗油前先用以下的清潔液洗淨皮膚：混合50毫升玫瑰純露與5滴香桃木，可收斂容易長嚴重粉刺的油性皮膚。

烹調

地中海國家的菜餚，常將肉類與鳥肉包在香桃木葉中，或塞入香桃木葉烹煮熟，以讓味道滲入肉中。烤肉時，可以用香桃木

的樹枝燻烤。其漿果可食用，過去曾如胡椒般地烘乾，可以代替杜松使用，但味道較溫和。

其他用途

香桃木和尤加利一樣是驅蟲樹，如果飽受蚊蟲肆虐之苦，不妨種幾棵。不但向蚊蟲咬傷說再見，其清新、舒爽的樟樹香味也可淨化房間，因為這種香味有益於呼吸系統。

香桃木的花可曬乾做成百花香；含大量油質的葉子過去是木材家具的芳香拋光劑；樹皮與根（因為含丹寧酸）過去也供鞣皮之用。

橙花 Neroli

學名：柑橘屬 Citrus aurantium bigaradia
芸香科 Rutaceae

　　橙花精油萃取自酸橙、苦橙或塞維爾橙樹的花朵，又稱
Citrus bigaradia或畢加勒橙。在苦橙喜愛的地中海型或副熱帶
氣候下，可長到9公尺的高度。（另請參閱佛手柑、橙與苦橙
葉。）

　　雖然自一世紀以來，橙即為人所知，但橙花精油一直到十七
世紀末才開始出現。一般認為，橙花(Neroli)的名稱是紀念內若
里（Neroli，位於羅馬附近）公主安娜瑪麗亞德拉特拉摩爾
(Anna Maria de la Tremoille)而來。這種油與花朵的療效，在
十七世紀時尤其受威尼斯人的重視，威尼斯人用橙花預防瘟疫與
其他熱病，他們喝橙花茶，用蒸餾水抹身體，一天兩次。曾有一
度馬德里的妓女都擦橙花香水，尋芳客聞到此香即知對方是妓
女，但現在橙花香水有了一百八十度的轉變，成了純潔的象徵，
花朵則用於新娘頭飾。

　　苦橙樹與精油的主要生產國是義大利、法國、突尼西亞、埃
及與西西里。最上乘的精油來自突尼西亞、西西里與法國，但法
國的產量近年不斷下滑，全世界的年產量不及2噸。製造1公斤的
精油需要1噸的花朵，因此橙花精油十分昂貴。

精油

　　來源及特性說明：蒸餾塞維爾苦橙或酸橙的花朵，可得橙花
精油。新鮮精油呈黃色，暴露在光線與空氣下會轉成紅棕色，如
此則不適用於醫療。香味絕妙，有濃烈的甜橘子香，又帶著一股
淡淡的苦味。

蒸餾的副產品是橙花純露——橙花泡水的溶液——可做藥品與烹調用品。

主要成份：乙酸酯、二戊烯、松油醇、金合歡醇、　牛兒醇、吲哚、茉莉花酮、玦烯、α和β蒎烯、橙花醇、苦橙花醇，以及一些安息香酸與些許的碳水化合物。

注意事項：由於價格高昂，橙花精油中常混摻苦橙葉精油，這當然會減低它的醫療價值。

❖用途

治療

橙花的屬性是鎮定、抗痙攣、平衡、解毒、以及略微催眠。橙花一直是我最喜歡的精油之一，因為它芳香怡人，兼具醫療效用，尤其適用於治療神經系統。橙花可立即消除焦慮與神經性憂鬱——在10毫升的大豆油或杏仁油中混合3滴橙花，依順時針方向用此調油揉搓太陽神經叢、頸背與太陽穴，之後深呼吸並放鬆10分鐘，就會產生平靜的感覺，立即消除神經緊張。這種平靜與放鬆效果對孕婦彌足珍貴：一碗溫水加數滴橙花，在陣痛期間放置床邊。用橙花為新生兒洗澡也是安全無虞。請在一瓶蓋的嬰兒洗髮精中加入一滴橙花精油，再倒四分之一於水中給寶寶泡澡。

此精油所含的輕微催眠作用可幫助失眠者入睡，為天然的鎮定劑，上床前，將數滴精油滴入溫水中泡澡。或用乾橙花泡茶——稱為酸橙茶，在睡前飲用，亦可幫助消化。或在靠床近處擺一盆橙樹（參考苦橙葉）。

每天用橙花精油按摩，也可治循環不良。橙花茶是天然的清血劑。在熱水澡中加入數滴的精油，對經前症候群也有幫助。（亦參閱背痛、疲勞、水腫、心悸與壓力。）

美容

　　橙花是「匈牙利水」的成份之一，橙花精油與佛手柑精油同為十八世紀初首度問世的香水成份。

　　橙花也適用於治療粉刺：混合等量的橙花精油與另一種精油，可用杜松、薰衣草或丁香，在盆中加入熱水，水溫可為手掌所忍受，然後滴入三滴調油，用毛巾覆蓋頭，低頭俯視，用芳香蒸氣蒸臉。

　　橙花純露也是良好的潤膚水。據說法國皇后安托瓦內特（Marie Antoinette）便是用橙花改善她鬆弛的皮膚。

烹調

　　苦橙的果肉極酸，無法入口，但卻是烹調用最佳之柑橘類果實。塞維亞橙即為製造橘子醬的柑橘，其果汁與皮肉做苦橙醬，成為一種搭配鴨肉的法國精緻美食。由於苦橙皮特別芳香，可糖漬，調製糖漿並用以乾化，乾化的苦橙皮是法國燉牛肉、燉羊肉與一些魚肉料理的配菜。使用苦橙皮是最佳的選擇，因為甜橙為了賣相常被染色、澆灑藥劑。苦橙的皮與精油還可製造橘子酒如Curacao，Grand Marnier，Cointreau酒。

　　橙花純露有時可在希臘或塞浦勒斯商品專賣店購得，藥房也可找到其他橙類的橙花純露，但購買時需確定是否適用於烹調。橙花純露是許多北美與中東料理的材料（玫瑰純露亦是），橙花醬也是大家熟悉的食物。橙花純露（或用花朵自製熬汁），可加在蛋糕、乳霜、蛋塔與薄餅糊中增香，同時也助消化。

綠花白千層　Niaouli

學名：白千層屬　Melaleuca viridiflora
　　　桃金孃科　Myrtaceae

　　綠花白千層是白千層的近親，主要生長在新喀里多尼亞島（New Caledonia）與澳洲。與白千層相同，綠花白千層也是常青樹，有會剝落的海綿樹皮、長茅狀的葉子、以及穗狀花序的白花。葉子極為芳香，新鮮葉子與樹枝可蒸餾出精油，這種精油稱為高門油（Gomenol），因為過去在新喀里多尼亞島附近的高門島萃取。

　　雖然綠花白千層受到當地人的高度重視，用於退燒、治療傷口，並認為適用於腹瀉與風濕，但似乎直到十七世紀，綠花白千層才在歐洲出現。

精油

　　來源及特性說明：這種油流動容易，為淡黃色，依土壤的含銅量而異可轉為暗黃色，而由精油中可測知含銅量。有強烈辛辣味，濃郁的香脂味中帶樟樹氣息。香味與療效類似於白千層。

　　主要成份：桉油醇（50%～60%），加上一些酯（丁酯與異戊酯）、檸檬烯、菠烯與松油醇。

❖用途

治療

　　綠花白千層被視為強效的抗菌劑，是藥劑師與芳香療法師用於治療泌尿系統，如膀胱炎與白帶以及肺病，如氣管炎、黏膜炎、流鼻水或鼻塞的處方，具強效且無副作用。

我常在綠花白千層中調入其他精油，尤其是尤加利、松樹與香桃木，用來治療肺病、呼吸疾病、感冒、流行性感冒。治療流行性感冒可用以下的蒸氣吸入法，效果最佳：在一個大盆中盛滿熱水，加入2滴綠花白千層精油、各一滴尤加利與香桃木，頭蓋毛巾吸熱氣。接著再用以下調油揉搓胸部、鼻竇、太陽穴與頸背：混合10毫升大豆油、5滴綠花白千層、2滴尤加利與1滴香桃木。

膀胱炎、白帶與發癢時，綠花白千層為一大聖品。使用淨身盆，加入2滴綠花白千層與一些自然無香精的肥皂碎片，或15毫升海鹽。之後再調油塗抹肚子和下背部，一日數次：混合5毫升大豆油與5滴綠花白千層。這兩種療法很適合房事後引起發炎與膀胱炎的婦女。

要防止空氣傳染疾病，可在噴霧器中混合300毫升的溫水與5毫升綠花白千層精油，噴灑室內。噴灑在接待室之類的公共場所尤其有效。

（亦參閱黏膜發炎、胸部感染、牙齒膿腫、皮膚病、發燒、花粉過敏、頭痛、神經痛、肺炎、鼻竇炎、僵硬、蚊蟲咬傷與喉嚨痛。）

獸醫方面

法國許多獸醫都用此精油醫狗：用冷開水稀釋綠花白千層精油，能有效治療細菌感染的傷口與所有的皮膚炎；也可以直接塗在犬類患風濕的四肢關節上。

我用綠色白千層治療我的兩隻波斯貓，牠們因鼻子瘸平而有呼吸問題。我先好好刷理牠們，之後在手上抹一些綠花白千層，用手刷牠們全身的毛、背、腰與前胸。這不僅能防止貓兒們染上跳蚤，也有助於他們的呼吸功能，強化免疫系統。

肉豆蔻與肉豆蔻皮　Nutmeg and Mace

學名：肉豆蔻屬　Myristica fragrans
　　　肉豆蔻科　Myristicaceae

　　這種能製造肉豆蔻與肉豆蔻皮的樹是大型的常青樹，原產於摩鹿加，如今也生長在其他熱帶國家，最著名的就是西印度群島的格拉那達。此樹高達18至24公尺，有雌雄株之分。在正常的栽種方式下，雄株與雌株的比例是1：10～12，結果產生所謂的一夫多妻樹。肉豆蔻樹要到八、九歲時才會開花結果，到此時才有交配能力，結出約百顆果子。到了30歲時，每年有3000－4000顆的產量，樹木可足足結果七十年。

　　黃花開了之後會結出黃色如杏子或李子的果實。果實裂開後，露出黑色種籽——肉豆蔻，外面包覆一層紅色有花邊的假種皮——肉豆蔻皮。這兩種香料分別曬乾，主要的產地都在摩鹿加與格拉那達，後者每年出口2,000噸左右的肉豆蔻到美國。肉豆蔻比肉豆蔻皮還易於購得、也更普遍，因此肉豆蔻皮較昂貴，肉豆蔻皮只有肉豆蔻重量的五分之一，100顆肉豆蔻只能製出75克的肉豆蔻皮，無怪有此結果。

　　古代似乎已出現肉豆蔻與肉豆蔻皮，但十二世紀時，這種香料肯定是由阿拉伯商人帶到地中海一帶的。不久後，沙雷諾學派記載了肉豆蔻使用過量引起中毒的情形，他們推崇肉豆蔻有強心的功用，但也記載高劑量引起出血與致命。記載大意如下：「一顆肉豆蔻頂呱呱，再來一顆差一點，三顆入肚要人命。」

　　過去有段很長的時間，這兩種香料被葡萄牙與荷蘭壟斷，直到波夫赫（Pierre Poivre）從香料群島走私一些小樹出來才停止。當摩鹿加成為大英帝國的一員時，這種樹被移植到西印度群島，在當地茂盛地生長。

　　十八世紀時，肉豆蔻與肉豆蔻皮載入法國的古抄本中，普里

尼（Pulligny）寫了一本以876頁的篇幅，專門介紹肉豆蔻樹與其
香料的書。在民俗療法中，口袋裡裝一顆肉豆蔻據說能治療腰痛
與風濕。

　　現在肉豆蔻精油的主要產地是美國、加拿大、新加坡，每年
產量分別是20至30噸、5至10噸、1至2噸，此乃1987年的數據。
美國是肉豆蔻精油的最大消費國，有30噸的消耗量，接著是英國
的10噸。只有一些用於香水業，如此產生一個令人憂心的問題，
其餘的用在食品業嗎？

精油

　　來源及特性說明：肉豆蔻精油蒸餾自搗成泥狀的肉豆蔻果
核，島上製造的油會在法國重新蒸餾一次，以改良其品質。肉豆
蔻皮精油蒸餾自肉豆蔻的假種皮。此兩種精油很類似，顏色淡
黃，流動容易。肉豆蔻精油有香料味，辛辣而怡人，而肉豆蔻皮
精油的香料味則更濃郁。兩種精油放久後都會變成深咖啡色，味
道難聞，帶著酸味，聞起來像松節油，切勿購買或使用這種油。

　　主要成份：兩種油都含有肉豆蔻油醚（myristicine），有少
量的龍腦、樟烯、二戊烯、　花烴、　牛兒醇、芳樟醇、蒎烯、
皂精（sapol）、松油醇、醋酸、丁酯、辛酸、蟻酸、肉豆蔻酸。

　　注意事項：肉豆蔻油醚有麻醉、產生幻覺及產生劇毒的作
用，對懷孕婦女尤其不利，黑胡椒、胡蘿蔔、歐芹與芹菜籽也都
含有此成份。除非是治療師，我不建議他人使用肉豆蔻精油或肉
豆蔻皮精油。精油不可放在兒童伸手可及之處，也絕不可食用。
兩種香料用量過多時都可能產生副作用，包括劇烈頭痛、抽筋及
噁心。此二香料由於會產生幻覺，故一直被當作藥物，摻入濃縮
的精油中可能會致命。

　　這兩種精油我都不常用，尤其肉豆蔻對皮膚的刺激極大，會
引起紅腫過敏。在印尼，蒸餾工人用西谷椰子粉塗在臉上，保護

自己不受到肉豆蔻的傷害。我寧願以其香料烹飪來享受其療效，而絕不用精油。

―――――――――――――――――――――――

❖用途

治療

　　十八世紀在法國，肉豆蔻皮被歸類有具補身、激勵、滋補心臟的作用，有助於消除疲勞，提神醒腦。其消化屬性至今仍倍受推崇，可治療消化不良、腸胃脹氣、經前疼痛。肉豆蔻同為補身劑，有益心臟，適用於康復期，並消除疲勞。肉豆蔻以流產劑聞名，過去在馬來西亞曾用來助產，孕婦應避免使用。
（亦參閱背痛。）

烹調

　　適量的使用兩種香料都可增添食物的風味，同時增進身體健康。為消除疑懼，在此特別說明，至少要吃整整兩顆肉豆蔻，才會出現幻覺。肉豆蔻皮有葉片狀（乾的肉豆蔻皮）或粉狀（經研磨），香氣消失得極快，因此一次不要買多。用於蛋糕、甜點、香腸與咖哩料理。我喜歡用它激勵消化功能與神經系統，放入濃稠的米布丁中、或和芫荽一起炒蛋。

　　肉豆蔻有粉狀或整顆出售，用新鮮肉豆蔻以特製研磨機研磨者最佳，可加入蛋、調味汁（例如配花椰菜的白醬或乳酪醬）、蛋糕中，增添辛香味。配洋蔥與菠菜風味尤佳，在馬鈴薯上撒上一層，賣相與滋味更出色。肉豆蔻也可加入香腸、義大利餃子與許多東方辛香的料理中。在熱飲中灑一層肉豆蔻，如熱巧克力，有提神醒腦的作用，除非你必須熬夜，否則不要晚上喝。

　　印尼人用肉豆蔻皮與肉豆蔻旁的少量果肉製成糖果；在加勒比海地區，人們等外層的果肉發酵後，拿肉豆蔻製成類似白蘭地的飲料。

橙 Orange

學名：柑橘屬　Citrus aurantium sinensis
　　　芸香科　Rutaceae

柑橘屬的植物包括許多常青或半常青的喬木與灌木，原產於東亞，以果實聞名。今日所有柑橘屬品種的祖先或許是較酸的苦橙，即塞維爾橙。另一種主要的橙類為甜橙(C.sinensis)與桔(C. reticulata)，柑橘屬的其他植物還包括：檸檬、萊姆、葡萄柚，以及所有亞種與混種。芸香科的成員龐大，僅其中少數包括柑橘屬為喬木。

橙樹依種類與氣候可長到4.5至10公尺不等。橙葉大，色深綠而具光澤，橙花則為白色。果實的形成需耗時一年，因此一棵樹上往往開花又結果。熱帶地區的橙在成熟時是綠色，而亞熱帶區的橙通常為橘色，這其實是橙樹對略寒的冬季氣候之反應。溫帶地區的橙必須生長在溫室中，如同十六、十七世紀皇宮與城堡著名的橘子溫室，但盆栽的橙樹可在夏季時置於室外，冬季再移到室內。橙與其他柑橘類的植物也可作室內或盆栽植物。

阿拉伯人最早將橙帶到地中海區，或許早在一世紀時。但橙直到八世紀才供藥用，當時摩爾人將南西班牙的一大部份，包括塞維爾變成廣大的橙園。他們記載了如何為橙樹防寒，以及喝橙花純露或浸汁來預防宿醉與消化不良。

一般認為橙是在一二九○年時傳到英國，當時卡斯托的艾蓮娜(Eleanor of Castile)從西班牙船上買了七棵。之後橙成為普遍的水果，連倫敦都有女孩沿街兜售，其中有一位名叫葛溫的女孩，因招攬技巧高明，受到查理二世的特別讚許。

將橙帶到新大陸的人是哥倫布，一四九三年他從加納利收集到種籽與樹苗，並種在伊斯帕尼奧拉島(Hispaniola)。佛羅里達早在一五三九年就有種植橙的記錄，現在為柳橙的一大產地。橙

樹如今遍佈世界——北非、土耳其、南法、義大利、西班牙、以
色列、埃及、南非、美國（尤其是佛羅里達與加州）、西印度群
島、巴西、墨西哥。

　　阿拉伯人首先提到橙與各種橙油的醫療價值。法國人似乎到
十六世紀左右才知道其價值，因為橙在過去乃是奇珍異品。法文
起初稱之為「pommes d'orange」，視為奢侈品，是聖誕節與新
年的貴重禮物。但到了十八世紀，橙即記載為藥用，治療癲癇、
憂鬱症、氣喘、絞痛、噁心、陣痛與各種神經疾病。近代的勒克
萊爾醫師與摩利醫師等人認為橙能健胃、抗痙攣、助消化，適用
於胃炎、脹氣、消化不良，是治便祕的聖品。橙也有助於免疫系
統，是天然的清血劑，為神經系統的鎮定劑。

精油

　　來源及特性說明：以壓榨橙皮的方式萃取精油，橙精油為淡
橘色，橘子味很重，由於外皮含蠟，故不是完全清澈。

　　主要成份：含有90％的檸檬烯，以及醛、檸檬醛、香茅醇、
牛兒醇、芳樟醇、鄰氨基苯甲酸甲酯（methyl anthrani-
late）、壬醇與松油醇。

　　注意事項：所有的柑橘類精油均不易保存，因此要貯存在深
色的瓶罐中，仔細蓋緊放在陰暗處，務必不要買多。當色澤變
深，味道難聞時，便得丟棄。

　　許多市售的橙為增艷而噴撒上乙烯，有些則在橘皮打上食用
臘以保持水份，尚想得其療效，當然必須採用未經人工加工者。

❖用途

治療與美容

　　新鮮的橙具有多種有益健康的屬性。它富含一種特別的生物

類黃酮，有時稱為維生素P，能強化微血管與血管系統，並含有大量的維生素B與C，後者是最為人知的健康要素，但果肉與果汁只含有25％的維生素C，外皮和內皮的含量較多。橙的天然糖份有益於運動員與糖尿病患。橙也含有鈣、鎂、磷、鉀、鈉、硫、銅、鐵、鋅、溴與錳。

橙精油的價值正如生果一般高。我建議各位選用甜橙或苦橙的精油，此精油具有多種屬性：肌肉與神經系統的滋補劑；適用於濕疹與皮膚炎；尤可美膚，幫助皮膚恢復青春，抵抗皺紋。

若要消除日曬後的皺紋，可混合10毫升榛果油、4毫升杏仁油、2滴上乘的小麥胚芽油、8滴甜橙精油。輕輕按摩入皮膚，尤其是出現皺紋之處。一天一次，塗抹兩遍，最好在夜間用，它也能幫助你入睡。

有時還可將現榨的橙汁塗在皮膚上，停留數分鐘待其吸收，再用水洗掉，塗上以上的調油。常用此方法保養，你的皮膚會在短時間內恢復活力。

大吃大喝後的排毒方法，是只以柳橙果腹，橙汁與果實都吃，持續一、兩天。不要喝酒、汽水或果汁，因為這些飲料缺乏天然維生素與礦物質。

橙油適合做口臭、鵝口瘡、牙齦炎的漱口水。在一杯水中加2滴精油，每天用此漱口數次。

（亦參閱疲勞、更年期、水腫、心悸、經前症候群與壓力。）

烹調

無庸贅述，為求健康與美容，應盡量多吃生的柳橙或柳橙汁，但有些人說偏頭痛或關節炎患者應避免。甜橙是最佳的生食品，而苦橙（參閱橙花）則可用於烹調。可用幾瓣柳橙作為美觀的裝飾菜、生菜或水果。柳橙汁如同檸檬汁，可防止蘋果等水果切後酸化。

柳橙有許多調味的方式，甜橙果皮可以糖漬，而塞維爾橙的

滋味更好，橙皮的維生素C能增添許多料理的風味，最著名的莫過於橘子黃油薄餅捲（Crepes Suzette）。全麥的薄餅餬中可加一些柳橙汁，不但獨具美味，也讓薄餅更好消化。

其他用途

橙的精油用於許多行業——藥界用以加味藥丸；香水界取其甜香；糕餅業用於甜食；許多食品飲料廠商也是橙油的愛用者。

野馬鬱蘭 Oregano

學名：牛至屬　Origanum vulgare
　　　唇形科　Labiatae

　　這種植物為牛至屬成員，英文俗名源自希臘文oros（即山岳）以及ganos（歡樂），意指其鍾愛之生長區域。野馬鬱蘭遍布於全歐，以義大利與希臘為最（當地稱為rigani）。此植物類似馬鬱蘭，但花朵為深紅色，有匍匐性，莖可長到30至45公分高。花朵在七、八月間盛開。

　　翻遍古今歷史，馬鬱蘭與野馬鬱蘭一直被混為一談，無論在植物分類與烹調料理方面皆然，因此難以斷定何者是古代醫學論文中所指的草藥。泰奧弗拉斯托斯、亞里士多德、希波克拉底、狄歐斯科里德與皮里尼，都推崇野馬鬱蘭是呼吸系統、傷口、潰瘍與灼傷的強力抗菌劑，他們相信野馬鬱蘭有助消化。著名的羅馬美食家阿皮西亞斯(Apicius)撰有野馬鬱蘭的食譜，其中一種混合了鹽和野馬鬱蘭的調味料，至今仍風行不墜，尤其常見於義大利脆餅上。

　　在卡辛醫生有關常見植物的論文中（1837年），他建議以野馬鬱蘭精油治傷風與流行性感冒引起的疼痛，用於按摩身體以及泡澡；他也描述野馬鬱蘭有激勵、健胃、化痰、發汗與調經的屬性。勒克萊爾醫師證實野馬鬱蘭能有效治療呼吸系統疾病，也指出野馬鬱蘭適合因神經緊張或狼吞虎嚥而引起消化問題的人，為良好的興奮與健胃劑。

精油

　　來源及特性說明：蒸餾開花的部位，可得深黃至淡褐色的精油，有強烈的酚味，辛辣而帶香料味。

主要成份：這種植物與其精油極類似馬鬱蘭與百里香，正因如此，鄉村居民常稱野馬鬱蘭爲「牧羊人的百里香」，具有其他唇形科植物的屬性。

野馬鬱蘭是芳香療法中最重要的抗菌劑，其酚的含量在所有的芳香植物中居冠，而酚正是產生強力抗菌作用的成份。植物的化學成份因品種而各有差異，也會隨產地而變化，土壤的影響尤其重要。一般而言，野馬鬱蘭的含酚量（百里酚與香芹酚）極高，爲80％～90％，另含有一些龍腦、蒎烯、松油醇、與酯。

注意事項：購買野馬鬱蘭要十分小心，一定要向聲譽卓著的廠商購買，因爲此精油常被仿冒，往往完全以合成品混充。如果有任何疑點，大可改用生藥草享其療效。

❖用途

治療

野馬鬱蘭精油對濕疹、乾癬與眞菌感染（寄生黴菌）、風溼、帶狀疱疹疼痛、神經痛有效。

也適用於月經遲來的問題。混合5毫升杏仁油和4滴野馬鬱蘭調成按摩油，以順時針方向輕輕按摩肚子與下背部數分鐘。一天三次，可在早、午、晚按摩。

治療風濕時，以一杯亞麻籽、300毫升的滾水、10滴野馬鬱蘭油調製一種糊劑（參閱42～44頁）。先用數滴野馬鬱蘭清潔製作檯面，再調製糊劑。敷上糊劑後，待冷卻再洗掉。

之後混合10毫升杏仁油、2滴小麥胚芽油、8滴野馬鬱蘭油，輕輕按摩入患部。這種油也能有效治療坐骨神經痛、橈肱骨黏液囊炎與腰痛。

（亦參閱膿腫與癤、支氣管炎、絞痛、咳嗽、腹瀉、脹氣、偏頭痛、肺炎、蚊蟲咬傷。）

烹調

　　野馬鬱蘭可以當作馬鬱蘭使用，但味道嗆得多。市售製成乾貨的義大利種味道尤其強烈，爲義大利菜中極重要的藥草，是那不勒斯脆餅的調味品，但也用來搭配番茄、乳酪、豌豆、蔬菜、魚與肉的料理。

　　摩利夫人建議用馬鬱蘭與野馬鬱蘭煮磨菇，因爲所有的蕈類都含有一種非常不易消化的物質，稱爲甲殼質（chitin）。同樣地，煮包心菜、豆類、蕪菁時，此兩種藥草都可以用，這些蔬菜都同樣難消化，並且會引起脹氣。有一種稱爲「紅茶」的野馬鬱蘭茶，是瑞士人在吃完油膩食物後的飲料，能幫助消化瑞士火鍋，冬天吃這種料理能預防感冒。

其他用途

　　野馬鬱蘭的驚人抗菌力也能造福住家環境。不妨在洗衣精與其他家用皀精中加數滴精油，而在衛生紙或布上滴幾滴精油，則可用來清潔浴室的地板。

玫瑰草 Palmarosa

學名：香茅屬 Cymbopogon martini
**　　　禾本科 Gramineae**

　　玫瑰草是一種含大量芳香揮發油之熱帶草類植物，過去被歸於須芒草屬，現則爲香茅屬，與檸檬香茅和香茅的品種接近。玫瑰草有兩種，一種叫 Motia 或 Palmarosa，另一種叫 Sofia 或 Rusa。根據麥克米侖(H.F.Macmillan)的《熱帶植物栽植與園藝 *Tropical Planting and Gardening, 1935*》所述，當年前者在倫敦最高的索價是每磅5至6先令。

　　原產於中、北印度，而今也在非洲與馬達加斯加栽植，玫瑰草外觀纖細，會長出藍白色的圓椎花叢，成熟時呈暗紅色。

精油

　　來源及特性説明：玫瑰草精油也稱爲印度天竺葵或土耳其天竺葵精油，蒸餾自玫瑰草的葉與花。自十八世紀起，尤其在土耳其，常蒸餾用來仿製或混入土耳其玫瑰油中，因爲玫瑰精油十分昂貴。

　　主要成份：　牛兒醇（75%～95%），其他的醇類如香茅醇、金合歡醇，以及二戊烯等，但含量很少。

　　注意事項：玫瑰草精油價格不貴，但卻充斥著混摻松節油與雪松的不良品，選購時必須小心。

❖用途

治療

　　長期以來，印度人都用這種植物作爲抗感染與退燒的內服

藥，由於含大量的牻牛兒醇（一種天然的消炎抗菌劑），故不難得知有此效果。此種油也可健胃。

玫瑰草可消除流行性感冒與高燒的不適。混合5毫升大豆油、5滴玫瑰草，用此油按摩肩膀、太陽穴、鼻竇區以及耳後，幾乎可立即見效；此調油輕輕塗在創傷與傷口上，可加速治癒的過程。

美容

玫瑰草是粉刺等皮膚病的靈藥，因為它具有天然的抗毒成份。混合5毫升杏仁油或葵花油、幾滴小麥胚芽油、3滴玫瑰草，每天按摩兩次。這是治療粉刺、舊疤痕、皺紋，尤其是肇因於長時間日曬引起之皮膚問題與靜脈破裂的聖品。用棉花球沾玫瑰草油，直接塗在膿疱上，早晚一次。

烹調

印度與西非一帶將此種植物加入咖哩與肉類料理中，借以殺菌並幫助消化油膩食物的功效。

歐芹 Parsley

學名：洋芫荽屬　Petroselinum sativum／crispum
　　　繖形科　Umbelliferae

　　歐芹是原產於東地中海的耐寒多年生藥草，有人認為它原產於沙丁尼亞，但記錄指出，一五七八年時種籽才由沙丁尼亞進口至英國，在此之前，此種植物已由羅馬人傳到北歐。這種藥草有數種，捲葉或捲蘇苔狀的歐芹是英國最常見的飾菜，歐陸的平葉歐芹有濃密的裂葉，但並沒有這麼捲。平葉歐芹易與傻人歐芹（Aethusa cynapium）搞混，而傻人歐芹有毒。較少見的是來自南義大利的拿玻里歐芹，此種歐芹莖厚，在義大利的吃法如同芹菜，事實上其法文名稱即為「芹葉歐芹」（persil anx feuilles de céléri）。所有的歐芹都有狀如蘿蔔的食用根，漢堡歐芹（P. fusiformis）的栽種更是取其根而非食其葉。最常見的歐芹有深綠色的葉子，繖形的黃綠色花，花開後結籽。

　　「petroselinum」此字源於希臘文，意即岩石芹菜，乃是意指此種植物的天然棲生地。有趣的是，一般認為selinum就是希臘文的slinon（意思是芹菜）；羅馬人稱歐芹為「apium」，這也是歐芹的植物學名稱；法國的傻人歐芹稱為ache des chiens，ache一度也是野芹的名稱。由於芹菜也屬於繖形科，長久來兩者可能一直混淆不清。

　　古埃及人也像希臘人使用歐芹，他們編歐芹花冠戴在凱旋回來的士兵頭上。赫丘里斯殺了尼米亞猛獅後，頭上也戴了歐芹花環，此後尼米亞與科林斯地峽運動會（Isthmian games）的勝利者，便會頭戴歐芹，他們相信歐芹是從英雄阿契莫勒斯（Archemorous）的血液生長出來的，荷馬曾敍述過一位戰士的馬匹吃完歐芹後元氣大增，贏得馬車賽冠軍的故事。在《奧德賽》的故事中，賽斯（譯者註：Circe，把奧德賽士兵變成豬的女魔）

的草地上便長有歐芹。

　　皮里尼和蓋侖一致認爲調味汁與沙拉都少不了歐芹，皮里尼與迪歐斯科里德還認爲歐芹是利尿劑與通經劑；而阿皮亞西斯也吟歌讚訟歐芹；拜占庭人以歐芹作利尿劑，用歐芹泡成濃汁，消腎結石；查理曼命令皇宮的菜圃要種歐芹，三餐都要吃歐芹，此時的修道院中的園圃也種有歐芹。

　　晚近在十九世紀時，加利哥(Galligo)教授、德波傑斯奇(de Poggeschi)、馬洛特(Marrotte)兩位醫師，開始研究精油中一種名爲芹菜腦(apiol)成份的通經作用。之後這些屬性由勒克萊爾醫師證實，臨床上眞能有效治療生理期疾病，尤其是痛經。

精油

　　來源及特性說明：這種精油萃取自種籽、根與葉，種籽含的精油比葉子與根多，但整株植物的萃取精油最受推崇。精油爲無色，或極淡的黃色，味道比新鮮的歐芹苦。

　　主要成份：α-菾烯、菔烯，以及一種結晶物質的芹菜腦(apiol)，還有葡萄糖芹菜(glucoside apiin)、肉豆蔻醚、油樹脂和棕櫚酸。

　　一八五〇年裘雅(Jovet)與荷梅爾(Homelle)發現芹菜腦，一八九〇年穆給(Mourgues)撰寫了一篇論文，討論歐芹中其它成份的化學與生理學屬性。

　　注意事項：歐芹中油樹脂的生理作用仍未十分明朗，但研究顯示，它對大腦與脊椎的神經中樞有顯著的興奮作用，大量使用可能會產生反效果，後果堪慮。症狀包括血壓突然下降、暈眩、耳聾、脈膊變慢。芹菜腦與肉豆蔻醚則會引起流產（參閱48頁）。

❖**用途**

治療

　　芳香療法中常用歐芹祛除腸胃脹氣、補身與利尿。雖然古人以爲歐芹是男性聖品，專治男性疾病，但我倒覺得它對女性最有幫助。十九世紀與二十世紀的研究成果呼應了我的看法，我發現這種植物對任何年齡的婦女都有神奇療效，不僅能強健神經系統，也適用於所有生理期問題──脹氣、水腫、痛經、消化不良等等，是人人的萬靈丹，應每天食用，可加入沙拉、調味醬中，雖然生食較佳，但也可放入燉品中。

　　以歐芹葉泡茶：手抓一大把歐芹放在一公升的礦泉水中煮2分鐘，之後浸泡10分鐘，於生理期間喝。也適用於風濕：每天喝若干次，連喝幾天直到症狀消除。可加入少許的蜂蜜，也能消除扁桃腺炎。

　　有痛經者，調製以下精油按摩肚子與下背部：30毫升大豆油、5滴歐芹、2滴洋甘菊、1滴龍艾。

　　罹患膀胱炎者，混合30毫升杏仁油、2滴小麥胚芽油、15滴歐芹，按摩在肚皮上、骶骨區及手背。用歐芹精油泡澡，可治療經前症候群與膀胱炎，膀胱炎患者在早晨可喝萃取自歐芹葉的新鮮汁液。

　　歐芹汁對眼科疾病的貢獻極爲出名，結膜炎、眼睛疲勞、酸痛或過敏時，可將少許榨汁點入不舒服的雙眼中，一天四次，也可舒緩花粉過敏的症狀。這種榨汁也可以減輕傷口與螫傷的疼痛與發炎，加速痊癒。

　　據說多吃歐芹可以增加泌乳；吃完大蒜後，可用歐芹芳香口氣。

美容

　　歐芹也非常適合處理微血管破裂。在600毫升的水中放入三枝新鮮歐芹，滾煮2分鐘，之後浸泡5分鐘。加入各1滴玫瑰油與金盞菊油，待其冷卻。浸入紗布或綿布，敷在臉上，放鬆數分

鐘。

含歐芹的調油有助於強化及消除破裂的微血管或瘀傷。混合10毫升大豆油、5毫升小麥胚芽油，以及各1滴的歐芹與洋甘菊，輕輕按摩患部。

（亦參閱乾癬與靜脈曲張。）

烹調

歐芹是許多餐廳中常見的飾菜，但往往棄於盤邊不吃，其實歐芹對人體的益處或許更勝盤中的主菜。舉例而言，25公克歐芹所含的鐵就高於100公克的肝。歐芹含有豐富的各種維生素A、B、C，也含有鈣質、鉀以及一些銅。因此，沙拉、調味醬、餡料、滷汁、藥草奶油、蔬菜、含酒濃湯、高湯，都可加入歐芹。為飾菜之基本用料，也可切碎放入炒蛋中。有助於消化肉、魚、蛋與蔬菜。

其他用途

過去歐芹的根曾如茴香一般以糖漬處理，供冬季藥用；葉與莖可做黃綠色的染料；種籽的精油是冰淇淋及各類食品的香料。

廣藿香 Patchouli

學名：**廣藿香屬** Pogostemon cablin
　　　唇形科 Labiatae

　　廣藿香精油萃取自一種草本灌木的葉子與嫩芽，此植物也稱為「cablan」，原產於馬來西亞，現在許多地方都有栽培，包括西塞爾島、印度（當地稱廣藿香為patcha或patchapat）、印尼、中國。可長到90公尺左右，揉搓新鮮葉子會產生廣藿香特有的泥土味與木質味，這種灌木開頂生的穗狀花，花朵白中略帶淡紫色。每年可砍收兩到三次，葉與嫩枝曬乾後蒸餾。蒸餾的工作通常在林地附近進行，因為輸出時捆紮葉子會傷及植物。廣藿香會讓土地貧瘠，因此必須不斷地與其他作物輪種，每三到四年必得重新栽種。很少以種籽繁殖，多用插切法。

　　廣藿香的世界年產量是500到550噸。蘇門答臘一地便可生產450噸左右的精油，多生長在西迪科蘭(Sidikolang)的山丘上以及尼亞斯島(Nias)附近，精油大多經新加坡加工製造，馬來西亞現在只管出口，並無製造。中國為第二大產國，每年平均的產量是50至80噸。中國的收成較印尼穩定，但精油本身的品質遠遜於印尼，因此價格低廉許多。由於印尼的價格與產量不穩定，因此最大的進口國──美國，尤其必須轉向大量生產的中國。印度的產量較少，主要是供當地使用。

　　此精油的主要市場是歐洲共同體國家與瑞士（每年220至240噸）、美國（210至220噸，近年有增加）、印度（50噸）與日本（30噸）。

　　廣藿香在馬來半島、中國、日本的傳統醫藥中佔有一席之地，有激勵、健胃的殺菌屬性。過去是抗毒蛇與蚊蟲咬傷的唯一療方，至今仍是其原產地流行的抗菌劑與殺蟲劑。阿拉伯醫師認為廣藿香能有效退燒，治療流行症及多種疾病。

精油

來源及特性說明：嫩葉與嫩枝曬乾後，可供蒸餾。精油爲透明流質狀，顏色爲棕黃或棕綠，依產地而定。這種油有時十分濃稠，氣味久久不散，聞起來像泥土而刺鼻。

廣藿香在產地蒸餾後，常被裝在粗製的金屬容器中，容器接觸到油便會開始氧化，而鐵溶解在油裡則會使油變成深褐色，但至今仍無研究指出這對精油的療效是否有影響。香水業不喜粗製油的色澤，所以用再次蒸餾法去除鐵質，這種「精製」的過程對精油的療效有何影響，至今未明。我們希望未來有更多的蒸餾業者負擔得起不會產生變化的不鏽鋼容器，如此精油就不必蒸餾兩次。

主要成份：廣藿香醇（patchoulol，25%～50%）以及倍半萜烯（d-gauiene, norpatchoulenol）、綠葉烯（patchoulene），以及安息香醛、肉桂醛、杜松烯、香芹酮、丁香油烴、coerulein、丁香酚、humulene、seychellene。乾葉中有高達35%～40%的廣藿香樟腦。

注意事項：廣藿香精油可用蓽澄茄與雪松混充。另有一種人工合成的廣藿香精油，但並不受歡迎，現在精油業者的共識是：想仿製出與它一模一樣香味是不可能的事。

❖用途

治療與美容

一九二二年的加提（Gatti）、卡約拉（Cayola），一九六二的年薩巴奇（Sarbach），以及多位知名的科學家都曾研究廣藿香的殺菌屬性。建議用於多種皮膚病：過敏、疱疹、膿疱、褥瘡、灼傷、皮膚乾裂、痔瘡、粉刺、皮脂漏與濕疹。它能殺菌，並有助

皮膚再生。

　　粉刺嚴重者，混合10毫升葡萄籽油、1滴小麥胚芽油、5滴廣藿香精油，早晚洗臉後，輕輕抹在整個臉上，不要擦掉。持續使用六個月，如果無效，應換用如羅勒等其它精油。

　　直接將廣藿香精油塗在白頭粉刺與膿腫上。皮脂漏患者可混合各5毫升大豆油與葡萄籽油，15滴的廣藿香精油，用以按摩頭皮數分鐘，然後蓋上溫毛巾，至少敷一個小時，再用溫和的洗髮精洗掉，一星期按摩兩次。

（亦參閱褥瘡、頭皮屑與頭髮問題。）

其他用途

　　廣藿香在香水業扮演重要的角色，爲天然的定香劑，能加強香水的木質味，使香味更濃郁。市面上可買到乾葉，少量用於百花香，另有粉末狀與薄片狀的廣藿香供此用途。粉狀的廣藿香可裝在小香囊中，薰香衣物與床單，是印度與中國的傳統薰香物。印度墨水曾加入廣藿香而香味獨具，亦有助顏色的固定，讓墨水更快乾。若要讓墨汁定香，將五滴的廣藿香加入一瓶咖啡色或紫色墨水中。報刊代理商說每次收到我的支票他都知道，因爲抽屜立即會變得芳香撲鼻。

胡椒 Pepper

學名： 胡椒屬　Piper nigrum
　　　　胡椒科　Piperaceae

　　主要用於調味料的黑胡椒或白胡椒，是一種多年生攀藤植物的果實，原產於季風亞洲北區的潮溼低矮森林，從印度的馬拉巴海岸到東印度群島。野生的藤蔓可長到6公尺高，但在商用林地上，只長到3或4公尺，可用木樁、支架，或最經濟的綠蔭樹，如芒果或木棉樹等撐起。藤蔓很粗，有深綠色的葉與小白花，花開後會結成穗狀或串狀的胡椒果。藤蔓要二、三歲後才會開始結果，能結果到15至20歲，成熟的藤蔓每年可生產1.5至2.5公斤的胡椒果。

　　黑、白、綠胡椒都是同一種植物的果實，未成熟時為綠色，成熟時為橘紅色。黑與綠胡椒都是由綠色未成熟的胡椒果製成，如果在陽光下曬乾，立即會變成熟悉的黑胡椒。如果泡在鹽水或油水裝罐或醃漬，便成為綠胡椒。白胡椒是由成熟的漿果製成：果實轉紅時摘下，泡在水中發酵，之後去皮、去果肉，再將漿果的內部烘乾，成為灰白色的香料。

　　無論是白胡椒或黑胡椒，長久以來都用於烹調與醫藥。在西元前十世紀的古梵文與中文典籍都提到胡椒，泰奧弗拉斯托斯在公元前四世紀時讚頌其食用與藥用價值。皮里尼記載下的胡椒比黃金還貴，數百年來確實一直如此。中世紀時有句法國諺語是「如胡椒般地珍貴」，國王公侯收下胡椒果的貢禮，匈奴王阿提拉（Attila）圍困羅馬時，亦會接受肉桂與胡椒果。買賣胡椒是日進斗金的生意，威尼斯與熱那亞都因胡椒而致富，今日英國胡椒街（Pepper Street）仍留下胡椒價值的明證，此街位於倫敦的南華克（Southwalk），當時的房客甚至用胡椒當做房租。

　　胡椒是激起海洋探險風的香料之一，最後胡椒貿易掌握在阿

拉伯人、威尼斯人、葡萄牙、荷蘭人與英國人之手。

　　胡椒最早在十五世紀被蒸餾出精油，可見於薩拉丁(Saladin)一四八八年的《認識芳香植物 Compredium Aromatorium》。十六世紀時，柯迪亞斯(Valerius Cordius)與波塔(J B Porta)詳細說明蒸餾胡椒與肉桂及丁香等香料的方法。

精油

　　來源及特性說明：精油是由壓碎的漿果蒸餾而出，色澤黃綠，帶特有的水茴香烯氣味，一種柔和、香料般、芳香又辛辣的味道。與八成以上的精油不同，胡椒不能被酒精溶解。

　　主要成份：主要是萜烯——水茴香烯、蒎烯、與少量的檸檬烯。另一種主要的成份是生物胡椒鹼，與嗎啡的結構一模一樣，此物質稱爲胡椒醛(piperonal)或合成天芥菜(heliotrope)，用於製造香水。也含有澱粉和纖維素。

　　注意事項：未稀釋的精油含有毒性，會引起皮膚過敏。務必依照療方指示稀釋。

❖用途

治療

　　胡椒與其精油長久以來用於治療坐骨神經痛與各種神經疾病。被歸類爲消化系統的興奮劑——含有胡椒鹼的成份，能刺激唾液與胃液分泌，因此有助於消化。

　　這是最全方位的精油之一，我認爲應該對它做更完整的研究。用於皮膚炎、流行性感冒引起的疼痛、各種風濕病之成果，頗令人振奮，尤其更是坐骨神經痛的靈藥。治療以上疾病時，將4滴胡椒加入20毫升的葡萄籽油中，按摩患部。我發現用它治療傷口結疤也同樣效果卓著：混合2滴胡椒油、2滴小麥胚芽油、5

毫升大豆油，輕輕抹在傷口上。

我曾嘗試將它混合其他精油，作爲吸入劑。例如，我曾混合胡椒與尤加利，治療黏液炎、感冒、甚至是花粉過敏。當茶樹用完時，胡椒是喉痛漱口水的良好代用品：在一杯水中加一滴精油。

（亦參閱背痛、胸腔感染、頭痛與神經痛。）

烹調

胡椒是烹調常用的香料，也是大多數餐桌上必備的調味料。購買時務必選擇以整顆胡椒現磨的胡椒粉，因爲胡椒研磨後，香味立即消失，而且現成的胡椒粉常摻有其他雜質，也因此胡椒要在菜快煮好後再加。雖然白胡椒不及黑胡椒香（個人觀感不同），但它因爲加在白醬汁中不會產生黑點而受到重視。

黑胡椒可用在香味濃湯、滷汁與含酒濃湯中；也可以粗磨，塗在牛排上；也有不少人喜歡胡椒甜食。

其他用途

據說喜馬拉雅山的僧侶在長途旅行時會攜帶胡椒，他們一路上不時吸吮胡椒，以增活力，並去除飢餓感。

苦橙葉　Petitgrain

學名：柑橘屬　Citrus aurantium bigaradia
　　芸香科　Rutaceae

　　苦橙葉是另一種萃取自橙樹的精油，蒸餾自樹葉、樹枝與綠色未成熟的小果實。法國南部格拉斯的蒸餾業者，過去以大量製造高品質的苦橙葉精油聞名。由於苦橙葉的香味特別醇厚，過去用於高品質的香水與各種化妝品。格拉斯的業者現在已經減產，而今主要的產地是巴拉圭，但其品質較劣，價格較低廉，每年輸出190噸，大多做食品業的飲料香料，其餘則供香水化妝品業之用，用於芳香治療者少之又少。南義大利（來自卡拉布里亞者（Calabria)最佳）、埃及、突尼西亞等北非國家也出產此種精油。

（亦參閱佛手柑、橙花、與橙）

精油

　　來源及特性說明：純精油十分刺鼻，呈綠色，帶有濃濃的橙味。用於香水時，往往會去除精油中的萜烯，再混合新鮮的柳橙花朵，使得香味更加高雅，可取代價格不貲的橙花精油，橙花精油含有較多的乙酸芳樟酯和芳樟醇。

　　主要成分：　牛兒醇、乙酸　牛兒酯、檸檬烯、芳樟醇、乙酸芳樟酯與倍半萜烯。

　　注意事項：所有的柑橘精油都很難保存，因此要貯存在深色的瓶中，放置在暗處。只能購買新鮮的精油。

❖用途

治療

苦橙葉的屬性極類似於橙花，有舒緩、放鬆、鎮定、利心臟的滋補作用。苦橙葉可以用於平撫焦慮、預防失眠，有助於病人鎮定。我將苦橙葉用作香浴精油、按摩油及藥茶。

若要製作苦橙葉浸液，只需在滾水中加一些橙葉，泡7分鐘，再摻蜂蜜，最好是用橙花蜂蜜增加甜味。苦橙葉浸液極具舒緩作用，稀釋後也可助於消除幼童腹痛或絞痛，或助失眠者入睡。

經過忙碌的一天或長途旅行後，可泡在加了10滴苦橙葉精油的熱水澡中，接著喝以上的苦橙葉茶，達到放鬆的效果。

消除疲勞的按摩油製法是混合10毫升的大豆油與10滴上好的苦橙葉油，用來按摩腰部、頸背、太陽神經叢、胸部、腹部、手和腳。這個調油也適用於幼童，但苦橙葉的份量要減半。

治療疲勞或神經緊張的簡易方法，就是買棵橙樹盆栽，既可得花果，又兼具美觀。倘若你的房間附近有棵橙樹，橙樹的香氣有舒緩的作用，我有次在盛開的橙花樹叢中睡去，醒來後精神煥發。

（亦參閱背痛與壓力）。

美容

在蒸臉的蒸汽中加1滴苦橙葉油，可治粉刺等皮膚問題，也可以用於保養臉部。可沾在棉球上直接塗在青春痘或腫皰處。也適用於濕疹以及經前症候群或消化問題所引起的全身浮腫。

玉桂子　Pimento

學名　Pimenta officinalis／dioica
　　　桃金孃科　Myrtaceae

　　玉桂子漿果有各種名稱，如玉桂子、多香果、香桂木椒或牙買加椒，此樹最高可長到十二公尺左右，爲小型熱帶喬木。屬於桃金孃科，與尤加利、丁香、綠花白千層、白千層同科，最相似的樹種則是月桂樹。原產於西印度群島與南美洲，如今遍植於牙買加，因此有牙買加椒之稱，生長在當地靠海的石灰岩山林中。

　　此漿果與紅椒、香草是原產於新大陸的三種香料，由西班牙探險家在墨西哥發現，如一位評論者指出，這些西班牙人非植物學家，將所有見到的東西都稱爲「椒」。一六〇一年時在倫敦常見的食物，藥用與食用兼可，但主要還是食用居多。

〰〰〰〰〰〰〰〰〰〰〰〰〰〰〰〰〰〰〰〰〰〰〰〰〰〰〰〰〰〰〰〰〰〰〰〰

精油

　　來源及特性說明：這種樹結籽的年限可達一百年，三歲時開始結果，結果前會在六、七、八月開滿一叢叢的花。玉桂子果實最有價值的部份是在外皮，整顆果實磨碎後再送去蒸餾精油。漿果必須在未成熟時採下：因爲成熟時其藥性與香味會減低。長滿漿果的小樹枝需先耗時數日曬乾，之後才將漿果摘下蒸餾。

　　玉桂子精油非常稀淡，最初爲黃色，漸漸轉爲深色，此色澤是因一種不明物質所造成。樹與漿果的味道類似丁香、杜松與肉桂，並帶有一股黑胡椒味，精油的氣味亦然。

　　主要成份：丁香酚（60％～75％，甚至達80％）、酚與倍半萜烯。也含有一些樹脂。

　　注意事項：含有丁香酚即意味著此精油能腐蝕金屬，因此要遵照安全劑量使用，皮膚過敏時，不要使用此精油。此外，此精

油經常混雜其他成份，因此要多加留心。這種樹的樹葉可萃取出另一種精油，稱為玉桂子葉精油。

❖用途

治療

　　芳香療法中主要是用於脹氣與風濕，若是治療前者，可將漿果搗碎放入引起脹氣的食物中。

　　治療風濕，將10滴精油加入15毫升葡萄籽油中，輕輕塗抹患部。或可將5滴玉桂子精油加入溫熱的洗澡水中。

（亦參閱禿髮症和關節炎）。

烹調

　　整顆漿果比現成的玉桂子粉更辛辣嗆鼻，可使用整顆的漿果或自己研磨。「多香果」（法文為toutes épices）是形容其聞起來和吃起來的味道，那是一種混合肉桂、肉豆蔻和丁香的味道。

　　在南美洲，此物一度作為巧克力的香料。新大陸的移民用玉桂子做南瓜餅，牙買加等加勒比海諸島的居民，至今仍將它加在蕃薯料理、湯、燉品、咖哩中。放入糕餅、肉餅、久燉食品、蔬菜、肉滷汁中美味可口，也是斯堪地那維亞地區醃生鯡魚的佳料。作為北美洲肉飯的香料，歐洲人也用來烘甜餅乾和蛋糕。

其他用途

　　整顆或研磨的玉桂子可用於百花香、藥枕和香丸中。

歐洲赤松　Pine

學名：松屬　Pinus sylvestris, Coniferae

　　歐洲赤松來自擁有一百多個品種的松科，也是分佈最廣的一種松樹，原產於西歐、北歐、俄羅斯，也生長在北美洲。據說是冰河期後唯一存活的北歐松樹——可生長在攝氏零下40度的氣溫下。它一度遍佈蘇格蘭，但早期的住民砍伐了許多。松樹可高達36公尺，又高又直的樹幹成爲帆船最愛用的桅桿。松針又短又刺，上面長有雄花與雌花，毬果的形成與成熟需耗時兩年左右。

　　松果的果仁或果殼可見於英國掘出的羅馬人遺跡旁，他們似乎拿來作藥用與食用。

　　希波克拉底建議用松樹治療肺病與喉嚨感染。皮里尼在他的《自然史》中，鉅細靡遺地指出松樹的屬性，指導人們如何用於各式各樣的呼吸系統疾病。

　　勒克萊爾醫師也認爲松樹對呼吸系統的問題很有幫助，但強調要在症狀一出現時使用，他認爲也可改善如膀胱炎等泌尿系統疾病以及白帶。摩利夫人認爲松樹適用於痛風、風濕等病，而且是治肺病感冒的良藥，也是有效的利尿劑。

精油

　　來源及特性說明：多種松樹均可萃取精油，但療效最佳的是歐洲赤松的精油。有時蒸餾的部份包括毬果、嫩枝與樹枝。來自西伯利亞與芬蘭的精油最受肯定。

　　精油本身爲無色或極淡的黃色，有強烈的芳香，並帶一點樟腦味，香脂的特色很明顯。

　　主要成份：乙酸龍腦酯約佔30％～40％，這種物質是造成歐洲赤松精油與松節油不同的關鍵。其他成份還有萜稀、杜松烯、

二戊烯、水茴香烯、蒎烯、歐洲赤松烯。

注意事項：往往摻入松節油混充，因此購買時要小心，不然可用松針的泡汁代替（參見下文）。

❖用途

治療

松樹是治療肺病的靈藥，也是發汗劑。因此特別適用於治療流行性感冒等病毒性感染。

一出現病毒感染的症狀時，混合50毫升大豆油、5滴小麥胚芽油、10滴松樹精油、5滴尤加利、各4滴綠花白千層與香桃木。用力來回搓揉胸部，直到胸口灼熱，之後穿暖，盡量保持熱氣不散。

將以上的各種精油（除大豆油與小麥胚芽油外）加入搗碎的亞麻籽中，製成糊劑（參閱42～44頁），敷在背部與胸部。糊劑要趁極燙的時候敷上，並用毛巾蓋住防止熱氣逸出，敷蓋十分鐘。之後再用以上的混合油揉搓胸與背，照指示保暖。

我一直鼓吹使用松針的浸泡液。將各一撮的松針與尤加利葉加入600毫升的滾水中，泡7分鐘。過濾後趁熱喝，可加蜂蜜增加風味。

松針汁也是膀胱炎等泌尿疾病的良藥，但松針的使用份量必須加倍。在熱水澡中加5滴精油，或用來按摩下背部的脊椎也有效果。

混合20毫升大豆油、2滴小麥胚芽油、12滴西伯利亞松樹、5滴絲柏，此調油可代替歐洲赤松精油。其他與松樹精油混合，可治膀胱炎的精油尚包括尤加利與綠花白千層。

（亦參閱關節炎、背痛、支氣管炎、黏膜炎、胸腔感染、感冒、絞痛、咳嗽、凍傷、腰痛、肌肉痠痛、肺炎、經前症候群與僵硬。）

其他用途

可食用的松果是P.pinea樹所結的果實。松的毬果可以作爲黃色染料或生火的芳香木材。乾的松針也有用，松針枕頭可以幫助黏膜炎等呼吸疾病。這種油用於製造多種肥皂、香浴精、消毒劑、清潔劑。

曾有一位瑞士朋友告訴我，瑞士阿爾卑斯山有些地區，用塞滿松針的床墊治療風濕病。

玫瑰　Rose

學名：薔薇屬　Rosa spp.
　　　薔薇科　Rosaceae

　　玫瑰原產於東方，但如今大概已遍佈全世界，主要出現於溫帶。原始的品種包括野生玫瑰共有250種不同的種類，而混種與變種則有成千上萬種。今日有三十多種稱為「香味玫瑰」，但其中只有三種是其他玫瑰的「親代」，由於花香優雅，而以大片面積栽種。第一種是紅玫瑰（R.gallica），最易繁殖，原產於高加索，常稱為「法國玫瑰」、「普羅因玫瑰」（Provins rose）或「安那托利亞玫瑰」（Rose of Anatolia）。第二種老玫瑰是千葉玫瑰（R.centifolia），原產於波斯，常稱為「普羅旺斯玫瑰」（Provence rose）或伊斯帕罕玫瑰（Rose of Ispahan），是紅玫瑰的子代，為苔蘇玫瑰與捲心玫瑰的親代。第三種老玫瑰是大馬士革玫瑰（R.damascena），原產於敍利亞，香味撲鼻，是最常供蒸餾精油的玫瑰，也是最具醫療價值者。

　　羅馬人大量使用玫瑰──宴客時從樓頂撒下玫瑰；用玫瑰供奉最喜愛的神；並戴玫瑰以防酒醉。塔昆（Tarquin the Superb）的花園以遍值各種玫瑰而聞名，他花園的園丁受到全城的敬愛。維吉爾曾敍述，愛神要求用玫瑰香精塗抹赫克特的屍體。

　　希臘人也愛玫瑰，荷馬在《伊里亞德》與《奧德賽》中讚頌玫瑰，而薩福（Sappho）則封玫瑰為花中之后。古埃及人將玫瑰用於宗教儀式，墳墓中木乃伊之一側可見玫瑰。

　　玫瑰的香味迷人，令人心曠神怡，花朵色彩妖艷，花形優雅，因而倍受古今中外人士的珍視。玫瑰很早就被引進歐洲，中古時期取其醫療價值而栽種在修道院的花園中。到了十八世紀時，老的玫瑰品種最為尊貴，一八一六年，第一種四季開花的混種玫瑰──「國王玫瑰」（the Rose du roi）出現後，繼而出現各

式各樣的新種玫瑰，如今到處可見。

自法國革命前起，法國人就開始蒸餾玫瑰至今，當時主要是為了萃取舉世知名的玫瑰純露，精油反而是其副產品。

一九八七年時，全世界玫瑰精油的產量是15到20噸。保加利亞是當時最大的產國，而美國為主要進口國。其他生產精油的國家有土耳其、法國、摩洛哥、印度與中國。保加利亞種植大馬士革玫瑰，並用蒸餾法萃取玫瑰精油。而法國則用揮發性溶劑萃取千葉玫瑰的原料。

精油

來源及特性說明：理所當然地，含大部份油質的部分是花瓣，但雄蕊也含有一些油質，可加入花瓣中一起萃取。蒸餾出的精油為淡淡的黃綠色，油性而芳香撲鼻。在低溫下，精油表面會形成一層薄薄閃亮的長形玫瑰蠟結晶。

主要成份：丁香酚、金合歡醇與酸、 牛兒醇（或香茅醇）、芳樟醇、橙花醇、壬醛(nonylic aldehyde)、玫瑰醇、玫瑰蠟。

注意事項：提煉1公斤的精油需要5噸的玫瑰，因此精油的價格居高不下，仿冒與不純的精油充斥。 牛兒醇、花梨木、玫瑰草，以及近年來出現的癒創木，都用於混充玫瑰精油。由於 牛兒醇是玫瑰油中最主要的成份，因此玫瑰精油經常混摻天竺葵與香茅。若為藥用，務必選購最純的玫瑰精油。

❖供萃取精油的玫瑰

大馬士革玫瑰

一八八八年，大馬士革玫瑰在萊比錫附近的米爾提茲(Miltitz)栽種。自一八九四年起，在土耳其的安那托利亞地區開始種

植，今日土耳其各地有許多可供參觀的蒸餾廠。保加利亞用溶劑萃取精油起於一九〇四年，這種萃取法此後變得非常普遍。巴爾幹半島上高度300至800公尺的地區，有多處種植大馬士革玫瑰，許多專家宣稱這種在「高處飛揚」的玫瑰精油，勝過平地的玫瑰。一九三一年俄國開始種玫瑰，尤其在克里米亞與外高加索地區更多，一種稱為「諾文卡」(Novinka)的變種，甚至可以在超低溫的惡劣環境下存活。在短短四到六週的花季裡，摩洛哥地區蒸餾4,000至5,000噸的大馬士革玫瑰。以現代的蒸餾方法，他們可以每天萃取150噸，其中一部份以蒸餾法萃取玫瑰精油，其餘的則以溶劑萃取。

其他種類的玫瑰

●當五月玫瑰——一種1895年開發成功的紅玫瑰或千葉玫瑰混種——在南法的產量不足時，便開始使用一種櫻桃色、芳香撲鼻的玫瑰「Brenner」。

●「Druschky」引入非洲。

●「Teplitz」在印度栽培。

●R.abyssinica在衣索匹亞地區長得欣欣向榮。

●R.sancta在厄利特里亞(Eritrea)種植。

●R.indica在中國培育已有數百年的歷史。中國中部的宜中(Ichong)可尋得野生的品種，如今遍佈於印度與阿拉伯。

●R.bourbonica是紅玫瑰與R.chinensis的混種，特色是花朵茂密，一八八六年問世，在製造精油的重要性上僅次於大馬士革玫瑰。這種玫瑰大部份是種在印度的烏塔普拉德什省(Uttar Pradesh)、卡諾伊省(Kanauy)與康帕省(Konpur)。

●R.rugosa玫瑰遍佈於中國、韓國、日本。日本栽種在北海道與本州，並在當地提煉。俄國做了許多有關紅玫瑰與R.rugosa變種的研究，研究主題為它們的香味。

❖用途

治療

玫瑰有許多醫療屬性，而精油只要是頂級者——土耳其或保加利亞生產的精油，便有多種藥效。勒克萊爾醫師推崇玫瑰精油為溫和的瀉藥，並可用玫瑰茶治療多種病症——如年輕女孩的厭食症、經前症候群與更年期。這些病症也可以用50毫升杏仁油與10滴玫瑰調合按摩：在腹部、太陽穴、頸背與太陽穴按摩，一天兩次。

我發現玫瑰很適於呼吸系統的感染——咳嗽、花粉熱、鼻竇阻塞等。在600毫升滾水中加30毫升的玫瑰花瓣浸10分鐘，用來漱口，具有收歛、抗菌、治療的作用。如果再加入一滴精油泡5分鐘，能治療鵝口瘡與潰瘍。治療呼吸系統感染時，一天漱口兩次，直到好轉，之後一連四天，每天漱兩次，直到症狀完全消除為止。這種浸汁冷卻後也可作眼睛的清洗劑、陰道清洗劑、皮膚的敷液、喉嚨痛的漱口水。

玫瑰浸汁對各種眼疾與眼皮問題也極具效用——一般的發炎、眼睛腫脹、過敏或因花粉熱等引起分泌物的眼睛。用新鮮清涼的玫瑰花瓣敷在眼睛上，即可消除疲勞。

玫瑰精油也適於神經十分過敏的人。玫瑰可對神經系統發揮作用，撫平病人的情緒，對女性的效果又比男性更佳；在太陽神經叢上以精油按摩，洗澡後塗上稀釋的精油，並喝玫瑰花瓣汁。玫瑰也可改善失眠。

摩利夫人以玫瑰治冷感，認為它有催情的作用。她認為玫瑰也是憂鬱症女性的良藥。

（亦參閱循環毛病、咳嗽、刀傷與創傷、牙齒腫脹、發燒、口腔潰瘍、水腫、心悸、帶狀疱疹與喉嚨痛。）

美容

玫瑰是最早問世之香水——匈牙利香水的原料，玫瑰精油至今仍是香水業最重要的用料，一些最昂貴的香水與花香味的香水

均以玫瑰為主成份。玫瑰精油也是最早的冷霜中的一種成份,見於二世紀希臘醫師蓋侖的配方。

純玫瑰精油是抗皺、消腫、修復微血管破裂的靈藥,甚至對某些神經性濕疹也有效。混合10毫升杏仁油與2滴保加利亞或土耳其玫瑰精油,放在深色的瓶罐中,這是成熟皮膚的良藥,也有利於護手。另可買市售或自製的玫瑰浸泡液滋潤臉和頸部:製法如上述漱口水,冷卻之後,每日用兩到三次。
(亦參閱乾癬。)

玫瑰健康醋

如果不加水,這種含玫瑰的醋可做為口腔疼痛與喉嚨痛的漱口水。或者可用來作做沙拉醬。

80克粉紅或紅色芳香玫瑰花瓣
75毫升白酒醋
500毫升蒸餾水

混合花瓣與醋泡一星期,不斷地搖晃過。過濾後再加水。

健胸油

生產後用此油按摩胸部,能讓胸部恢復挺實。

10毫升杏仁油
2滴檸檬精油
4滴玫瑰精油

混合後貯放在深色瓶罐中。

烹調

傳統的家庭主婦在花園中通常只種具有香氣的玫瑰,如大馬士革或普羅旺斯玫瑰,它們可用來調製玫瑰純露,作為蛋糕的香

料。過去另一種花瓣的常用方式,是在櫻桃派上派皮前加入餡中。玫瑰純露在法國是很大的買賣,但在中東,玫瑰純露主要是用以做菜。玫瑰果醬與花蜜是巴爾幹半島的特產,一如印度糖果,土耳其的蜜餞是用玫瑰作香料,而西方的玫瑰花瓣則加上糖霜。不妨試作玫瑰醋沾沙拉吃,或像伊莉莎白時代的人,將新鮮花瓣灑在沙拉上。花瓣可裹上奶油調味,在糖漿中加入花瓣,可做成焦糖蛋奶等料理。玫瑰精油也是市售水果飲料中的添加劑,也加在果醬與優酪乳中增添風味。

希臘人將玫瑰花瓣浸酒,做成玫瑰白蘭地。中國人、土耳其人、保加利亞人用玫瑰製成極甜的烈酒,而法國的玫瑰甜酒亦如出一轍。

當然有些玫瑰也結果實,戰時是富含維生素C的糖漿與果醬的來源,玫瑰精油也含有維生素C。

其他用途

花瓣可以曬乾用於百花香或裝入小防蟲袋中,也是塔瑟的灑香藥草之一;花瓣或精油可加入洗床單的水中;玫瑰精油也是某些煙草中的香料。

若要保護花園中的玫瑰不受蚜蟲侵害,可在花的四周種植大蒜。絕對不要將玫瑰與康乃馨種在一起,前者的緩和特性與後者的活躍特質相沖,會產生躁動的空氣。

❖有關玫瑰的傳說

有傳說玫瑰是從穆罕默德眉毛流下的一滴汗水結出的。有些人則說是酒神巴克斯在酒宴上,愛上一位美麗的女神,穿過花園追逐著她,她的衣服被一棵有棘的灌木勾住而撕破,使得她的美更益顯露。巴克斯大為欣賞,讓這棵灌木長滿紅色香花,如同這位害羞女神臉頰般的美麗。

又傳說邱比特以一朵玫瑰賄賂沈默之神,要他透露維納斯的

戀情，這朵玫瑰之後成為沈默的象徵。天花板的中心裝飾也以玫瑰聞名，這裝飾是起源於餐桌上方懸掛一朵玫瑰的古老習俗，用於保證進餐時所說的話會守口如瓶（「sub rosa」，這片語字面意思是「在玫瑰下」，後來引申為「守口如瓶」）。

　　玫瑰精油另有一段浪漫軼事。蓋特佛斯博士告訴我們，那是西元九三二年統治巴伯爾（Barbour）的莫臥兒大帝（Great Moguls，譯者註：征服印度建立莫臥兒回教王國的蒙古皇帝）時期的一段軼聞。努兒─迪姬本（Nour－Djiban）公主決定在她的婚禮上，花園的四周需環繞一條流著玫瑰水的渠道，當這對新人在陽光下泛舟於這香味淡雅的水道時，他們看到水面上泛著一層綠色的油質。此油的香味濃郁，這物質是因陽光的熱氣蒸發出玫瑰水的有香分子，而產生了玫瑰油。此後，玫瑰精油的製造在波斯、印度、土耳其與歐洲其他的地方便開始蓬勃發展。

❖以溶劑萃取玫瑰

　　在南法種植千葉玫瑰的格拉斯等地，每英畝約有1000棵玫瑰灌木，以間隔90公分的等距種成一排排的玫瑰。一座玫瑰園可持續生產十年左右，每季生產2,000公斤的花朵，蒸餾後可萃取400公克的玫瑰精油。但同樣的花朵用溶劑萃取，可獲得2.5公斤的玫瑰原精。

　　五月初是花季，此時整株玫瑰一片火紅，香味撲鼻。在適當的時機，有時是半夜，工人將所有的花摘下，放入大籃中，拿到花圃中心的萃取場。他們動作很快，因為玫瑰的水氣會流失，需要不斷地灑水。由於要求速度，摘花的工人要比蒸餾工廠的工人還多。

　　蒸餾工廠中要遵守嚴格的規定，因為溶劑揮發性很高，容易燃燒，有安全之虞，故主要區域不能放置電器，電話要鎖在特殊的箱子中，只能穿橡膠鞋，由於尼龍會產生靜電作用，不准穿戴這種材質的衣物。地板、門、牆與大通風窗都經特殊的絕緣處

理，必須遵照法國公共衛生部的規定建造。

蒸餾汽鍋，就像大型的壓力鍋，佔蒸餾工廠的主要地位，各方向、各角落都有東拐西彎的一段段管子。滿室都是玫瑰香，微微帶有合成物質的味道，在裡面情緒會變得亢奮，鼻間盡是玫瑰香。

工人拿來的每個25公斤大籃子裝滿玫瑰，將花朵舖灑在各壓力鍋內的五層托盤上，之後蓋上蓋子，打開活門，再加入溶劑和水。此時蒸餾開始，需隨時檢查溫度，約會高達攝氏45至50度（華氏113至122度）。溶劑與水不斷地流經一盤盤的花，浸泡著花朵，萃取出有香分子，最後在汽缸底的小缽上集結成黏膩的香膏。各組的托盤要煮一小時左右，完成後將呈死灰色且被溶劑浸透的花朵棄置，改以新鮮的花朵代替，直到過程結束，缽裡滿是香膏為止。

缽裡盛滿香膏，通常要耗費一整天左右，必須用盡所有的花朵，盡可能萃取所有的精油。整個過程中，萃取工人要時時守候。

生產原精所費不貲，但溶劑萃取法的生產量遠勝於蒸餾所得的精油。原精中仍殘存著溶劑，因此只可用於香水業，不宜用治療，可稱為混攙精油，不能算是純精油。

迷迭香 Rosemary

學名：迷迭香屬　Rosmarinus officinalis
**　　　唇形科　Labiatae**

迷迭香屬（Rosmarinus，拉丁文義是「海中之露」）包括三種耐寒與半耐寒的常綠開花灌木。這種植物原產於地中海地區，但如今生長在許多其他溫暖的地區，如西班牙與突尼西亞，在英國若受到寒風吹襲與霜害便會死去。葉子為線形長葉片（類似薰衣草），葉面為深色，背部較淡，花朵為淡藍色、管狀，結成軸狀的花串。花與葉都有濃郁的香氣，花萼似乎含有最多的揮發性成份。這種植物可以長到1.8公尺的高度。

迷迭香可能是最為人所知、最常使用的藥草之一。古埃及人喜愛迷迭香，第一王朝的墳墓中可見迷迭香的蹤跡。對希臘羅馬人而言，迷迭香是宗教用的植物，羅馬詩人哈里斯(Horace)賦詩描寫其神奇屬性。希臘與羅馬人都認為迷迭香代表愛與死，傳統民俗便在婚禮與葬禮中使用迷迭香。過去新娘的捧花纏有迷迭香，女嬪相會將此迷迭香拿給新郎，其他的賓客也會收到此植物，象徵忠實與愛。

葬禮使用迷迭香顯然是因為它象徵愛和恒久，也由於此植物的花語含意為回憶，如悲劇人物奧菲莉亞(Ophelia)所述：「用一朵迷迭香代表回憶」。迷迭香常用來預防感染，這也是它成為葬禮用品的原因之一，直到晚近，迷迭香樹枝仍出現在鄉間葬禮的棺木中。迷迭香是最強的抗菌藥草，可作為淨化的焚香，放在抗瘟疫的花束中並灑在地上。事實上此藥草的法文名為「焚香，incensier」，即因教堂焚香無法取得或太貴時，會以迷迭香代替。

自古以來，許多典籍均詳載了迷迭香的功效。一份薩克森的藥典手稿記載：「治病時，搗碎迷迭香、摻油塗在病人身上，藥

到病除。」邦克斯(Richard Banckes)一五二五年的《草藥誌 *Herbal*》提出更神奇的效用:「聞一聞一箱迷迭香木,能永保青春」。法國人宣稱迷迭香是萬靈丹,一個永保健康的傳統秘方就是隨身必備一枝迷迭香。

千百年來迷迭香一直供藥用,泰奧弗拉斯托斯與狄歐斯科里德認爲迷迭香是胃病與肝病的特效藥;「醫學之父」希波克拉底認爲迷迭香應與蔬菜一起煮,治療肝病與脾病;蓋侖也用迷迭香治療肝臟感染,尤其是黃疸;對文藝復興時期的藥劑師而言,迷迭香是他們手上最有價值的療方之一。十三世紀時,德・維勒拿夫(Arnauld de Villeneuve)的論文敍述了迷迭香精油蒸餾的方式。

摩洛哥是世界上迷迭香精油的主要產油國之一,當地的迷迭香生長在半野生的林地上,由衆多小蒸餾廠提煉。所生產的精油可超過100噸,但通常是每年70噸。北非的精油,尤其是突尼西亞的品質比法國或西班牙的等級更高。

精油

來源及特性説明:開花的頂端可蒸餾出最佳的精油,品質遠勝於萃取自開花前之枝與葉的精油。

這種精油基本上是無色,但會轉爲淡淡的黃綠色。此精油的味道類似於用手指掐出的樹葉汁液味——樟腦味,也像焚香與蜂蜜的味道。

主要成份:高達15%的龍腦、樟烯、樟腦、桉油醇、芳樟醇、蒎烯、樹脂、一種苦味成份、皂質。

注意事項:迷迭香精油可以用鼠尾草、穗狀花序薰衣草混充,尤其常摻入松節油,因此要確定所購買精油的産地。

❖用途

治療

迷迭香藥草與精油有極強的抗菌作用，有興奮、養肝與利尿功效。可用於風濕與呼吸道疾病。我發現迷迭香有益於精神與體力的勞累、憂鬱症、肝病、呼吸疾病與風濕，用糊劑也有良效（參閱42～44頁）。

勒克萊爾醫師用迷迭香葉的浸汁消除疲勞。你可以喝迷迭香茶，讓全身活力再現，或是在洗澡水中放少許的精油，約10滴左右，可激勵和補身。迷迭香一直被視為是振奮的藥草，另一種消除疲勞或憂鬱的方式，是在衣服與床單旁放一些新鮮藥草，或一張灑了幾滴精油的面紙。就寢或日間，迷迭香的香味都能令人心神安寧。

迷迭香茶也適用於大大小小的肝病。例如吃完大魚大肉後，不妨棄咖啡，改喝兩杯迷迭香茶，也可按摩胃部與肝部：在20至25毫升大豆油中，混合各2滴的洋甘菊與迷迭香。此調油也可消除風濕疼痛，是病童與年老病患的補品與興奮劑。

若要抑制因氣喘引起的呼吸困難，可以用新鮮的迷迭香做成小枕頭，睡覺時放在一側。症狀嚴重時，用一點精油輕輕按摩胸口、太陽神經叢、前額、鼻竇便可見效。

（亦參閱膿腫與癤、失眠、背痛、支氣管炎、粘液囊炎、便祕、咳嗽、刀傷與創傷、發燒、頭痛、腰痛、更年期、肌肉痠痛、水腫、心悸、帶狀疱疹、僵硬與喉嚨痛。）

迷迭香酒

一本藥典上建議：「倘若咳嗽，不妨喝迷迭香葉泡白酒的汁液，可恢復健康。」

喝少量可鎮靜心悸、心臟衰弱、頭痛與疲倦。

1公升Chablis或Muscadet酒
200公克切碎的迷迭香

用小火將草藥酒加熱，切勿煮滾，之後倒入玻璃容器中。放幾天再過濾，裝瓶加蓋。

美容

迷迭香常用於古龍水與淡香水中，是最早問市之香水——匈牙利水的一大主要成份。匈牙利水之名，乃因它令一位高齡七十二歲的匈牙利皇后顯得風情萬種，竟然把匈牙利國王騙倒了！

迷迭香也是十七世紀時英國第一個市售潤膚液的成份之一，具活化肌膚的良效。《草藥園 *Garden of Herbs*》一書建議讀者：「將葉子浸白酒，用以洗臉與眉，可讓你容光煥發。」

皮膚發癢時，可在洗澡水中加幾滴精油（一次約10滴）；淨身盆中加幾滴精油，也可作為皮膚輕微發癢的天然抗菌劑。

但迷迭香或許還是以護髮方面的功效最出名，尤其用於深色頭髮的潤絲精，更能使秀髮烏溜亮麗。可在洗髮精或水中加入一些精油，也可以浸泡新鮮的藥草，作為最後一次的沖洗水。迷迭香洗髮精也適用於改善頭皮屑與禿髮。

迷迭香髮油

適用於油性髮質與頭皮發癢等問題。

80毫升大豆油
25毫升小麥胚芽油
10毫升迷迭香精油
5毫升雪松精油

將這些成份混合後，搖一搖瓶子，放置數天再使用。洗頭前數小時，先在頭皮上抹上一些精油，輕輕按摩數分鐘，用熱毛巾包住頭幫助吸收，最後再洗掉。

烹調

迷迭香為食用藥草，與禽肉、兔肉、羊肉很對味，由於有抗菌作用，故可防止腐敗，有助消化油脂。羅馬人煮菜會放入迷迭香，預防罹患霍亂。在滷肉汁和燉品中加整枝迷迭香，上菜時再將迷迭香夾掉。迷迭香葉子很硬，一般人不太能接受，只有最嫩的枝與花可以生吃。迷迭香讓藥草油、醋、健康酒、葡萄酒的味道和藥效更強，品質較差的紅酒中加一枝迷迭香可增其風味；可加在糖罐中（類似香草豆莢）、也可加入牛奶布丁的奶汁中；烤肉或烤魚時適宜墊在食物下方；串燒烤肉時，也可在炭火上放幾株迷迭香枝幹。

其他用途

迷迭香可以放入百花香中或做藥枕，對促進健康極具價值，迷迭香的香味可驅蛾與蟲。邦克斯的《草藥誌》建議：「將花放在衣櫃或書櫃中，蛾就不會損害這些東西」。迷迭香過去被用來洗衣服或被單，床單也可曬在迷迭香灌木上，讓香氣薰透床單。迷迭香曾用來刷地板，不但氣味芳香，又洗得乾淨。十七世紀，當詹姆斯一世蒞臨牛津大學圖書館時，地板就用新鮮的迷迭香刷過。過去的墨水也加入藥草香味，迷迭香就是其中之一。

迷迭香可種在蔬菜間驅蟲。

鼠尾草／快樂鼠尾草　Sage／Clary sage

學名：洋蘇草屬　Salvia officinalis／Salvia sclarea

唇形科　Labiatae

　　鼠尾草與快樂鼠尾草這一屬共有448個家族成員，它們都是原產於南歐之耐寒常綠灌木。兩者都有灰綠且多皺的圓形葉，以及管狀花朵，但快樂鼠尾草較鼠尾草大得多。鼠尾草開藍紫色的花，在六、七月盛開；快樂鼠尾草開藍、白色的花，在八月盛開。鼠尾草貼著地面生長，但可長到60公分；快樂鼠尾草平均有90公分高，足以做花圃的圍籬，另還有色彩斑爛與帶鳳梨味的品種。

　　園藝或一般鼠尾草是大家所熟悉的植物，數百年來供食用與藥用，最著名的品種來自大麥町（Dalmatia）。快樂鼠尾草較不為人所知，但精油有藥用與美容的價值，所以人們廣為種植。其他可萃取精油的品種為S.verticulata與S.candelabrum，所有品種的精油在成份與藥性上均很類似，全球的年產量為100噸左右。

　　羅馬人深知鼠尾草的療效，將鼠尾草引入英國的就是羅馬人。鼠尾草（sage）的名稱源自拉丁文Salvere，意思是「拯救，save」，另一個名稱是Salvia salvatrix，意即能拯救與治療的草藥。沙雷諾學派所記載的一句格言為：「菜圃中種有鼠尾草的人，怎麼會死呢？」希臘人也重視鼠尾草，為希波克拉底400種草藥劑之一，而狄歐斯科里德也讚許鼠尾草治療肝病的效用。希臘人也認為鼠尾草對感官能力衰弱與記憶力喪失有效，今日希臘人仍喝一種鼠尾草葉汁，古埃及人也給不孕的婦女飲用此汁，還用於預防瘟疫感染。

　　中世紀所有的草藥誌皆盛讚鼠尾草，一六三一年剛定居新大陸的溫斯羅普（Winthrop），向倫敦供應商訂了一批藥草，其中

包括了鼠尾草。一六三九年，波里(Simon Pauli)寫了一本400頁左右的書，所有的篇幅都在描述這種神效的藥草。在「太陽王」的宮殿供職的聖賽門(Saint-Simon)說，路易十四每天都會吃這種萬靈丹。一句法國諺語說：「鼠尾草幫助神經，以其強大的力量治癒麻痺，健步如飛」。真不愧被稱作萬靈丹！

快樂鼠尾草Clary sage的名稱源於拉丁文clarus，意思是「清晰」，之後成為「clary」，意思是「清澈的眼睛」，因為快樂鼠尾草過去為治療眼睛的良藥。種籽收集後浸泡，可治眼睛疲勞與乾澀，或用於治療視線模糊。種籽也可搾出黏液，塗在膿腫與癤等皮膚發炎處。

除了過去的盛名外，一九三八年生物學家柯洛斯辛斯基(Kroszcinski)與比邱斯卡(Bychowska)所作的研究顯示，鼠尾草是草藥中的良醫，因為它具有調經的屬性：建議用於治療冷感、卵巢充血、疼痛、生理期或更年期的大量出汗。包括勒克萊爾等許多法國治療師，也指出鼠尾草有治療婦女病的療效，他推崇鼠尾草具通經、補身、激勵的作用，能節制發汗、抗痙攣、清血、袪除腸胃脹氣，為強力的抗菌劑。

精油

來源及特性說明：鼠尾草（真正的大麥町鼠尾草）精油蒸餾自葉片，為淡黃綠色，香味十分濃郁，有時帶有樟腦味。

最佳的快樂鼠尾草精油萃取自植物的綠色部份，尤其是開花的頂部。此精油的色澤類似於鼠尾草，但氣味像酒或龍涎香。這種植物過去遍植於法國，萃取其精油，如今俄羅斯已成主要供應商，在克里米亞以及烏克蘭萃取。

主要成份：龍腦、樟腦、桉油醇、α-蒎烯與鼠尾草烯，但這種精油的主要特點是含有側柏酮，大麥町精油的側柏酮含量從22％～61％不等。義大利與美國鼠尾草精油也含有大量的側柏酮。

快樂鼠尾草的主要成份是芳樟醇以及乙酸芳樟酯，並無側柏酮。

注意事項：若是自行用精油治療，我只建議用快樂鼠尾草，而且要非常小心地檢驗是否為純精油，是否來自信譽卓著的廠商。

由於含大量的側柏酮，鼠尾草精油不宜用於敏感或年幼者，而且內服可能會致命。含有側柏酮的其他植物與精油有側柏、艾菊與苦艾，苦艾過去用於製造苦艾酒，如今已禁用。我發現一個驚人的現象：過去官方列為引起痙攣的鼠尾草精油（類似於苦艾精油），如今大量用於食品業中，作為調味醬、罐頭食品、湯、肉類，尤其是臘腸的調味料。

❖用途

治療

快樂鼠尾草是治百病的萬靈丹，能幫助神經衰弱、一般疲勞、煩燥、憂鬱、消化能力衰弱、所有的婦女病、肝病與充血、氣喘與風濕熱、疼痛。也用於治療刀傷、灼傷、濕疹、鵝口瘡與疱疹。喝快樂鼠尾草葉泡的茶，即可解除從喉嚨痛到頭痛不等的症狀，尚可調順月經，減輕分娩陣痛（可在生產前四星期每天喝快樂鼠尾草茶）。

（亦參閱腺腫與癤、閉經、黏膜炎、牙齦疾病、頭髮問題、心悸與壓力。）

婦女病按摩油

由於經前症候群或更年期而引起焦慮、腫脹時，不妨混合10毫升葡萄籽油與3滴快樂鼠尾草精油，按摩腹部與太陽神經叢，一天兩次。

治療腿疾

每天久站數小時與雙腿腫脹不堪的人，使用此療法最佳。混合10毫升大豆油與4滴快樂鼠尾草精油。晚上先泡個溫水澡（非熱水澡），然後用此調油從腳踝往上按摩到膝蓋，直到油被吸收為止。然後躺在床上或地板上，將腳抬至厚墊子上10分鐘。

美容

香水業大量使用快樂鼠尾草作為定香劑，通常加在花香成份的香水中，也可增加強度。

鼠尾草通常用於治療頭髮與口腔毛病。數百年來阿拉伯人將鼠尾草葉當作牙齒洗潔劑。將葉子擦揉在牙齒上，讓牙齒潔白芳香，或用葉子加鹽搗碎，用以治療黃板牙。鼠尾草汁也是喉嚨痛、牙齦感染或口腔潰瘍的漱口水。

洗髮前的護髮油

鼠尾草葉對頭髮有保養的作用，能讓頭髮光滑烏黑，頭髮稀疏與變白者尤其有用。以下是極佳的洗髮前用之護髮油，一個月的份量。

30毫升葡萄籽油
3滴小麥胚芽油
8滴快樂鼠尾草精油

將這些成份混合在一起，貯存在深色瓶內。用幾分鐘將此調油很快地揉搓在頭皮和髮根上。用毛巾包頭一個小時以上，再完全洗淨，大概要洗兩、三次才能洗淨。頭髮分叉者，將髮油塗抹在髮尾。

抓一大把鼠尾草葉，放入600毫升的水中，悶煮4到5分鐘。離火，加蓋泡半小時，再過濾冷卻。冷藏二、三天不壞，可按摩灰髮的頭皮。每天保養，將頭髮與髮根浸透，任其自乾，也可做洗髮後的潤髮水。

烹調

　　生吃任何一種鼠尾草的葉子，都可獲良效。如伊莉莎白時代的人，拿鼠尾草拌沙拉，或許用少許即可，因有許多人覺得味道太濃。加入蔬菜湯，作爲豬肉等油膩肉品的傳統塞料，著名的如鼠尾草拌洋蔥，幫助消化。蛋、蕃茄、乳酪料理可搭配鼠尾草，有些英國乳酪也用鼠尾草葉調味調色，例如Sage Derby。鼠尾草配豬肉風味絕佳，是許多上好豬肉香腸的配料，但葉子必須新鮮。

　　義大利人遠比法國人愛用鼠尾草：用小牛肉片包鼠尾草葉與火腿，做成義式小牛肉火腿捲（saltimbocca），或是與肝一起烹調，鼠尾草使肝臟的鐵質不致流失，也有利消化。許多國家用鼠尾草葉包小野雁煮，德國人則用鼠尾草葉烹調鱔魚。中東的沙拉常加鼠尾草，也夾在羊肉塊的烤肉串間。

　　鼠尾草葉可以加糖霜，南斯拉夫的一大出口品就是上等的鼠尾草蜂蜜。在香味果凍，例如鳳梨果凍中加入鼠尾草葉，或在熱酒中加鼠尾草。快樂鼠尾草過去曾混合接骨木花，製成麝香葡萄酒，因此德文的快樂鼠尾草就叫做麝香葡萄酒鼠尾草（Muska-tellersalbei）。也可製成苦艾酒。

快樂鼠尾草油炸餅（4人份）

24片大的鼠尾草葉，清洗拭乾

300毫升鮮奶

4個蛋

75克的白麵粉

1顆檸檬

鹽、現磨的肉荳蔻與黑胡椒

供油炸的玉米油

用牛奶、蛋、麵粉調成黏稠的麵糊，再加入少許的碎檬檸

皮、肉豆蔻、鹽與胡椒。切除鼠尾草的莖,只留下葉片,然後將
葉片放入麵糊中,兩面一定都要沾上麵糊。在熱油中炸,翻一次
面,炸到呈淡金黃色,再濾乾油。上桌時,油炸餅上灑一些新鮮
的檸檬汁,當做開胃菜,簡單又美味。

其他用途

鼠尾草可加入百花香。鼠尾草的花朵很能招引蜜蜂,但倘若
你在蔬菜間種鼠尾草,將可遏阻大批的害蟲。

檀香　Sandalwood

學名：檀香屬　Santalum album
　　　檀香木科　Santalaceae

　　一九八九年底，我得到一個機會走訪印度的檀香木林地與蒸餾工廠。我當時參加班加羅爾（Bangalore）的整體療法會議，此地離卡納塔克省（Karnataka）不遠，而主要城鎮邁索爾（Mysore）是檀香木栽種區。得到政府的允許後──因為所有的栽種區與蒸餾工廠都受政府控制，我與好友帕森在一位印度友人的帶領下來到邁索爾。到達此鎮外圍之前，我們就聞到暖風送來的檀香木香，事實上，邁索爾的一切──頭髮、皮膚、衣服、邁索爾絲等等，全都像是浸透了檀香。

　　我們愈靠近林地與工廠，香味就愈濃。經理強德拉斯卡蘭先生向我們說明檀香的歷史以及演變。

　　真正的檀香木──S. album，是常青樹，原產於南亞，是一種半寄生樹，在南印度600至2,400公尺的高地上尤其茂盛。這一屬的其他品種也生長於太平洋各島與澳大利西亞（Australasia）。這種樹的高度中等，樹齡40至50年時可達成熟期，約12至15公尺高。此時心材的周長達到最長，含油量最高。具香氣與含油的部份是在心材與根，樹皮與邊材則無味。

　　檀香木從外形像小黑櫻桃的種籽長出，果實的種籽萌芽需20天，之後幼木的根攀附在附近喬木、灌木與草上。接下來七年的時間，小樹的養份要靠其他的植物供給，會致使宿主死亡，之後才能自行生長。此後需要排水良好的沃土，以及至少75公分的年降雨量。印度政府控制了世界75%的檀木總輸出量。規定非常嚴格，每根檀香木都必須登記：不准隨意砍伐，要砍伐的樹木必須要有50年以上的樹齡，達到完全的產植。但由於未能善盡這些防護的工作，盜伐的情形已使得許多樹木遭到摧毀。未來計畫進行

更嚴格的預防措施，目前則已開始一全面的種植計劃，遞補商用合法砍伐的樹林或染病遭砍除者。

印度現有兩處國有的蒸餾廠，精油產量爲60,000至70,000公斤，可滿足全世界的需求。當樹齡爲40至50歲，樹身的幹圍有60至62公分長時，會加以小心砍伐。此時深褐色的樹幹有強烈的氣味，靠近地面的部分與根部尤其濃郁。成熟的樹可以生產200公斤的精油，數量龐大。根部產生的精油從6%～7%不等，心材則爲2%～5%。

檀香木的歷史久遠。在古梵文經典與中國的典籍中皆提到此樹：精油用於宗教儀式，許多神像與寺廟都用檀香木刻成。古埃及人進口檀香木，供藥用、防腐或於宗教儀式中焚燒敬神，也用於雕刻藝術作品。古印度的全方位醫學阿輸吠陀指出，檀香木有補身、收斂、退燒屬性。一種調成糊的藥粉可用於治療皮膚發炎、膿腫與腫瘤。治皮膚潰瘍的這種用法，在一六三六年紀伯的《良藥》論文中也曾提及。印度的藥典視檀香木爲發汗劑，據說與牛奶混合後能治膿漏——膿性粘液的分泌。許多配方都建議將檀香木與豆蔻一併使用。

一八六八年一位歐洲格拉斯威京(Glaswegian)的醫師韓德森醫師(Henderson)，在引述檀香治膿的成功案例時，引起醫界對此良藥的矚目。之後法國的醫師帕拿(Panas)、拉伯(Laber)與波迪爾(Bordier)證實了這些研究。當時在法國，給病人吃40克的檀香膠囊，一天五次：吞下四十分鐘後，病人的尿液便發出強烈的檀香味。二十世紀初，檀香的治療用途如下：慢性支氣管炎的粘液分泌、所有的泌尿毛病（膀胱炎、膀胱感染與發炎）。檀香也用於治腹瀉。

檀香的未來似乎岌岌可危。過去五年來，香水業的需索無度已摧毀大片的樹林，印度一些地區已亮起紅燈。我現在極不願使用檀香精油，轉以白松香與乳香等其他藥性類似的精油代替。

精油

來源及特性説明：精油蒸餾出後，要在蒸餾廠保存六個月，以達到適當的成熟度與香氣。從淡黃色轉至黃棕色，黏稠而有濃郁、香甜、自然的水果味，爲苦辣的香脂。

主要成份：檀香醇（90％以上），爲兩種倍半萜烯醇的混合物。

注意事項：檀香精油常被攙入蓖麻、棕櫚、亞麻籽等植物油。專家可輕易辨識，但一般民衆可能被矇蔽。爲了珍惜資源，請不要購買檀香精油，而以其他屬性類似的精油代替。

❖用途

治療

檀香精油是阿輸吠陀的主要療方之一，亞洲與阿拉伯人常用來治療多種疾病。歐洲多用於香水與肥皂，過去一度在芳香療法中扮演重要的角色。

用於治療時，常與秘魯香脂或塔魯香脂、與白千層或洋甘菊混合，外塗治療過敏、濕疹、膿腫與皮膚乾裂引起的皮膚炎。放在檀香木櫃或箱子裡的床單聞起來會很香，同時也有助安眠作用。但我認爲不應爲這些需要而摧毀大片的林地，致使未成熟的幼小樹木遭到砍伐。

（亦參閱膀胱炎。）

美容

東印度的檀香木是非常重要的化妝品成份，沒有此種檀香木，就沒有道地的東方香水，其氣味芳香、濃郁、持久，爲香水一流的定香劑。有90％左右的東印度檀香木用於製造香水、化妝

品與肥皀。

其他用途

　　檀香木出現在許多手稿與古書上，有時是指眞正的檀香木，但通常是指其他如Pterocarpus santalinus等芳香樹木。鋸末屑或粉末用於香粉與百花香中，中世紀英國的食譜出現了紅檀香與黃檀香，作爲食物的色素。

　　檀香的木材主要用於印度販售的香木雕刻以及香櫃製作，其木質很軟，故而容易雕刻。

黃樟　Sassafras

學名：黃樟屬　Sassafras albidum／officinalis
　　　樟科　Lauraceae

　　黃樟是著名的北美洲喬木，可高達18公尺。開黃花後，會結出卵形的藍色果實，爲落葉性植物，葉子可能如槭樹有淸楚的雙裂，或是像連指手套只一側裂。此樹與月桂和樟樹同科。

　　在美國，黃樟被稱爲易洛魁月桂(laurel of the Iroquois)，此名源自美東的易洛魁印第安人，他們視黃樟爲聖物，重視其醫療價值。十六世紀的法國殖民者與探險家，描述印地安人浸泡其樹皮，以汁液治療發燒等多種疾病。但將這種新藥方帶到歐洲的是西班牙人，一六一〇年，切下的黃樟枝幹被帶到英國，並在溫室中培養。

　　十七世紀末，雷柏里列出黃樟的屬性，爲開胃、發汗、明目、補腦。雷柏里等人認爲適用於痛風、坐骨神經痛與黏膜發炎。

　　美國過去是唯一生產黃樟精油的國家，做爲麥根啤酒等飲料的香料。黃樟藥茶——過去稱爲瑟魯普茶(Saloop)，就是用樹皮、樹葉與芽所製成，葉子過去也製成肥皂。根部是全樹含油量最高的部位，但由於會製造出大量的廢棄物，美國如今不再砍伐黃樟來蒸餾精油。此外，自一九五八年起，北美食品業就禁止使用黃樟精油，因爲其主要成份——黃樟腦，可能會致癌。

　　巴西仍繼續生產精油，但是取自一種稱爲Ocotea pretiosa的植物，此植物雖屬樟科，但完全異於黃樟。所含的黃樟腦比黃樟精油還多，繼美國禁用黃樟後，該種精油的生產也大受打擊。巴西的產量是每年1500至2000公噸（1987年），主要的進口國是日本，其次是美國、西班牙、義大利、法國與英國。

　　黃樟是早期口香糖的香料，如今嫩葉曬乾磨粉後，製成黃樟

嫩葉粉，是克里奧耳(Creole)料理的一種重要成份。此精油仍用
於香水與肥皂。取自黃樟腦的胡椒醛(heliotropine)一度用於食
品，增添可樂、蛋塔、餅乾等的香草風味。

精油

來源及特性説明：根的內部具有强烈的香脂味，根、木、樹
皮與鬚根一併用於製造精油。樹葉與花可放入蒸餾，産生更强烈
的檸檬香。此精油爲黃色或棕黃色，帶有特殊的黃樟腦味道、苦
辣、芳香，類似洋茴香加檸檬與茴香。

主要成份：80%左右的黃樟腦與蒎烯，8%～10%的杜松
烯、樟烯、丁香酚、油樹脂、水茴香烯、丹寧酸與蠟。巴西的黃
樟精油含90%的黃樟腦。

注意事項：由於含油量差異頗大，因此購買時必須小心。因
爲能治風濕痛與痛風的精油爲數頗多，又鑑於黃樟有致癌之虞，
因此我認爲此精油的使用實非必要。此外，由於必須整株砍伐，
在溫室效用持續惡化的情形下，工業與治療應完全禁用黃樟。由
於疑似含致癌成份，其使用受到歐洲共同市場法規與法國公共衛
生部的嚴加規定。

香薄荷　Savory

學名：Satureja hortensis（夏季）
　　　Satureja montana（冬季）
　　　唇形科　Labiatae

　　兩大香薄荷的品種十分接近。夏季香薄荷爲一年生的灌木，高度可達30公分，有深綠、芳香的葉片，毛絨絨的莖以及粉紫色的小花。

　　冬季香薄荷小而直，有灰綠色的小葉、紅紫色的小花，與近親夏季香薄荷的生長高度差不多。雖然可在更北處生長，但實際上是屬於地中海區的常綠矮灌木叢。

　　希臘語稱這種植物爲satureia（今稱爲satureja），字源是「薩梯」（譯者註：Satyr，爲希臘神話中的森林神，性喜漁色，好嬉戲），因爲此植物過去素有催情之名，馬歇爾（Martial）、奧維德、維吉都描述過有關其功效的故事。羅馬人用香薄荷煮肉，又將香薄荷引入英國。中世紀時，賓根的聖希爾德嘉德建議用香薄荷治療痛風，一五八二年起，法國與德國藥典則列之爲健胃與興奮劑。

　　十七世紀的法國外科醫師阿格雷塔（Pierre Argellata）宣稱，他用香薄荷汁治癒了100位口腔潰瘍的病患，他以極烈的紅葡萄酒煮香薄荷，塗在潰瘍處。

　　近年來，香薄荷的精油主要用於治療牙痛與蛀牙，卡辛醫師用於治療耳疾的病患。

　　中世紀後，法國的蒙貝里葉（Montpellier）每逢十二月二十八日都會舉行特別的香薄荷節。學生推舉一位爲「小主教」，用香薄荷花環爲他加冕，他領著一群敲鑼打鼓又搖鐘的學生遊城。他們會聚集在一個露天的酒館中喝香薄荷酒（製法與下列催情酒相同）──據說除強身之外也能刺激腦力，當地居民當晚最好要

把女兒留在家裡。

精油

來源及特性説明：蒸餾自葉片，有時也萃取自花，爲淡橘色。似百里香的氣味，辛辣而略苦。

主要成份：含有大量的酚，像野馬鬱蘭和百里香，其他的成份有30％～40％的香芹酚、20％的百里酚、桉油醇、傘花烴、蒎烯。

❖用途

治療

由於含有大量的酚，此精油如野馬鬱蘭與百里香般殺菌力極強，一定要稀釋才可使用。非常適合用於加速疤痕組織的形成，治療咬傷、灼傷、潰瘍與膿腫。

治療割傷時，混合一小瓶強度70％的酒精與3至4滴的香薄荷精油，能止血、止痛。之後再以10毫升的大豆油、2至3滴的小麥胚芽油、3滴香薄荷調勻揉搓，可助治癒。

早晨喝新鮮的香薄荷茶能補身，其中不妨加一滴蜂蜜。

仿古催情酒製造方法如下：將5公克香薄荷葉、15毫升蔗糖或果糖、5毫升苦啤酒（Angostura bitters），加入一瓶上好的波爾圖（Port）葡萄酒或Madeira酒中。浸一會兒，需要時喝一杯。（亦參閱粉刺、氣喘、唇疱疹、腸胃脹氣、口腔潰瘍、性慾問題。）

烹調

一般認爲夏季香薄荷比冬季香薄荷適於烹調，味道較不強烈、較不粗糙。兩者都很辛辣，比百里香更苦澀。這種藥草極易

乾燥，看來很像百里香。

燉肉與滷汁中可使用香薄荷，尤其適合臘肉，搭配烤魚或烤肉排也很可口。用量要小心，否則味道會喧賓奪主。

香薄荷的德文名稱爲「Bohnenkraut」，意思是「豆草」，長久來與各種豆類一起煮，可助豆類的消化、維他命與礦物質的吸收，避免胃腸脹氣。香薄荷也可加在泡菜、香腸與臘肉中，一度用來包某些法國的乳酪。

其他用途

這種藥草可以作爲百花香，過去是常用的抗菌灑香藥草。香薄荷製的香皂，特別是與萊姆混合時，有抗菌消毒的屬性，並可讓雙手芳香。

龍艾　Tarragon

學名：艾屬　Artemisia dracunculus
　　　菊科　Compositae

　　這種多年生的小型灌木起源於亞洲，現在遍佈全世界。龍艾有兩種：A. dracunculus，是「真正」的法國龍艾，為烹調與藥用的材料；A. dracunculoides為「假的」俄國龍艾，葉片粗糙、味道刺鼻。其他用於民俗醫療的艾屬植物，還有苦艾（過去為製苦艾酒的原料，如今因含有側柏酮遭禁用）、蔓蒿與南木蒿。

　　真正龍艾的葉子為翠綠色、狹窄、矛形而為全緣無裂，不似其他的蒿屬植物。龍艾有獨特怡人的芳香，可長到60至90公分，極易栽培，為溫暖地點或陽光照射到的窗台植物。八月會長出黃綠色的小花，天冷時不易開花，因此也不易結籽，多靠插枝繁殖，若是取得種籽，多半是繁殖力強的俄國龍艾。龍艾是第二大開花植物——菊科中的三種常見藥用植物之一，其餘兩者為金盞菊以及洋甘菊。

　　龍艾的學名源於希臘文與羅馬文：artemisia是指希臘的狩獵女神暨月神阿爾特彌絲（Artemis），dracunculus是拉丁文的「小龍」之意（可能源於阿拉伯文的tarkhun，意思也是「小龍」）。法文名稱為estragon，源於拉丁文，事實上在法國古籍中，這種植物又寫作herbe au dragon「龍之草」，中古時代用於治瘋狗等野獸的咬傷與螫傷，此時又名targon。

　　過去認為是十字軍將龍艾引入歐洲的。阿拉伯醫師長久來都用龍艾消腸胃脹氣，十世紀時阿比西納建議用於發酵、消化不良與脹氣。一五四八年時，馬西歐爾指出龍艾應拌入沙拉中（之後的傑拉德也有此看法），而法國至今仍沿用此法。龍艾是十八世紀著名的健胃劑、興奮劑與發汗劑。法國的卡辛醫師用於治打

嗝、消化不良、痛風與風濕，效果絕佳。

精油

來源及特性說明：此精油蒸餾自葉片，大致上是無色，可能會帶有極淡的綠色。精油的味道讓人覺得像洋茴香或茴香，有很奇妙、略帶辛辣的味道。

主要成份：酚醚（70%以上的甲基醚蔞葉酚），以及傘花烴、乙酸芳樟酯、水芹烯與醛。

注意事項：許多人對甲基醚蔞葉酚過敏，所以使用時要非常小心。

❖用途

治療

此精油適於作痛經、閉經、經前症候群與更年期專用的按摩油。生吃此植物有助消化，以1公斤滾水浸泡切碎的龍艾，如此製成的汁液可作良好的利尿劑。

（亦參閱便秘與月經周期疾病。）

烹調

龍艾被視為是烹調用藥草中最重要的一種，因為其氣味絕妙。最常與雞肉一起煮：在烤雞的雞皮下放置龍艾葉，並在雞肚中塞一整顆檸檬與一些龍艾葉，之後再煮。

龍艾也可製成味道絕美的醋：只要將一些葉子浸入一瓶白酒醋中，泡兩週左右再使用，這也是保存龍艾的最佳方式，因為乾龍艾最後會變得沒有味道。生的龍艾也可作為裝飾菜、拌沙拉、配菜，或切成辛香料末（與歐芹和細葉芹），加入雞蛋黃油調味汁（Bearnaise）、荷蘭酸辣醬（Hollandaise）與韃靼牛排醬（tartare)中。也用來調味芥末、醃黃瓜或嫩黃瓜泡菜(gherkins)、以及某些法國本地烈酒。在近東地區，嫩芽當作蔬菜煮來吃。

　　除了絕妙的味道外，龍艾的重要特點是取代鹽來調味，對心臟病或肥胖的患者尤其有益。這一點在很早之前就為人所知：十六世紀的植物學家魯利厄斯(Ruellius)說：「龍艾是最好吃的沙拉之一，不用加鹽或加醋，因為它已兼具這兩種調味料的味道。」

茶樹　Tea Tree

學名：白千層屬　Melaleuca alternifolia
　　　桃金孃科　Myrtaceae

　　茶樹矮小，長到7公尺，有軟而狹小的葉片，花朵爲米色、艷麗而狀如瓶刷，結出緊附在樹枝上的木質蕨果。與產出白千層精油的白千層以及產出綠花白千層精油的綠花白千層爲近親，有紙片般的斑駁樹皮。茶樹只在新南威爾斯一片範圍狹小的地區生長，爲白千層屬（三十四種）中的一種植物，是澳洲特產。雖然早前澳洲的白種移民已認識此一叢林草藥，但直到第一次大戰後才開始愼重研究，試圖應用在正統醫療方面。約在一九二〇年代至二次大戰間，茶樹開始聲名日噪。一九三九年時甚至供應澳洲皇家海軍與陸軍做爲軍用物資，但此後輸出量逐漸下滑。主要原因是茶樹長在沼澤地帶的濃密灌木叢中，有蜘蛛、蛇、蚊蟲等出沒其間，生長地十分險惡，而這段時間化學藥品也壓倒了天然的療方。直到一九七〇年代，茶樹精油才又重返醫藥與商品的前線，現在成爲澳洲的一大產業與醫療用品。

精油

　　來源及特性說明：蒸餾自葉片與末端的小枝幹。容量1600公升的灌木蒸餾器能放半噸的新鮮葉子，以2至3小時蒸餾，產生7至10公斤的精油。

　　顏色從無色至淡色，清澈、低黏度，味道聞起來很沈穩，略帶香料味，具特有的肉　蔲氣味——一種陽剛的氣息。

　　主要成份：烯（50%～60%）、桉油醇、倍半萜烯、倍半萜醇。

❖用途

治療

一九三三年《英國醫學雜誌 *British Medical Journal*》報導此種精油爲強力的殺菌劑，沒有毒性、無刺激性；一九三○年《澳洲醫學雜誌 *Australian Medical Journal*》報導，從傷口感染到疤痕復原等一般治療項目，茶樹均有驚人的效果：

「……驚人的是，茶樹能化膿，清潔傷口表面，殺菌的作用十分有效，對組織不會產生任何明顯的損害。這一點是前所未見的，因爲大多數的殺菌劑不但殺死細菌，也會摧毀正常組織。」

—E.M. Humphrey

一九五五年，美國處方手冊(United States Dispensatory)指出，茶樹精油具有強力的殺菌作用——比石炭酸的殺菌力強十一至十三倍。

一九八○年，澳洲以4：1000的比例調合茶樹精油與水，然後檢驗此一混合液的殺菌功能。讓它與葡萄球菌、白色念珠菌等高傳染性的微生物相遇。結果顯示：到了第七、二十一與三十五天，便檢驗不出任何微生物的存在。因此目前又繼續進行茶樹對抗生殖器疱疹病毒與頑強傷寒桿菌的試驗。

就抑菌的作用而言，一九八三年，澳洲聯合食品實驗室在當地進行皮膚消毒試驗，結果頗爲驚人：未清洗前的手上細菌數每50公分有3,000個以上；用蒸餾水洗後手上的細菌每50公分是2,000個以上；用茶樹精油洗後，每50公分的細菌數量還不到3個，事實上已完全測不到細菌了。想想，若僅加入一滴茶樹在洗碗水中，就能產生多大的效力！

茶樹精油也用於處理灼傷、滴蟲陰道炎等婦科疾病、皮膚病、以及耳、鼻、喉、口腔的感染，還可擴及嬰兒護理、醫院、

牙齒與家用產品、獸醫用藥,另外廠商現在也開始探索其他可能的用途。

我曾將茶樹精油用於治療感染細菌的手指,大獲成功;還可做傷風與流行性感冒的蒸汽吸入劑;沾棉球治療皮膚病與粉刺。茶樹精油是我所知的最佳急救用品。

(亦參閱膿腫與癤、炭疽病、香港腳、支氣管炎、胸腔感染、凍瘡、唇部疱疹、刀傷與創傷、發燒、毛囊發炎、花粉熱、頭痛、膿疱病、口腔潰瘍、神經痛、肺炎、鼻竇炎與蚊蟲咬傷。)

側柏　Thuja

學名：金鐘柏屬　thuja spp.
　　　柏科　Cupressaceae

　　側柏屬有五種耐寒、常青的針葉喬木與灌木，原產於北美與加拿大（T. occidentalis—西方側柏，T. plicata—褶狀側柏）、日本(T. standishii)、中國(T. orientalis)、韓國(T. koraiensis)。西方側柏是第一種在法國生長的美洲樹種，一五二六年從加拿大引進，種在楓丹白露的皇家花園裡。

　　側柏外形類似絲柏，除了褶狀側柏以外，大部份較小，生長較緩慢。鱗片般的葉子緊附在枝幹上，小小的花朵（雌雄同株）爲頂生，毬果小而有鱗片，爲翅果。除了T. orientalis東方側柏以外，所有的側柏葉都有強烈的香氣，不必搗碎就能散發出氣味，幾碼之外便可聞到。

　　thuja這名稱（即法文的thuya）爲拉丁字形的希臘字，意思是煙薰，或thou的「犧牲」之意。泰奧弗拉斯托斯描述了遠古時期金鐘柏屬的樹木在邱比特——阿蒙(Jupiter-Ammon)神廟附近的塞林(Cyrene)生長的情形，有些則在宗敎儀式中被焚燒來酬神。當時樹幹常用於雕刻宗敎器物與雕像。此樹又名arbor-vitae「生命之樹」。

　　美洲印第安人使用側柏，用葉與樹皮製成糊劑，治療風濕性關節炎，由於有發汗的作用，可喝熬汁治療病毒感染。

　　漢尼曼(Samuel Hahnemann, 1755－1843)這位順勢療法之父，將此種植物介紹給歐洲，當時把側柏製成酊劑。一八七五年，德國的摩尼克(Mohnike)醫生與布雷卻(Brecher)醫生，共同撰寫了一篇有關側柏神奇療效的論文，特別談到治療皮膚贅疣與腫瘤的病例。他們注意到，一天用兩次側柏酊劑後，皮膚自動修復的速度驚人，皮膚回復白皙，較不潮溼，發炎消退、腫瘤消

失。勒克萊爾醫師也用側柏精油治疣與皮膚異常，由於具激勵性的成份（α-蒎烯、fenone與d-側柏酮），可作爲泌尿系統的補強劑。

精油

來源及特性說明：褶狀側柏是具有療效且適於使用的品種。砍下隨即曬乾的多葉嫩枝是蒸餾所用的部位，春天含的精油多於夏天。

主要成份：α-蒎烯、龍腦、乙酸冰片酯、d-側柏酮、茴香酮、fenone。這種精油的屬性是抗風濕與抗菌。

注意事項：自行治療時，我不建議使用側柏精油。唯有信譽卓著的治療師才能使用，因爲無論用量多寡，側柏都含有危險的成份。絕對不可內服，若不遵守使用的注意事項，即使是外用，也可能產生毒性。

❖用途

治療

在專業芳香治療師的手下，側柏精油治療頭皮乾癬、皮膚贅疣、皮膚紅腫與禿髮症，具有良效。處理嚴重的粉刺、膿腫與嚴重感染時，側柏也是絕佳的輔助藥品。

百里香 Thyme

學名：百里香屬 Thymus spp.
　　　唇形科 Labiatae

　　百里香屬包括三百多個品種，為耐寒、多年生的草本植物與半灌木，原產於歐洲，尤見於地中海一帶，現在遍佈於美洲，北至冰島。有些百里香匍匐在地纏結成一片，有些則長到30公分高，這類的百里香包括有檸檬味的T. citriodorus。T. vulgaris即庭園栽種的百里香，主要用於烹調，有深灰綠色的窄小葉片，開一串串的紫色花。其他的百里香花色從白色、淺粉紅、淡紫色到深紅色不等。所有的百里香葉片都有香味，一般而言，人工栽種的比野生的香，生長在溫暖氣候下的又一定比濕寒地帶的氣味更強。原產於西班牙的T. membranaceus最芳香，另外也有藏茴香香味與橙味的百里香。

　　據說西元前3,500年，蘇美(Sumerian)人就已懂得使用百里香。古埃及人稱之為tham，並將此植物用於防腐。希臘人知道兩種百里香：狄歐斯科里德談到白色的供藥用，及黑色的不受歡迎，因為它能腐化有機物，促進膽汁的分泌。百里香是希波克拉底400種藥方與治療方式之一。餐宴後喝百里香汁有助消化，百里香也是獻給維納斯等神祇的祭品。百里香的名稱實際上源於希臘字的thumos，即香味，因為此植物芳香襲人。

　　羅馬人用百里香煮荼，並供藥用，皮里尼建議用這種藥草治癲癇，他並說這種藥草應編成草席，睡在上面後，病患會平靜放鬆。有趣的是，一般認為耶穌基督出生時之馬槽床墊中，舖的是加了百里香的乾草。皮里尼也用醋熬煮百里香治療頭痛。百里香過去被視為蛇咬傷的解毒劑，在屋外焚燒，可驅逐危險的爬蟲類。羅馬人認為百里香能趕走憂傷，激發勇氣：士兵上戰場前必會泡個百里香澡，而在十字軍東征時代，仍流傳此一觀念，仕女

也會在她們的武士出征東方前，在披肩繡上一枝百里香。中世紀時，聖希爾德嘉德用百里香治療瘟疫與癱瘓、麻瘋病和體蝨。英國過去則用百里香作灑香的藥草，法官與國王的花束中也用到百里香，以預防在公衆場合感染疾病。

人們對百里香的推崇至今不減。十七世紀的法國醫師暨化學家雷梅里認爲，百里香能強化腦力，提振消化系統。一七一九年努曼（Neumann）在百里香中分離出百里酚，之後卡德亞克（Cadéac）與穆尼耶（Meunier）分離出香芹酚與松油萜。十八世紀），百里香是許多藥劑中的成份，其中之一就是治神經疾病的鎮靜香脂（baume tranquille）。一八八四年學者坎波登（Camperdon）研究其醫療屬性，注意到百里香對神經系統產生直接的作用，有助病患重建元氣。勒克萊爾醫師也用百里香作爲治氣喘、憂鬱、呼吸道感染、慢性咳嗽的藥方。一直到一次大戰時，百里香與丁香、檸檬、洋甘菊精油，都是醫院的消毒劑與抗菌劑。由於能殺黃熱菌，比石炭酸強七倍，所以在克里米亞戰爭時，灑在士兵的衣物上，預防疾病與跳蚤侵擾。

精油

來源及特性說明：這種精油蒸餾自葉子與花的頂部，油而稠，氣味怡人，讓人聯想到剛採下的植物，但顯然氣味更持久。

精油的顏色或爲紅色，或爲白色，過去認爲是植物本身的顏色使然。但經過證實，植物的顏色不會影響精油的色彩，而是蒸餾時所用的容器種類所致。較貧窮的國家使用金屬容器，這些氧化物與油接觸後會變紅；其他國家使用較貴的條紋瑪瑙（onyx）容器，不會與精油產生作用，所以精油依然呈天然的白色。氧化作用對精油的醫療價值有何影響，至今仍不明。

主要成份：20％～40％的百里香酚與香芹酚，及龍腦、桉油醇、芳樟醇、戊酸、對傘花烴、蒎烯以及三萜烯酸。

注意事項：百里香的精油產自南法、西班牙、以色列、北非。自車諾堡的災難發生後，我一直就用以色列的精油，因爲很害怕用到含輻射物的百里香。雖然許多西方國家與植物都受到落塵的影響，但百里香似乎可比其他藥草「定住」更多的落塵。即使如此，仍有許多西方的製造商繼續供應治療用精油，因此更要確定所購精油之產地，同時我奉勸各位不要買紅色的百里香精油（理由如前文所述）。

❖用途

治療

百里香是補身劑與激勵劑，可健胃、助消化、抗痙攣、有助於胸腔傳染性疾病，具治癒、安撫與軟化作用。能改善氣喘、流行性感冒、傷風、咳嗽、發燒、神經質以及疼痛。對皮膚炎、皮膚感染與過敏、痛風或風濕引起的腫脹、頭痛與坐骨神經痛也有效。我自己可少不了百里香。
（亦參閱腹痛、膿腫與癤、神經性厭食症、關節炎、瘀傷、黏膜發炎、單純疱疹、咳嗽、刀傷與創傷、腹瀉、胃炎、牙齦疾病、口臭、腰痛、肌肉疼痛、肺炎、蚊蟲咬傷。）

疼痛的治療

關節痛、背痛與坐骨神經痛時，熱水中加15滴百里香精油與2大匙蘇打重碳酸鹽泡澡。若要加強精油的作用，不妨加幾滴尤加利或雪松精油，混合後效果很好。

洗完澡後，用15毫升大豆油、2滴小麥胚芽油、5滴百里香與5滴尤加利調勻後揉擦患部。

疲倦與憂鬱的治療

泡個溫水澡，水中加5滴百里香與3滴馬鬱蘭。洗完後，將15

毫升的杏仁油、2滴小麥胚芽油、7滴百里香、2滴馬鬱蘭、3滴玫瑰混合均勻，揉擦在太陽神經叢與骶骨部位。接著喝以下的百里香藥草茶。

百里香藥草茶

將足足15毫升新鮮百里香葉，泡在600毫升的滾水中5分鐘。趁熱喝，可用蜂蜜加強甜味。這種茶也適於憂鬱與疲倦時飲用，早晨以此茶代替茶或咖啡尤其有效，緊張或有工作壓力時也可以喝一杯。

對經前症候群、更年期症狀、傷風或流行感冒後，有紓緩效果。外用時，百里香浸汁能消除風濕與水腫引起的腫脹。

美容

冒粉刺時，可以將一枝新鮮的百里香（或一撮乾百里香）放在2杯水中煮滾2分鐘，再浸5分鐘，製成效果良好的收斂劑。浸汁中加入半顆的檸檬汁，擦洗皮膚，一天數次。百里香精油也可作抗頭皮屑的洗髮前護髮油，依照265頁的配方，以百里香代替鼠尾草調製。

烹調

百里香是一種重要的藥草，與月桂和歐芹同為基本的配菜材料，這種植物乾燥得很理想，所以廚房裡一直用得到。百里香的香味煮後持久不散，因此適合久煮的燉品與砂鍋，百里香有助於消化豆類等引起脹氣的食品（如古埃及人的作法）。其防腐的作用使百里香成為肉醬、香腸、悶肉與泡菜等料理的天然添加物；切碎的葉子加入麵糰、炒蛋與洋菇中，美味可口；取其香味時，可加入滷汁中，或置於烤肉下，拌進餡料、湯、高湯、含酒濃湯、烤肉或藥草奶油中，檸檬味的百里香可以加入甜麵糊或乳酒凍等甜食中。冰島人將檸檬百里香加入酸奶中調味。

百里香可以調藥草醋與藥草油，可以製成香檸檬果凍。百里香是Benedictine這種酒的成份之一，這種酒於1510年創出，作爲疲倦僧侶的提神劑，之後用於抗瘧疾，如今是高級的美酒。

其他用途

百里香精油也用於製造香皀與抗菌淸潔用品。檸檬百里香一向被加入在百花香、藥草袋與枕頭中，而庭園百里香則用於驅蛾袋、草藥園與草皮上。百里香也可治蚊蟲咬傷，曾用作藥用鼻煙。

松節油　Turpentine

學名：松屬　Pinus Larix
　　　黃連木屬　Pistacia spp.-Coniferase
　　　漆樹科　Anacardiaceae

　　松節油是稀薄而有揮發性的精油，從某種松樹與他種樹木蒸餾而得。常作爲油漆稀釋劑與溶劑，也有寶貴的醫藥價值。藥用的松節油品質有高有低，品質評價最高的稱爲威尼斯松節油（Venice turpentine），是由歐洲落葉松（Larix decidua, Coniferae)萃取出。歐洲的海松（maritime，又稱cluster pine，學名Pinus pinaster, Coniferae）是最常用的松節油，而波多松節油(Bordeaux turpentine)較爲細緻。製造印第安松節油的樹是篤藕木（Pistacia terebinthus, Anacardiaceae），與阿月渾子（P. vera)以及熏陸香P. lentiscus（可供製造口香糖），這些樹生長在地中海一帶。另一種來自紐西蘭的樹──Kauri，即Agathis australis，也生產松節油。

　　希臘羅馬人已知松節油的屬性，狄歐斯科里德說最好的松節油應呈白色、清澈狀。皮里尼、希波克拉底與蓋侖也偏愛松節油。威尼斯松節油在中世紀時期開始聞名，該城成爲這種藥品的一大市場。十六世紀時，記載了獲取樹脂與蒸餾的方式。

ぞぞぞぞぞぞぞぞぞぞぞぞぞぞぞぞぞぞぞぞぞぞぞぞぞぞぞぞぞぞぞぞぞぞぞぞ

精油

　　來源及特性說明：樹脂會從樹上自然流出，但一般都靠切口汲取樹脂，之後蒸餾產生精油。另有一種做法是，灑上會使樹脂流出的稀釋硫酸。這種樹脂是黃色，爲流質、半透明狀、略帶螢光，接觸到空氣後不會變化，有怡人的香味，嚐起來味道苦辣。

　　主要成份：龍腦、樹脂酸、倍半萜烯、烯（α與β蒎烯）以及

中性的物質。

注意事項：松節油絕對不可貯存在滴瓶中，因爲它會使橡膠溶解。經常用於混充其他的精油，例如尤加利、杜松、松樹與迷迭香，因爲這些精油含有大量的烯，烯是松節油的主要成份。松節油也可能摻假，通常混摻白色的酒精或石油類溶劑，以松節油的代用品之名出售，如果當成精油使用，會引起嚴重的灼傷。如同其他的精油一般，必須要確定松節油的純度。

松節油絕不可內服，爲強力的抗菌與消毒劑，唯有信譽可靠的治療師才能使用。絕不可直接使用松節油，因爲即使是少量也會讓神經系統興奮。大量使用會引起癲癇、精力耗竭、膀胱炎、膀胱感染以及尿意頻仍，因此松節油絕不能流入兒童或粗心人士的手中。

❖用途

治療

雖然有以上危險，我依然使用松節油治療，我發現它對風濕、坐骨神經痛、痛風特別有效。

其他用途

另一種松節油的來源是阿勒坡松（Aleppo pine），學名：Pinus halepensis，其樹脂是希臘松脂酒(retsina)的用料。

檸檬馬鞭草　Verbena

學名：過江藤屬　Lippia citriodora syn. Aloysia citriodora
馬鞭草科　Verbeaceae

　　檸檬馬鞭草不可與同科的馬鞭草vervein（學名：Verbena officinialis）混爲一談，檸檬馬鞭草原產於南美洲（智利與秘魯）。一七六〇年左右引入北美、印度、澳洲、加勒比海諸島、留尼旺島，並到達歐洲。

　　爲多年生的細瘦落葉灌木，高度約1.5公尺，溫帶地區較矮。葉片長而尖，爲淡綠色，花朵是管狀、紫色，長成頂生的花束，整根植物有濃郁的檸檬味。

　　Lippia是以十七世紀義大利的自然學家利皮亞(Augustin Lippi)的名字命名。這種植物正確說來應稱爲Aloysia citriodora，但也稱爲Verbena或Lippia triphylla。

　　《植物醫療 *Parte practia de botanica 1784*》是最早提到此植物的一本書，作者維德拉(Palau y Verdera)認爲其治療價值在於強化與調節神經系統，並有健胃作用。他說檸檬馬鞭草有助於消化不良、胃腸脹氣、神經性心悸、暈眩與歇斯底里。

精油

　　來源及特性說明：從葉與柄蒸餾出精油，呈流質狀、黃綠色。有清新的檸檬味，既辣又苦，由於氣味非常細緻淡雅，因此很難合成仿製。

　　主要成份：30%～45%的檸檬醛，以及丁香油烴、桉油醇、牛兒醇、檸檬烯、芳樟醇、庚烯、橙花醇、松油醇。

　　注意事項：純的檸檬馬鞭草精油罕見且價格高昂，因此仿冒或混摻香茅與檸檬香茅的精油充斥，這使得香味的淡雅大打折

扣。有時檸檬香茅油也稱爲印度馬鞭草。Lippia citriodora萃取出的檸檬馬鞭草精油受到法國衛生部的管制，因爲它會引起某些人的皮膚過敏。

❖ 用途

治療

　　一如檸檬香茅油，檸檬馬鞭草也含有大量的檸檬醛，因此爲良好的抗菌與殺菌劑。檸檬馬鞭草也有非常良好的健胃、補身、抗痙攣作用。我認爲檸檬馬鞭草對神經系統也有鎮靜效果。

　　早上喝藥草茶比茶或咖啡好，作法是將一大撮的乾葉泡在600毫升的滾水中，最久浸泡7分鐘。如果喜歡，可以加一片檸檬或一些蜂蜜，喝了以後會覺得精神大振，有能力面對新的一天。

　　無論情緒低落或沮喪時，想要振作起來，不妨讓四周環境飄著檸檬馬鞭草精油的香味。

（亦參閱食慾不振與憂鬱。）

美容

　　由於有強力的抗菌作用，我建議用檸檬馬鞭草治療嚴重發炎膿腫的粉刺。

　　混合25毫升葡萄籽油、1滴小麥胚芽油、9滴檸檬馬鞭草油，每晚在洗臉後用於塗抹臉部。可在囊腫與白頭粉刺上直接塗抹純的檸檬馬鞭草油，一天數次。

　　爲避免感染，絕對不要讓他人分用或借用你的精油。

（亦參閱皮膚炎。）

烹調

　　凡需要檸檬味的食物都可加檸檬馬鞭草──剁碎拌入魚或雞的塞料、香料、沙拉，或放入果凍與甜點中。許多東南亞的料理

也以檸檬馬鞭草代替檸檬香茅。

其他用途

　　精油和植物本身在需要檸檬味的食品與飲料中扮演舉足輕重的角色，數百年來一直用於肥皂、香水與化妝品製造業。乾葉的香味也可加入百花香與藥草袋中。

岩蘭草 Vetiver

學名：Vetiveria zizanioides
　　　須芒草屬　Andropogon muricatus
　　　禾本科　Gramineae

　　岩蘭草精油取自於生長在熱帶與副熱帶的岩蘭草。這種草和檸檬香茅等其他芳香草類的品種十分接近，爲直立的植物，有無味的窄葉。帶濃郁香味的部份是根，這一點和檀香或紫羅蘭類似。在印度，岩蘭草被稱爲Khas-Khas或Khus-Khus。

　　岩蘭草的產量約是每年每公頃1噸，每株植物製造2.7至3.2公斤的精油。一九八七年，全世界的岩蘭草產量是250噸，大部份是產自大溪地與印尼。一九七〇年代，中國開始栽種岩蘭草，出口大量的精油，然而香水業者認爲其品質不及一般公認最上乘的留尼旺精油。

精油

　　來源及特性說明：至少要等到兩歲以後，岩蘭草根才能拿到烈日下曬乾。曬乾後的根要切得極細，利用酒精、鯨蠟烷或苯萃取或予以蒸餾，只有後者可供治療用。精油爲深棕色，溫暖、像胡椒香料般，有木質泥土的味道。

　　主要成份：一種稱爲岩蘭醇的醇類。

　　注意事項：由於根部產生的精油少之又少，因此價錢頗高，導致混摻合成化學物質的不幸現象。事實上，一九七〇年代時，由於不純的岩蘭草精油對皮膚產生毒害而惡名昭彰，因此許多國家對岩蘭草精油均多所管制。正因如此，現在已不用於醫療方面。

❖用途

美容

　　岩蘭草的主要功能一直都是調香，尤其用於調製東方香水。主要是作為定香劑，許多刮鬍後擦的潤膚香水與香水的配方中都加入岩蘭草，也用在高級肥皂中。岩蘭草根磨粉後可製印度香水。

烹調

　　印度用岩蘭草為果汁牛奶冰與蜜餞調味，岩蘭草糖漿或岩蘭草純露也常見於印度商品專賣店中。

其他用途

　　古今中外，都以岩蘭草的香氣驅蟲。印度過去將小束的岩蘭草根掛在衣櫥中，編成墊子、扇子及掛在窗戶、門口與走廊的屏風，這些屏風溼的時候，能讓室內涼爽，同時散發絕妙的芳香。棉布與平紋細布用岩蘭草精油浸過後，能產生防護作用，尤其能防蟲。俄國人將滴了岩蘭草精油的小香袋放在昂貴皮草大衣的襯裡中。將吸墨紙浸岩蘭草精油，放入衣櫃與抽屜中，可作為皮草、羊毛與開什米爾羊毛的驅蟲劑，比樟腦丸更有效、香味更好。

白珠樹 Wintergreen

學名：白珠樹屬 Gaultheria procumbens
**　　　石南科 Ericaceae**

　　白珠樹這一屬包括200多種常青的開花灌木。原產於美國與加拿大，高度長到30公分。可長在群山中，受到別種喬木與高灌木的屏障，也可長在荒涼的沙質地。有大型、卵狀、光面的鋸齒狀葉子，懸垂著白色或粉紅色的鐘形花朵，之後結出艷紅色的球形漿果，散放濃郁的芳香。

　　美國的白珠樹也稱為蔓虎刺（patridge berry）與鹿蹄草（checkerberry），因療效突出，印第安人數百年來一直使用白珠樹。他們在疼痛或發燒時咀嚼其葉，泡提神飲料，以漿果餵家禽、鵪鶉與鹿等食用動物。直到晚近白珠樹葉才列入美國藥典，但現在只提到精油。十九世紀初一種稱為鄉村青年萬靈丹（Swain Panacea）的白珠樹療方，以治百病而聞名。二十世紀初，一位法國藥劑師因出售一種治各種關節與肌肉疼痛的白珠樹藥方，而名噪一時，獲致萬貫家財。

精油

　　來源及特性說明：白珠樹葉必須在熱水中浸泡24小時以上，才能產生發酵作用以釋出精質供蒸餾之用。此種精油為無色，但放久後會變成紅色，此時不可使用。

　　主要成份：90％～95％的水楊酸甲酯（methyl salicylate）、酮、仲醇（secondary alcohol）與酯（ester），後兩種物質造成白珠樹特有的芳香味道，類似樟腦味，帶有香草素與秘魯香脂的味道。

　　注意事項：很不幸地，市售的白珠樹精油常用諸如水楊酸的

人工基劑製造，或由甜樺木（Betula lenta）的樹皮蒸餾而得。精油的來源務必是信譽可靠的商家，否則藥效會令人失望。

❖用途

治療

此精油有抗菌、利尿、激勵、通經、抗風濕的作用。以抗風濕最知名，也最名符其實，非常適合多發性風濕、痛風與老年引起的僵硬。也能在肌肉痠痛後，恢復精神，補充體力，對運動員尤其好用。過去將葉子加熱搗成泥，製成治療肌肉、風濕腫脹與膿疱的藥膏。

有以上任何病症，可泡熱水澡，在熱水中加6滴精油。洗完澡後，混合10毫升大豆油與5滴小麥胚芽油，揉擦患部。
（亦參閱水腫。）

美容

白珠樹與其他精油混合，能有效治療橘皮症。

依蘭　Ylang－Ylang

學名：Cananga odorata
　　蕃荔枝科　Anonaceae

　　蒸餾出依蘭精油的這種樹木也稱爲香水樹，原產於菲律賓，而今遍佈於整個熱帶亞洲地區。一八八四年被引進留尼旺島，之後引進馬約特島與大溪地附近的馬達加斯加（Madagascar），吾人可在馬來西亞、印度、印度支那的野地發現依蘭蹤跡。一般而言，依蘭樹很小，但可長到30公尺左右。樹皮光滑，有小裂痕，樹枝如楊柳般地垂下。樹葉很大，呈卵形、光亮，葉片長達20公分，下側有毛。花爲腋生的花束，一開始爲綠色，經20天左右轉爲黃色，香味撲鼻。花開不斷，但雨季更爲繁茂，花開後結出綠色多籽的果實。

　　爲萃取精油而栽種的依蘭有許多種，花朵最小的品種，提煉出的香味最淡雅。奇怪的是，野生的花沒有什麼香氣。五歲左右的小樹開約5公斤的花；樹齡10歲的能開出10至15公斤的花朵。一九七九年，依蘭的產量爲100噸，其中有70噸來自菲律賓，被視爲是最上乘的精油，但最近因疏忽林地，缺乏蒸餾用的燃材，出口量已經縮小。此外，純依蘭已被Cananga的一個變種：C. odorata var. macrophylla的精油所取代，這種植物在爪哇生長茂盛，精油品質低劣，用於廉價香水、肥皂與化妝品上。這種稱爲Cananga的精油價值遠遜於價昂、味道又淡雅的依蘭。

　　英國植物學家雷（John Ray, 1628－1705）是最早提到依蘭的人，將它描述爲「血紅的樹」，之後稱爲「Borga cananga」與「Unona odorata」。桂伯在他的《草藥自然史 Histoire naturelle des drogues simples 1866》中描述此植物，並將其香味與水仙相提並論。他記載某個島用依蘭花與薑黃（Curcuma）花製成潤髮油的配方，島上的土著在雨季時將此油塗在身上，預防發

燒與傳染病。這些土著也將依蘭花混合椰子油，游泳時保護頭髮不受海鹽的傷害，這種稱爲「borri-borri」的調油也有益皮膚的健康，可預防蛇與蚊蟲咬傷。十九世紀有一種髮油，歐洲稱爲馬卡薩油（Macassar），其主要成分即是依蘭精油。

一八七三年，一位名叫加爾（Gal）的法國醫師曾研究依蘭精油的療效。本世紀初，化學家加尼爾（Garnier）與雷契勒（Rechler）在留尼旺島也做了一些研究，他們發現依蘭對瘧疾、斑疹傷寒與其他熱病有良效，並建議以依蘭精油作爲腸內感染、腹瀉與腸胃脹氣的抗菌劑，指出依蘭有調節心臟的作用與鎮靜的效果。依蘭被列爲肺部與泌尿系統的抗菌劑，它也是催情劑，適合患有冷感症的病人。但近來曾有報導指出，一位性無能的男子風聞依蘭的催情聲名，於是吞下5毫升的精油，最後心臟病發而亡。

精油

來源及特性說明：蒸餾新鮮的花朵製成精油，蒸餾過程必須快速完成。此精油爲十足的流質狀、清澈而有奇香，帶有極濃的風信子與水仙香味。

主要成份：α-蒎烯、安息香酸、杜松烯、丁香油烴、酚、丁香酚、異丁香酚、5%～7%的乙酸芳樟酯、8%～10%的苯甲酸芳樟酯（linalyl benzoate），30%～35%的芳樟醇與　牛兒醇。

注意事項：這種精油常用椰子油混充。要辨真偽，可將樣品放在冷凍櫃裡，若是變稠變混濁，就不是純的精油。有時賤價出售的依蘭精油實爲Cananga精油。很不幸地，由於香水業的大量需求，尤以法國爲最，萃取商往往忽視醫療界對品質的要求。如不是最上乘的品質，便沒有太多的醫療價值。

❖用途

治療

由於香味迷人，我發現依蘭的激勵效果特佳——在溫水澡中放5滴，也可令人緩和與放鬆。時常心悸或低血壓的神經質、情緒化者，應隨身攜帶小瓶的依蘭精油，緊張時，在手帕上滴幾滴精油，深呼吸幾分鐘，將會有非常良好的效果。

美容

依蘭精油有助於曬黑皮膚。在60毫升的咖啡色瓶中，混合10毫升椰子油、5毫升小麥胚芽油、45毫升杏仁油、10滴純依蘭精油，用此按摩皮膚。容易曬黑的人才適用，但絕對不要曝曬過久，避曬正午的太陽，要曬出健康的膚色，最理想是在下午四點左右曝曬。

（亦參閱頭皮屑與頭髮問題。）

第 三 篇
疾病大全

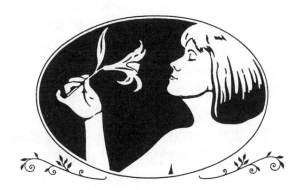

(一)神經系統與精神疾病

神經性厭食症（anorexia nervosa）

　　為一種複雜的病症，患者通常是青少女因為怕胖，而產生強烈的厭食傾向。一般認為形成的原因有許多種，其中包括瘦就是美的社會壓力、流行、家人盼望的壓力或家庭失和。這些女孩不吃東西，或即使吃也會催吐將食物排出。患者的體重以驚人的速度遽降，可能會因此生重病，需要送醫並接受心理治療。

　　即使是初期，身體許多重要器官與功能也會受損，神經性厭食症更可能致命。

　　假如家中有厭食症的青少年，必須悉心照顧並向醫療機構求助，和樂的家庭氣氛也是治療厭食症的必要重點。減低一切的壓力，讓事情盡可能地正常，此外最重要的是：不要對患者說教，任何人都不應被強迫吃東西。

　　給厭食症患者吃的食物必須開胃且色香味俱全。深綠與淺綠色葉子的混合沙拉是一道理想佳餚，不妨再加上香蕉與蘋果等色彩鮮艷的水果，或點綴堅果和葡萄乾。盡量煮患者本身愛吃的菜，消除他們的疑慮，讓他們了解吃少量的營養食品，並不會變胖或增加體重。少量多餐，適合烹調的餐點有清燉肉湯或清淡的蔬菜湯、用白奶與黍、米或蕎麥等混合穀物做的布丁、大量現榨的果汁。

❖芳香療法的治療

● 疑似厭食症時，不妨煮含有大量藥草與香料的食物，這些食物往往能幫助恢復食慾，食用月桂的葉子與芫荽尤其有效。

● 有些藥草茶有助於刺激食慾，例如馬鬱蘭、香蜂草和百里香，每種加一點或單獨使用，效果都不錯。在600毫升的沸水中加5

毫升的葉子，浸泡7分鐘。當點心喝，可加一些薰衣草、迷迭香或金合歡蜂蜜調甜味。

● 同樣的精油也有助於刺激食慾。直接將馬鬱蘭、百里香或香蜂草擦在手背、腳底與腳背上，以及太陽神經叢。或是可將任一種精油的3滴加在10毫升大豆油與2滴小麥胚芽油中，用以按摩身體。

憂鬱（depression）

憂鬱是大多數人多少會產生的情緒，但倘若憂鬱得太久，可能會變成需治療的疾病。憂鬱的原因很多，主要的原因有工作挫折、失戀、親友死亡等重大狀況。工作、金錢、健康與生活狀況等無法化解的焦慮最後可能日積月累，形成更嚴重的憂鬱症狀。哀傷、垂頭喪氣與以淚洗臉，都是常見的症狀，但假如這些症狀揮不去，一週左右後仍不見減輕，患者與其家人受到影響，這時便需要適當的治療。

許多植物與植物油能對神經系統發揮功效，至少精油怡人的香味就能使人神清氣爽。精油可平衡神經系統、放鬆，以及消除產生衝動的活力。最有效的為橙油等柑橘類精油，以及其他如羅勒、馬鬱蘭、香蜂草、百里香與馬鞭草等精油。

❖芳香療法的治療

● 馬鬱蘭與百里香這類讓人活力再生的藥草很適合使用，可拌沙拉吃或與其他食物一起烹煮。

● 避免喝茶與咖啡等含咖啡因的興奮品，改喝馬鬱蘭、薄荷、馬鞭草、百里香等藥草茶。用雙層蒸煮法煮人蔘根二到三小時，在早晨喝一杯人蔘茶。

● 在房間裡灑幾滴馬鬱蘭或百里香精油，或在牛膝草與百里香盛開的季節，採花插在室內，這些令人心情快樂的花朵與花香會

慢慢飄散在你身旁。檸檬樹與橙樹也有振奮作用。

● 使用幾滴羅勒、馬鬱蘭、橙花、百里香等精油與葡萄籽油混合，擦在手背、胃部、太陽神經叢上。洗澡水中也可加入使用。

（亦參閱玫瑰、迷迭香與鼠尾草。）

❖其他治療方式

● 憂鬱的人必須要經常將心事說出來，因此有個體諒的傾聽對象是必須的，讓患者重拾個人價值與自信。能鼓舞精神的同伴也有助於憂鬱的人走出低潮。

● 我認爲即使是輕微的憂鬱，營養均衡也非常重要。大部份食物的維生素含量是抗憂鬱不可或缺的要素。盡量吃肉類以及富含維生素A、B、E的食物，一杯上好的紅酒也有治療效果。

● 含維生素E的小麥胚芽是提振元氣的絕佳食品，不妨在燕麥粥與沙拉上灑一些小麥胚芽。堅果也是良好的食品，梨子和蘋果因爲含有生物類黃酮素對神經系統有提振的效果。

● 運動是振奮身心的良藥，即使只是溜狗也有效果。

頭痛(headaches)

頭痛有許多引發原因，如：流行性感冒、傷風、壓力、中暑、鼻竇炎、神經痛、看太多電視、光線太亮或不佳導致之眼睛疲勞等。依常識可判斷原因何在、應如何治療。許多女性在經前會頭痛，消化系統的問題也可能是一個因素。許多頭痛可能只是單純由感冒引起，但持續的頭痛絕不可輕忽。

❖芳香療法的治療

● 按摩頸背四週、太陽穴、眼睛周圍，止痛效果最佳。適用的精油有羅勒、洋甘菊、芫荽（只能用少量）、薰衣草、香蜂草、

迷迭香、鼠尾草。混合1滴的精油與5毫升葡萄籽油按摩。杜松能釋放出微微的熱能，效果尤佳。

● 用雙掌按住雙眼，能消除眼睛疲勞引起的頭痛，只要關燈、閉上雙眼，躺在暗室中即可。用洋甘菊、迷迭香或歐芹敷眼也很好。

● 許多充血性的頭痛適合吸入精油蒸汽，因爲若鼻竇的黏膜炎被清除，頭痛便隨之消失。可使用白千層、天竺葵、綠花白千層、茶樹精油。

● 假如是宿醉引起的頭痛，在熱水中加幾滴胡椒或杜松等提神精油，好好地泡個澡，可使人清醒。

❖其他治療方式

● 指壓——用雙手食指按壓鼻邊的眼窩，有助消除頭痛。

● 若是消化問題引起的頭痛，可斷食一天，只喝檸檬汁加水。

● 頭痛時，盡量少進食，直到頭痛消除爲止。

失眠（insomnia）

失眠就是無法入睡。可能發生在生病期間（但通常此時身體會製造睡眠，以利自行治療），然而失眠大多是緊張或焦慮所致；失眠也有可能是生理狀況引起的，如經前症候群與更年期。雖然老年人所需的睡眠較少，但他們也會失眠。

失眠通常是由容易治療的原因引起，諸如缺乏運動、喝太多酒或煙等興奮品，或者晚上太晚吃東西。鎮定劑與安眠藥等藥物並不能解決失眠，吃太多安眠藥反而會成癮，引起焦慮，因此應避免服用。較溫和的催眠劑能立即引起睡意，麻醉成份越強可能越會保證入睡，但依賴藥物的程度會像滾雪球般加深，後果非常危險。

❖芳香療法的治療

- 薰衣草是溫和的麻醉劑，適用於處在心理與生理壓力下的狀況。飲用薰衣草藥草，使用以下泡藥草茶的方式浸泡5至10克；也可以在睡覺時，身旁放一小袋薰衣草，也可以放在枕頭套中；也可以在放床單的櫥櫃中，放幾小袋乾薰衣草；或者洗床單與寢具時，在柔軟精中加入10滴的精油。

- 上床前半小時，泡個精油溫水澡，使用薰衣草、橙花或苦橙葉油。吸入蒸汽，深深吸氣，在水中放鬆十分鐘，之後擦乾身體，直接上床就寢。

- 用精油按摩——用各2滴的橙花、薰衣草、羅勒、香蜂草或苦橙葉，混合10毫升的基礎油。輕輕按摩並放鬆。

- 下午五點後，不要飲用茶、咖啡、香煙、酒或可樂飲料等興奮品，改喝藥草茶。菩提花等藥草有鎮定作用，對遭受情緒創傷的人尤其有益。手抓一大把的乾菩提花泡入一公升的開水中，上床前一小時喝兩大杯，如果喜歡可以加一點蜂蜜。西蕃蓮（possiflora）也是天然的鎮定劑，有益疏解神經性抑鬱與精神耗損。如上述方式浸泡40克。

（亦參閱檸檬、桔、馬鬱蘭與玫瑰。）

❖其他治療方式

- 太熱、太冷或空氣稀薄的環境會引起失眠。夜晚不要開暖器（除非很冷）；穿棉麻的衣服，並使用棉麻的床單，白天將窗子打開，或至少在上床前半小時打開，讓空氣流通。

- 早一點吃晚餐，儘量清淡，讓早餐成為一天的主餐。晚餐適宜吃沙拉、新鮮蔬菜與水果，如橘子含有影響神經系統的物質；萵苣是天然的安眠藥，對神經有鎮定作用，適用於更年期的心悸、經前症候群、各種神經性疾病。用以煮湯、蒸、做沙拉生食、泡藥草茶皆可：將50公克萵苣浸泡在1公升滾水中十分鐘，如果喜歡可以加一小匙蜂蜜，睡前喝兩大杯。

- 運動很重要。白天盡量快走一小時，晚飯後不妨散散步、做一

些溫和的伸展運動——瑜珈特別有益，有助於舒緩白天的緊張。如果睡不著，躺在床上做些放鬆運動：將頭、肩膀、背、手臂、臀部及腿用力往床墊壓下，之後放鬆。然後盡量將手臂、手指、腳與腳趾往外伸，之後放鬆，最後將肩膀、脖子放鬆，感覺全身重量往下沈在床墊，全身肌肉漸漸放鬆。

時差(jetlag)

凡長途飛行過的人都知道時差的症狀：疲勞、睡眠生理時鐘受影響、噁心、四肢疼痛及腫脹。飛越過數個時區，擾亂了身上50個左右的心理與生理節奏，難怪身體大受影響。飛行本身的過程處於完全密閉的飛機空間，以及飛機飛行的高度，也會造成時差。經常長途飛行的人較易有持續性的毛病，以空中小姐為例，造成月經週期不規則十分常見。

❖芳香療法的治療

● 要避免腳踝腫脹，可在腳下放個小箱子，抬高雙腳，防止大腿長時間壓在椅子邊緣。有時到走道走走，保持血液循環，用相關的油按摩腳（參閱小睡），每次按摩10～15分鐘。
● 假如到達目的地後需要立刻保持清醒機敏，在手上倒10滴薰衣草油，塗抹在身體上，然後立即沖澡。若是可以立刻休息睡覺，加三滴天竺葵精油泡澡。

❖其他治療方式

● 飛行時，宜穿舒服寬鬆的衣服。
● 除了柑橘類水果，飛行中不要進食。
● 脫水是造成時差的主要因素，飛機機艙內的溼度低，要免於脫水，就得多喝沒有汽泡的礦泉水，兒童尤其重要。喝酒精類飲料會讓脫水的情況更嚴重。

●隨身攜帶滋潤霜，預防皮膚脫水。

偏頭痛（migraine）

偏頭痛是嚴重的再發性頭痛，是神經系統最常見的疾病之一。世界上有5％的人罹患偏頭痛，女性比男性多，它可能具有遺傳性。在頭痛前視覺會有異常現象，四肢有麻刺或麻痺的感覺，接著一陣陣頭痛、噁心。可以痛幾小時或幾天，許多人因偏頭痛嚴重到無法做任何事。

偏頭痛是流到頭部的動脈血管突然緊縮，接著這些血管再度擴張，而引發了頭痛。常見於活力充沛、有壓力的人身上，可能與服用避孕藥有關，也可能是意外或創傷引起，某些味道，或是諸如乳酪、巧克力、紅白酒也會引起偏頭痛。

❖芳香療法的治療

● 小白菊（Tanacetum parthenium）是近年來因治療偏頭痛之具體成效而聲名大噪的藥草。雖然不見容於傳統醫學，研究試驗卻顯示：連吃四天，例如夾三明治或拌其他如嫩蒲公英或蕁麻菜的沙拉，有助於控制偏頭痛發作的嚴重程度。另外也可以泡製小白菊藥茶。
● 只要一出現症狀，就用熱水浸泡羅勒，喝其藥草茶。混合1滴羅勒油與5毫升大豆油，以順時針方向按摩太陽穴、頸背與太陽神經叢，並躺在床上放鬆。重覆數次，直到症狀消除。
● 其他有助益的植物與精油包括洋甘菊、茴香、檸檬香茅、馬鬱蘭、香蜂草與野馬鬱蘭。
● 有些魚油據說也能消除偏頭痛。

神經痛（neuralgia）

神經痛為一種症狀而非疾病，為神經受到刺激或壓迫時感覺到的疼痛。任何發炎或感染都可能引起神經痛，帶狀疱疹是最常見的導因，骨折或椎間盤突出壓迫到神經為次因。頭痛、牙痛與鼻竇炎也有可能促發神經痛，以顏面神經痛為例，就可能是外出吹風引起的。坐骨神經痛與偏頭痛也是神經痛的類型。顏面神經痛可以用芳香療法治癒。

❖芳香療法的治療

● 混合5毫升葡萄籽油、2滴小麥胚芽油、3滴芥末油或黑胡椒精油，按摩痛處。
● 使用1滴的尤加利油，綠花白千層或茶樹，調製成吸入蒸汽。
● 使用以上的精油調製亞麻籽糊劑熱敷，敷臉時熱度不要太高。

❖其他治療方式

● 假如是一條神經或某一組神經特別脆弱，天冷外出時一定要穿戴保暖，包好脖子與頭部，尤其頭髮稀少者更應注意。
● 帽子或髮帶太緊會引起顏面神經痛。

坐骨神經痛(sciatica)

是下背部的劇痛，有時也伴隨臀部疼痛與腿外側疼痛，這表示坐骨神經有壓力，從下背部傳到腳。坐骨神經痛常伴隨著腰痛，也可能是椎間盤脫出的前兆。抬東西的姿勢不正確或彎腰姿勢不良會引起坐骨神經痛。女性通常在生產後出現此症狀。

❖芳香療法的治療

● 臥床休息，熱敷與按摩是止痛、消除壓力的方法。
● 混合2滴如杜松、芥茉、胡椒與松節油等精油以及15毫升的大豆油或葡萄籽油，輕輕按摩患部。之後包覆保暖物，如綁腿

等。

● 放洗澡水時，加入上述其中一種精油數滴。洗完後，不要忘了注意保暖。

（亦參閱野馬鬱蘭與百里香。）

❖其他治療方式

● 以下是伸展坐骨神經的緩和運動：仰躺，一膝疊放在另一膝上，用手將膝蓋緩緩拉向自己，可以感覺到臀部伸展。換腳伸展另一側。

性慾問題(sexual problems)

　　許多性慾問題輕微且短暫，可以用芳香療法做治療。芳香療法在減輕憂鬱、壓力與焦慮等症狀方面非常有效，此類心理病症往往會導致性慾缺乏或無法行房。

　　亦有許多精油是卓越的催情劑，即使這些屬性其實際效果無法證實，試用也無妨！

❖芳香療法的治療

● 用諸如玫瑰等香氣怡人的精油按摩身體，尤有益於女性。
● 用依蘭（或可混合冬季香薄荷）泡澡，也極具興奮作用。

❖其他治療方式

● 避免服用安眠藥等藥物與飲酒過度，兩者都會抑制中樞神經系統，減低慾望。
● 老套的浪漫情調最管用。點一些燭光，來點輕柔的音樂與怡人的香味。
● 摩利醫師建議喝一杯梅多克葡萄酒(Médoc)，普宜飛賽酒或不甜的香檳酒(Champagne Brut)，有催情的作用；吃蠔與魚子

醬也有同樣效果。土耳其人經常使用稱爲gul的玫瑰果醬，塗
在土司上，當作催情劑。

● 在適當的時機，喝蔘茶或薄荷濃茶（或吃人蔘片）。

壓力(stress)

壓力是現今科技社會越來越常見的問題。壓力雖然仍未得知
明確的引發原因，但衆所周知是因過份耗損精神或體力所致，可
能會引起疾病。因此在身體受壓力嚴重傷害前，必須迅速有效地
解決。

對精神壓力的容忍度因人而異，有人能克服很大的壓力；有
些人則立即達到壓力的極限。我們都需要某種程度的壓力，因爲
這有助於人體的正常功能運作。不間斷的壓力，爲金錢、子女、
健康等傷神都是不自然的，腎上腺素的不斷出現會產生傷害，引
起過度緊張、血壓升高，以及其他大大小小的身體毛病，使之平
衡是解決的關鍵。

正如克服壓力的能力因人而異，身體的反應也各有不同，許
多人因壓力引起頭痛或不能入睡，許多人因壓力引起消化問題。
衆所週知壓力會減低身體對感染的抵抗力，因此身處壓力的人尤
其容易感染支氣管炎等疾病。壓力也會影響皮膚，例如粉刺就會
因壓力而惡化；壓力干擾體內荷爾蒙的高低與荷爾蒙間的相互影
響，會引起女性的月經問題；壓力也會干擾消化系統。

❖芳香療法的治療

● 飽經壓力的一天後，晚間放鬆一段時間。用溫水或熱水泡澡，
水中加幾滴放鬆的精油，如羅勒、薰衣草、桔、馬鬱蘭、香蜂
草、橙花、橙、苦橙葉、快樂鼠尾草或依蘭。沐浴後，務必放
鬆一陣子，看報、看小說或看電視。

● 在你居住或工作的房間四週擴散一些具有鎮定作用的香氣。使

用上述的精油，在手帕上、吸墨紙上灑幾滴，或在白天用以塗抹胸部。

● 避免失眠，上床前喝一杯麥芽牛奶，牛奶中的鈣質是強效的鎮定劑與催眠劑。或喝一杯香蜂草、橙花或薄荷製的鎮定藥草茶。

❖其他治療方式

● 處理壓力的最佳方式是去除壓力源。這說來容易做來難，可向心理醫生之類的專家諮商，或者需要一位傾聽的好友，定將提供不少助益。

● 切勿服用抗憂鬱劑與鎮定劑等化學藥物。許多藥物短期間有效，但無法根治，只是粉飾問題，反使許多人在心理與生理上變成依賴藥物。

● 盡量不要藉酒消愁、藉煙解悶。煙酒的放鬆效果難以抗拒，但過量有害健康，也會上癮。

● 呼吸運動、靜坐與瑜珈也有助益。

● 只要不造成身心的過份負擔，運動對有壓力的人絕對有幫助。

● 吃含有礦物質鎂的食物，鎂常被視為天然的鎮定劑。

● 身處壓力下時，飲食一定要清淡。簡單易煮的食物最佳，因為這些食物較不耗時費力。

杏仁與玫瑰棗

棗的營養價值驚人，含有豐富的鎂、磷與鈣，杏仁能強化棗的營養，而玫瑰對神經系統有鎮定作用。這三者全都含豐富的鐵、維生素B_1與B_2、維生素A，有助於鈣的穩定。

棗也有益於經前症候群與貧血患者，對讀書與工作熬夜的人而言棗能補身，是提供肌肉與身體活力的絕佳來源。

450克天然乾燥不加糖的棗子
450克杏仁

足以浸泡所有棗子的玫瑰純露

用600毫升的水煮225克的玫瑰花瓣，自製玫瑰純露。水開後小火慢煮20分鐘。

將棗子浸於玫瑰純露中一晚。早上再將玫瑰純露倒掉，棗子切半、去核，塞入杏仁。

(二)眼、耳、鼻、喉、口腔、齒疾病

嗅覺缺失（anosmia）

這種病症是完全喪失嗅覺。可能是如感冒期間的暫時喪失，或因生病、受傷導致嗅覺神經受損而產生的永久喪失。某些病毒感染、腦部受傷或腦瘤、休克以及某些藥物也會使得嗅覺永久喪失。

無論是暫時或永久性的，都是令人極困擾的問題，因為嗅覺能為人帶來許多快樂，具有種種的好處，最顯著的效果即是助消化。

❖芳香療法的治療

● 在一碗熱水中加一些海鹽以及一滴洋甘菊與（或）迷迭香，頭上覆蓋一條毛巾面朝下俯臥吸熱氣，一週數次。如果找不到這些精油，可在熱水中放入各一撮的羅勒和洋甘菊。

● 混合一滴洋甘菊、10毫升葡萄籽油與2滴小麥胚芽油。輕輕按摩鼻部附近，尤其注意鼻骨的凹陷處，往外按摩到兩側顴骨。

❖其他治療方式

● 鼻子內過度乾燥會使得嗅覺不夠靈敏，此時可在鼻孔內擦一些潤滑油，或在鼻孔附近噴蒸餾水舒緩，或可使用加一滴精油的濕潤劑。儘量不要使用室內的中央設備，因為一天二十四小時

中，你有極大部份的時間待在此處。

黏膜炎（catarrh）

黏膜炎是指氣管、咽喉、鼻子與鼻竇分泌過多的黏液。最常見的導因是傷風與流行性感冒；花粉過敏、支氣管炎、鼻竇炎與鼻炎也可能造成黏膜炎。

許多精油有減輕充血與祛痰的作用，有助於清胸與清肺，因此能大幅改善黏膜炎。這些精油包括安息香、洋甘菊、尤加利、乳香、牛膝草、薄荷、綠花白千層、松樹與快樂鼠尾草。

❖芳香療法的治療

● 若要清潔鼻孔，手抓一大把的新鮮百里香以600毫升的水煮10分鐘。放涼待微溫後，用棉花浸些百里香汁，頭仰躺，將汁擠入各鼻孔中。
● 假如你覺得你很勇敢，可在鼻孔中點幾滴純檸檬汁，這會很痛苦，但非常有效。
● 在一碗熱水中加各一滴的安息香與綠花白千層，睡覺時放在床邊。
● 在洗澡水中加尤加利精油。
● 喝薄荷與尤加利藥草茶，或者牛膝草、鼠尾草與洋甘菊藥草茶。

咳嗽（coughing）

咳嗽是有助於排除肺部刺激物的保護性反應。咳嗽可能是許多不同疾病引起的症狀，例如可能因氣喘、支氣管炎、流行性感冒、花粉過敏、肺炎、喉嚨痛、扁桃腺炎與鼻竇炎、或抽煙引起。

❖芳香療法的治療

● 玫瑰是最有效的療效工具之一，它能除黏液，有助鎮咳。喝玫瑰花瓣浸泡汁，並用來漱口（參閱252頁）。

● 牛膝草也有益，參閱163頁的浸汁與糖漿。

● 喝大量具祛痰作用的藥茶，如薰衣草、香蜂草、薄荷、迷迭香和百里香。用小松果泡的藥茶也有益止咳。

● 肉桂口味的飲料也能止咳，請參考118頁的萬靈丹。

● 吸入尤加利蒸氣。在床邊放尤加利葉的浸汁，預防半夜咳嗽。

● 每天使用天竺葵油（在基礎油中加數滴）按摩身體，或在洗澡水中加入幾滴。

● 調製亞麻籽油等胸部糊劑（參閱42～44頁），並加入以下任一種精油數滴：加拿大香脂、白千層、胡蘿蔔、乳香、芥末、野馬鬱蘭或百里香。想調製一流的胸部按摩油，請參閱塔魯香脂。

（亦參閱天竺葵、洋甘菊、絲柏、薑、野馬鬱蘭、松樹與松節油。）

❖其他治療方式

● 儘量保暖並待在室內，假如必須外出，衣物要穿著保暖舒適。切記每次在公共場所咳嗽，便是散播出了引起咳嗽的病菌。

● 吃某些食物可以預防並減輕咳嗽，其中包括檸檬與薑，前者含維生素C，後者能暖身。大蒜、蕪菁、韭蔥、蘿蔔與辣根都有祛痰作用，有助於化痰。

牙齒膿腫(dental abscess)

這是細菌腐蝕牙齒琺瑯質引起的牙齒腐蝕，先侵蝕到齒骨質，繼而到牙髓，最後在牙根引起膿腫。假如不立即治療，牙齒

會壞死。感染若是離腦部很近，便具有危險，必須盡快就醫。

❖芳香療法的治療

- 就醫前，可吸吮具抗菌與麻醉作用的丁香，或在牙齒上擦一些丁香油幫助止痛。
- 預防引起蛀牙的細菌感染，用含幾滴如洋甘菊、丁香、天竺葵、檸檬香茅、綠花白千層或玫瑰精油的水漱口，保持口腔清潔。
- 將切半的大蒜擦在牙齦上，有抗菌作用，雖然這可能有些不合社交禮儀，嚼新鮮的鼠尾葉有同樣效果也較怡人。

抗菌漱口水

300毫升水
30毫升白酒醋
幾顆丁香
1枝桂枝
少許檸檬汁

將所有的材料煮10分鐘，讓它冷卻，之後放在冰箱數天。使用此漱口水漱口，一天兩次。

耳疾（ear problems）

耳朵是十分精細的器官，亦會有各式各樣的疾病。耳痛特別常見於幼童身上，通常是從鼻子或喉嚨傳開的感染，在流行性感冒期間或之後發生，也可能由其他如鼻竇炎等感染引起，嚴重時甚至導致發燒與聽力部份喪失。耳痛也有可能是蛀牙、幼童長牙、耳腔膿腫或癤引起的症狀，亦是腮腺炎初期的徵兆。如果是劇痛，頭部變得僵硬並且體溫升高，務必就醫。

❖芳香療法的治療

- 如果認定耳痛是由喉嚨感染引起,可用含2滴茶樹油的開水漱口,每兩小時漱一次。喝溫檸檬汁也有效。
- 用棉花沾溫杏仁油,輕輕塞到感染的耳朵中。也可塞入含一滴洋甘菊藥茶或金盞菊藥茶的棉花。
- 在5毫升大豆油或葡萄籽油中混合1滴的丁香油,按摩脖子與耳朵四周。

(亦參閱馬鬱蘭。)

❖其他治療方式

- 最重要的是保暖,在感染的耳朵附近敷壓熱水袋可助保暖。外出時,注意頭部與耳朵的保暖,因為風吹會讓耳痛加劇。
- 如果認為問題是出自牙齒疾病,甚至是不合的假牙、或顎骨排列不良也會引起耳痛與頭痛,即應求診就醫。盡量用不痛的那邊咀嚼,如果一咬就痛,需先將食物做成流質狀。

眼疾(eye problems)

眼睛是非常敏感的器官,任何感染都應就醫。症狀可能有發紅、過敏、突然疼痛、視線模糊等,肇因可能是過敏反應、偏頭痛、花粉過敏、異物侵入眼睛或單純的疲倦等各種原因引起。眼疾有時是更嚴重疾病的徵兆,但某些輕微的問題可以有效地自行治療。

結膜炎是最常見的眼疾之一,發炎可能是經由細菌、病毒、過敏物或異物引起,症狀為眼睛發紅、過敏,早晨眼睛有分泌物。可用成藥藥膏輕鬆治好,但以下的療法也有用。

❖芳香療法的治療

- 治療痛癢的眼睛,用浸泡過矢車菊、洋甘菊或金盞菊汁液的敷布敷蓋雙眼。

- 茴香適用於發炎腫起的眼睛及結膜炎。
- 歐芹汁與檸檬汁適用於各種眼疾，玫瑰浸汁具有舒緩作用。
- 眼睛疲勞時，用冷卻的玫瑰花瓣或新鮮的黃瓜敷蓋在眼睛上，躺下放鬆1分鐘。

（亦參閱茉莉）

牙齦疾病（gum disease）

　　牙齦疾病較一般感冒更常見，為二十五歲以上成人掉牙的主因。它是比蛀牙更嚴重的疾病，患病的牙齦傷及固定牙齒的骨骼，甚至破壞到牙齒的基底。牙齦是牙齒與骨骼間的保護層，能防止細菌感染到骨骼。如果牙齒與牙齦間的接合線變鬆，便會發生牙齦疾病。

　　牙齦疾病的引發主因是牙菌斑，為牙菌在牙齒上所形成的一層斑。起初很軟，之後產生酸，腐蝕柔軟的牙齦組織與堅硬的琺瑯質及其他牙齒層。之後在24小時內，牙菌斑會引起牙齦炎——是一種牙齦初期疾病的牙齦組織發炎。除非定期除去，牙菌斑會愈積愈多、越來越硬，成為為牙結石。牙結石也會影響牙齦而致病，而一旦積存後，唯有牙醫處理才能除去。

　　牙齦疾病的最初症狀是牙齦流血，凡是刷牙流血，都應向牙醫報告。接著是牙齦發紅、腫脹或一碰即痛，牙齦後退、口臭、不舒服，若不治療，最後會導致牙齒鬆動，齒縫變大或掉牙。

　　牙齦疾病的主因是牙齒清潔不良，發育期兒童與懷孕或更年期的女性也會罹病（與荷爾蒙有關）。某些疾病，例如糖尿病與血液疾病也會影響牙齦。

❖芳香療法的治療

- 混合1滴丁香油、2滴百里香、75毫升冷開水。用乾淨的食指或棉球沾混合液，輕輕擦在牙齦上。

- 混合2滴丁香油、1滴快樂鼠尾草或百里香、300毫升冷開水。用此漱口。
- 每天慢嚼一些新鮮的龍艾、百里香、鼠尾草或薄荷。

（亦參閱辣根、馬鬱蘭、薄荷與沒藥。）

❖ 其他治療方式

- 預防牙齦疾病的要素是保持良好的口腔衛生：正確地刷牙與使用牙線，再加上定期看牙醫以及營養均衡的飲食。口腔的細菌尤其喜歡糖份，糖份能使細菌產生更具毀壞性的酸，因此所有形式的糖份都應避免。
- 維生素C尤其有益於牙齦與皮膚。壞血病的症狀之一是牙齦流血，必須補充含豐富維生素C的檸檬以治療。

口臭（halitosis）

　　口臭往往是身體疾病的最初症狀之一。造成的原因很多，可能是肝病、食物消化不良、肺病與呼吸疾病、喉嚨感染或鼻竇疾病。許多牙醫亦認為口臭主要是口腔的毛病，由唾液與口腔細菌、蛀牙與牙齦感染引起。

　　突然發生的強烈口臭應向醫師或牙醫反應，才是謹慎的做法。一般來說，注意口腔衛生就可改善。

❖ 芳香療法的治療

- 嚼歐芹、百里香、薄荷或龍艾等藥草，或嚼肉桂口香糖、幾顆咖啡豆、茴香或洋茴香籽都有效果。
- 可加一滴沒藥精油於一杯冷開水中，做成漱口水。其他適合加入漱口水的精油還有洋甘菊、茴香、薄荷與百里香。

（亦參閱丁香與橙。）

❖ 其他治療方式

● 許多印度餐廳，餐後會端上paan。這是混合多種種籽的口氣芳香品，其中包括荳蔻、藏茴香與芫荽。

口腔潰瘍（mouth ulcers）

又稱為口瘡潰瘍（aphthous ulcers）的病症，是有傷口的小瘡，可能發生在舌頭或口腔內上顎、嘴唇與臉頰內的黏膜、牙齦與臉頰間的齒槽上。潰瘍會產生灼熱與麻痛感，略腫。潰瘍中心是白色，四週邊緣發炎呈紅色，一觸即痛。明確的原因不詳，有些人認為是輕微的口腔發炎，常常會復發，大多數研究顯示口腔潰瘍是由焦慮或情緒壓力引起，或對某些產生過敏反應的食物與物質所致。潰瘍可能會持續兩天到三星期，能自動癒合，不留疤。

❖芳香療法的治療

● 以棉球沾茶樹油，直接塗在口腔潰瘍處，立即消除不適。一天塗擦幾次。
● 混合1大匙海鹽、2滴茶樹油與600毫升的溫開水漱口。
● 用300毫升水煮一把胡蘿蔔葉五分鐘，之後略放冷再用它漱口。
● 不要食用檸檬汁等酸性食品。用玫瑰、冬季香薄荷或快樂鼠尾草調製漱口水，在一杯水中加一滴。
（亦參閱丁香、馬鬱蘭與薄荷。）

❖其他治療方式

● 一如所有的皮膚問題，含豐富維生素A的均衡飲食能預防與治療口腔潰瘍。
● 避免吃酸性與辛辣食物，這兩種食物會引起疼痛。也不要喝咖啡。不要吃硬麵包、餅乾、沾鹽堅果等其他鹹食，但可吃奶油

焦糖與米飯布丁及含鹼的牛奶，能解除疼痛。

● 避免抽煙與喝酒。

鼻竇炎(sinusitis)

鼻竇炎是指位於眼鼻四週骨頭中之一個或數個鼻竇通道感染細菌與發炎。症狀包括鼻充血、流鼻血、疲勞、頭痛、耳痛、眼睛四週疼痛、輕微發燒或咳嗽。可能是由一般感冒、流行性感冒、扁桃腺炎或口腔衛生不良引起。近年來的研究顯示鼻竇炎與維生素A不足有關。濕冷的天氣也會造成鼻竇炎。

❖ 芳香療法的治療

● 吸入含幾滴加拿大香膠樅或塔魯香脂、白千層、尤加利、綠花白千層或茶樹的蒸汽。

● 吸入後，混合10毫升大豆油與4滴以上任何一種精油，輕揉在鼻子內外側。

（亦參閱洋甘菊與沒藥。）

❖ 其他治療方式

● 均衡的飲食，多吃維生素A非常重要。蛋白質也很重要，但避免吃乳製品。

● 黃色與橘色的水果蔬菜是維生素A的主要來源，如胡蘿蔔、深綠色蔬菜、榛果油與胡桃油。玉米類也含有豐富的維生素A。

● 每天吃鱈魚肝油膠囊有預防作用。

● 避免吸煙，不要吃辛辣的食物或喝茶、咖啡與酒。

長牙疼痛(teething pains)

無論對嬰兒或父母，長牙都是痛苦的經驗。最初的徵兆是牙

齦發紅，有明顯的腫大、流涎、臉頰出現紅斑，並感到煩燥。

❖芳香療法的治療

● 要消除疼痛，可給嬰兒冷硬的東西咬，胡蘿蔔塊、包心菜或蘋果塊皆可，這些食物不僅營養，也含有天然的舒緩精油。

● 用一大匙杏仁油混合1滴洋甘菊精油，直接塗在疼痛的牙齦上。

喉嚨痛（throat, sore）

喉嚨痛的原因很多，像是感冒、流行性感冒、支氣管炎、咽喉炎、扁桃腺炎，或者話說太多了。

咽喉炎是喉嚨痛最常見的原因，為氣管中之咽喉發炎，可能是病毒或細菌感染所致。急性咽喉炎引起喉嚨疼痛、乾燥，往往伴隨有痰，聲音沙啞。在乾燥而骯髒空氣下工作的人，或用嘴巴呼吸者，易生慢性咽喉炎。

扁桃腺炎是扁桃腺發炎，而扁桃腺是位於喉嚨後側的淋巴腺。一如咽喉炎，是病毒或細菌所致，當身體抵抗力變弱（例如感冒時），或飲食不均衡，碳水化合物過多而蛋白質等養分過低時產生。發燒、發紅、喉嚨後側發腫、吞嚥困難、頭痛、噁心、全身淋巴腺腫大，這些也僅是扁桃腺發炎的某些症狀。扁桃腺炎主要發生在兒童期，尤其是剛進入小學的新生，這年紀的兒童過去沒接觸過此種的病毒。雖然過去曾以割除扁桃腺來治療，但如今視為沒必要，因為兒童期之後絕少發生。

❖芳香療法的治療

● 要避免在冬季時感染，在一杯開水中加一滴白千層、天竺葵、綠花白千層、胡椒、玫瑰、迷迭香或茶樹，早晚漱口。假如連帶喉嚨痛，增加為2滴精油，每天漱口五至六次。（使用芹

荽、肉荳蔻、丁香、蓽澄茄、薑、牛膝草、沒藥、玫瑰或鼠尾草亦可。）

● 開水摻入新鮮檸檬汁與鳳梨汁，製成冰塊吸吮。鳳梨汁尤適於清除喉嚨發炎的痰。

● 吸入精油蒸汽有助於改善病情。

（亦參閱檸檬、馬鬱蘭與歐芹。）

❖其他治療方式

● 要待在空氣溫暖但不至乾燥之處，多喝水，不要喝茶與咖啡，話不要說太多。

● 最佳的治療方式之一是喝一杯加半顆檸檬汁並以蜂蜜調味的熱飲。

● 避免吃太硬的食物，容易刺激。

● 要加強對所有感染的抵抗力，飲食必須要均衡，攝取充分的蛋白質、維生素與礦物質，以及含大量維生素C的水果。

● 勿吸煙。

大蒜湯（2人份）

適合寒冬飲用，對宿醉尤有治療作用。能預防感冒、流行性感冒、支氣管疾病，喉嚨痛一出現時即喝。

4瓣去皮的大蒜
900毫升水
1大茶匙木薯粉
2枝百里香
1大匙半初榨橄欖油
現磨黑胡椒
磨碎的格魯葉乾酪（Gruyère）或帕爾馬乾酪（Parmesan）
（隨喜好添加）

將大蒜與水放入不鏽鋼鍋中，大火煮開後，改用小火煮20分

鐘，加入木薯粉與百里香，再煮10分鐘。

挑出大蒜瓣，在缽裡或碗中搗碎。慢慢加入橄欖油，攪拌成均勻的糊狀。將蒜糊緩緩攪入熱湯中，如果喜歡可以加入大量的黑胡椒、磨碎的乾酪。趁滾燙時喝最有效。

鵝口瘡（thrush）

引起鵝口瘡的酵母狀真菌在病理上稱爲白色念珠菌，而病症則稱爲念珠菌感染。正常狀態下體內與體表可發現真菌，服用抗生素、避孕丸、懷孕或更年期等體內發生若干化學變化時，或者罹患糖尿病等疾病會促使真菌生長。女性陰道是常見的感染部位，症狀爲搔癢、發炎、有濃稠的分泌物。但其他部位也會感染，在身體潮濕處，如胸部或手臂，甚至口中也會罹患。嬰兒的尿布疹或尿布皮膚炎或許與鵝口瘡有關。此症可經由性交傳染。

❖芳香療法的治療

●依治療白帶的方式治療。
（亦參閱野馬鬱蘭、薄荷、橙、玫瑰與鼠尾草。）

牙痛（toothache）

蛀牙的過程十分簡單：口腔內的細菌附著在牙齒上，形成牙菌斑，進而變成腐蝕牙齒琺瑯質的酸。如果此時做好牙齒衛生與營養攝取均衡，唾液可重新將琺瑯質的鈣礦化，不需要進行牙醫治療。然而一旦蛀牙穿透琺瑯質下的齒骨質，細菌會大肆破壞，牙刷與牙線便挽回不了頹勢，此時或許必須要進行拔牙。假如蛀牙置之不理，細菌腐蝕到牙髓——牙齒神經的中心，即會發生疼痛，此時牙痛必定痛楚不堪且持續不退。一如其他的身體組織，牙髓發炎時會腫脹，四週如有被堅硬的套子困住，壓迫到神經，

引起劇痛。

　　如果發生牙痛，需立即看牙醫求診。牙髓發炎若不治療，可能引起膿腫，此時細菌從牙髓的蛀蝕處大舉入侵到支撐牙齒的骨頭，情況將十分危險。

❖芳香療法的治療

● 就醫前的止痛，可在牙痛處使用薄荷或吸吮丁香。薄荷與丁香（藥草、香料、精油皆然）都具強力的抗菌作用，也略有麻醉作用。
（亦參閱芫荽。）

❖其他治療方式

● 仔細清潔口腔與牙齒，不吃糖份與甜食，可避免牙痛。
● 避免吃太熱或太冷的食品飲料。

㈢呼吸系統

氣喘(asthma)

　　氣喘是上呼吸道的病症，肺部支氣管壁的平滑肌痙攣收縮，使得氣管狹窄。一般會引起呼吸困難、哮喘、窒息、咳嗽等。往往伴隨有支氣管炎、神經系統失調、花粉過敏，也容易讓人性情變得神經質。有半數左右的氣喘病是過敏所引起，兒童期氣喘通常與濕疹有關。而對花粉過敏者而言，花粉、灰塵、羽毛與動物毛髮，都可能是過敏原。

　　氣喘患者應避免使用精油，因為許多精油會引起過敏反應。某些精油由於成份不純或者人工仿製，使人難以全信賴其療效。你應向醫師或治療師請教，並慎選精油，吸入不當的精油可能反而讓氣喘更惡化。

　　盡可能找出過敏原，換掉佈滿灰塵的窗帘、地毯、枕頭與羽毛枕，每天仔細吸塵，如有可能，不要養寵物。

❖芳香療法的治療

● 避免喝茶、咖啡、巧克力等刺激品，改喝藥草茶，如尤加利加百里香；萊姆花茶或菩提花茶；馬鬱蘭、百里香與冬季香薄荷。在一公升的滾水中加乾藥草或乾花，浸泡20分鐘，每天喝二～三大杯。在氣喘發作時喝尤其有效。
（亦參閱洋茴香、羅勒、牛膝草、月桂、迷迭香與快樂鼠尾草。）

● 盡量多運動。游泳是很好的選擇，因為水中絕少有灰塵或花粉等刺激物。

支氣管炎（bronchitis）

　　支氣管是通往肺部的較大氣管，支氣管發炎有急性與慢性兩種類型。急性或突然發作的支氣管炎是在感冒等細菌或病毒感染後發生，這種病持續下去會引起慢性咳嗽。嬰兒和老人的急性支氣管炎尤其危險，因為會增加罹患肺炎的機會。慢性的支氣管炎是由於支氣管內壁長期受刺激所致，諸如吸煙或是長期處於潮溼、煙霧、多灰塵、濃煙密佈的空氣中所引起。有些人似乎較容易罹患支氣管炎，天氣多變時如春秋之際，較易於患病；不良的姿勢、缺乏運動與神經緊張也會使患病機率增加，因為這些因素可能會致使肺部無法充份發揮功能。

　　主要的症狀是咳嗽、多痰、發燒與胸痛。

❖芳香療法的治療

● 如果不停止抽煙，所有的療法都無法奏效。
● 喝大量的流質，尤其是新鮮的鳳梨汁與檸檬汁，以及熱的藥草

茶，材料可使用月桂葉、尤加利葉、牛膝草、薰衣草、薄荷、松樹芽或迷迭香。牛膝草、尤加利葉與月桂都是祛痰劑。將15毫升葉子放入600毫升的水中煮3分鐘，水滾後再浸泡5分鐘。加入蜂蜜調味，每天喝數次。

● 在600毫升的水中煮5個丁香與6片尤加利葉，煮2分鐘。之後至少浸5分鐘，然後過濾，並加入半個檸檬榨出的果汁。

● 法國植物學家認為飲用藥蜀葵的花與葉泡製的茶，或橄欖葉茶也有用。

● 病房或臥房內的濕氣務必充足。假如沒有裝設增濕器，要趁白天與睡前一小時以人工噴灑。混合600毫升溫水、15滴的尤加利油、5滴的野馬鬱蘭油（或15滴的茶樹油加5滴的薰衣草油），使用前將這瓶噴霧水充份搖勻。

● 另一種代替增濕器的方法是使用一個碗或大盤，碗盤中加水與上述的精油，放在暖氣機旁讓它蒸發。

● 在胸與背部敷上亞麻籽或芥末籽糊劑（參照42～43頁）。用15滴毫升大豆油、2滴小麥胚芽油、5滴尤加利油、2滴野馬鬱蘭油，混合調勻。待藥膏失去熱度後，以此混合油在胸、背揉擦。

❖其他治療方式

● 營養的食物是加強身體抵抗力的要素。無法提供身體足夠營養的不良飲食，將致使身體營養不良、缺乏抵抗感染的能力。維生素A、C很重要，蛋白質與足夠的水份也是如此。

● 長期預防支氣管炎的方法是吃大量的洋蔥，盡量生吃。洋蔥具有抗菌作用，每天補充兩到四瓣，尤其冬季更應補充。其他有益的食物有蕪菁、蘿蔔、辣根與海帶，全部都有潤滑的功用。

● 支氣管炎發作時，病人必須處於常溫，躺在溫暖臥房的暖臥舖中。溼冷的空氣一如直接的熱氣，可能會產生刺激作用；就直接熱氣為例，來自火焰的熱氣會產生二氧化硫，為一種能引起

慢性支氣管炎的空氣污染物。

● 蕪菁的糖漿有良效。將900克的蕪菁去皮放置在平盤上，灑上一層450克的果糖醃數小時。蕪菁的汁會與果糖混合，形成漿液。將此糖漿裝罐，每天喝5到7茶匙。

胸腔感染（chest infections）

胸腔感染可能是由流行性感冒引起或因感冒併發，年老與年幼者尤其容易感染。胸腔感染會引起呼吸困難、支氣管的黏膜炎或痰積塞、喉嚨痛及咳嗽。體溫會升高，有些感染會引起肺炎或支氣管炎，假如症狀令人擔心，一定要立即就醫。

❖芳香療法的治療

● 儘量躺在床上休息。臥室的暖氣不宜太乾，因為這會引發咳嗽並讓咳嗽加劇。在暖器旁放一碗水，若要加強效果，可加入幾滴尤加利、白千層、綠花白千層、胡椒、松樹或茶樹等揮發油。這些油也可用吸入法使用。

● 在冬季，若是胸腔感染一犯再犯時，在冬季來臨前每天早上飲用一種預防飲料：500毫升的伏特加中加100克尤加利葉、一些杜松漿果與少許的人蔘，泡2至3週浸軟，再加入30毫升的果糖混合均勻。取10毫升與水稀釋，每天早上喝。

● 治療胸腔感染的糊劑是眾所週知的有效，無論在傳統醫藥或芳香療法上都是如此。將新鮮芥末搗碎成糊狀做成糊劑，趁極熱時敷在胸部。糊劑開始散熱，皮膚感到灼熱時，不要擦掉，須敷5到10分鐘（但不要超過20分鐘，因為會影響皮膚，皮膚可能變得很紅）。趁仍溫熱時，用一些滑石粉敷上，裹上兩、三層布巾，包數小時。這能幫助快速地把痰咳出。

● 法國人過去將包心菜煮爛，作為一種糊劑。而含以上任何一種祛痰劑的亞麻籽糊劑（參閱42頁）也十分有效。或混合10毫升

葡萄籽油、一些小麥胚芽油、3至4滴任何一種糊劑中使用的油，塗抹在胸部。

● 用尤加利或松樹油做的治胸腔感染油也很有效。

（亦參閱塔魯香脂與安息香。）

❖ 其他治療方式

● 衣服穿著保暖，並儘量待在室內。溼冷的空氣、汽車廢氣與煙霧都會讓胸腔疾病惡化。

● 飲食也很重要。應吃含維生素C的柑橘類水果，以及塊根莖、大蒜、洋蔥、略煮過的綠色蔬菜與包心菜類的蔬菜（含有硫的成份）。可用4顆丁香、大量胡椒、杜松果、韭蔥、洋蔥、塊根莖、蘿蔔、蕪菁等煮清雞湯，當成藥湯服用。

● 盡量避免吃會引起喉嚨痛的食物，例如堅果或烤麵包。

感冒（colds）

常見的感冒——醫學名詞稱爲鼻傷風（coryza），是指上呼吸道傳染性強的病毒感染。引起的病毒有許多種，全都具有高度傳染性，藉由帶原者咳嗽、打噴嚏、呼出的空氣傳染。一般的症狀有打噴嚏、輕微發燒、四肢痠痛、眼皮沈重或眼睛刺痛、喉嚨痛與黏膜炎。感冒常見於冬季，不見得是因爲濕冷，而是因爲身體對感染的抵抗力降低所致，疾病、疲倦、憂鬱都是可能致病的因素。有時感冒可能引起鼻竇炎或支氣管炎，此時表示病菌已侵入脆弱的器官。

雖然常見，但感冒仍無藥可治，成藥與止痛藥雖然可以有效改善症狀，但大多數的感冒必會經歷一定的過程。維生素C是許多人認爲能加強抵抗力且預防感染的物質之一，但醫療機構對此說法的意見非常分歧。

芳香精油有助於抗感冒細菌、預防感染及減輕症狀。含有維

生素的食物也有益，尤其是含強力抗生素的洋蔥與大蒜最有效。

❖芳香療法的治療

● 要預防感冒，可多喝檸檬藥茶與薄荷藥茶，並攝取豐富營養的食物，規律的運動也有益。

● 想預防在辦公室等公共場所被傳染，可混合含50毫升的大豆或杏仁油及各一滴的肉桂、丁香、尤加利、綠花白千層與松樹，將幾滴此混合精油滴在一片溼棉花上，置放於你身旁的暖氣機或燈泡上。或者不加基礎油，直接將精油摻入水中，裝入噴霧器，用來噴灑辦公室。

● 用含2滴茶樹油、天竺葵或百里香與一些新鮮檸檬汁的溫開水直接漱口。

● 要減輕感冒的鼻塞症狀，可吸入混合以下精油的蒸汽；或將精油加入熱水澡中，揉搓胸部；或灑在手帕上隨時吸聞。白千層、丁香、尤加利、綠花白千層、松樹都是有用的精油。

● 感冒最令人沮喪的一個症狀（尤其對芳香治療師更是如此）就是失去嗅覺。細葉芹、天竺葵、羅勒對此尤其有用，加在洗澡水中泡澡或用吸聞方式使用。

● 用茶樹油揉擦鼻子下方、左耳後、頸背以助消除鼻塞，避免重覆感染。假如你希望直接使用純精油，需先用在皮膚測驗反應（參閱32頁）。

● 感冒的人要多喝水，每隔一小時需喝一大杯。泡製藥茶：材料用三分之二的尤加利葉與三分之一的薰衣草花，以正常方式浸泡。

● 感冒後預防復發，每天應喝數次的百里香藥茶。

❖其他治療方式

● 感冒時衣著要保暖，並儘量臥床休息。如此當你在抵抗症狀時會比較舒服，也不會四處散播病菌。

● 假如發燒了——發燒為身體抵抗病毒的正常反應——儘量吃容易消化的食物，才能快速補充身體的能量也才不致於太飢餓，新鮮的食物與優酪乳尤佳。發燒流汗代表你水分流失（嬰兒尤其危險），因此要喝稀釋的果汁與藥茶，以保持體內的水份充足（參閱163頁的牛膝草藥茶與糖漿，334頁香料藥茶）。

花粉熱（hayfever）

花粉熱——春夏之際困擾許多人的毛病，為一種鼻炎引起的過敏。鼻炎是鼻子內壁發炎，有急性（一般感冒）與慢性（因灰塵、化學物質或煙塵引起）之分。花粉熱是對空氣中春夏季植物由風傳播的花粉產生過敏，其他過敏原還可能包括動物皮毛與灰塵。症狀與一般感冒差不多，有眼睛刺痛流淚，鼻塞與流鼻水、打噴嚏。

傳統醫學提供數種解決方式：服用抗組織胺藥劑，但會令人昏昏欲睡，嚴重時可打類固醇，但因副作用而不受歡迎。許多人會選用除過敏的技術，讓血液中的抗體熟悉過敏原。

❖芳香療法的治療

● 飲用松針、尤加利葉或玫瑰花苞泡製的藥草茶。
● 喉嚨痛時，用檸檬汁或加一滴茶樹精油的開水漱口。
● 吸入含數滴白千層、尤加利、綠花白千層或茶樹的蒸汽。
● 用大豆油或葡萄籽油混合一滴上述的精油，按摩胸部、鼻子與鼻竇部分。
● 在手帕上滴幾滴上述的任一種精油，到可能會產生花粉過敏環境時，請隨身攜帶。
● 水煮尤加利葉，用其汁液噴撒屋內四處，上床前尤其要噴灑臥室。
● 用金盞菊、洋甘菊或歐芹的浸汁敷布，冷敷痛癢充血的雙眼。

（亦參閱羅勒與胡椒。）

❖其他治療方式

● 適當的飲食能幫助花粉熱患者克服過敏引起的疲倦與憂鬱，如攝食大量含維生素C的生菜與新鮮水果，這些食物也有助於預防花粉熱患者可能產生的便秘。

● 避免喝牛奶與吃乳製品，這類食品會引發黏膜炎及促使消化道黏膜的形成。

● 雖然不能治癒花粉熱，但花粉顆粒（每天1／4匙）與大蒜膠囊對病況有所助益。

流行性感冒（influenza）

　　流行性感冒是病毒感染，通常發生在流行病感染的季節中，尤其在冬季。流行性感冒很不舒服，具高度的傳染性，但只可能對老年人或有心臟病或肺病的患者造成危險性。每年都有疫苗供應。

　　流行性感冒的主要症狀是：頭痛、肌肉痠痛、背痛、發燒、發抖、流汗、虛弱、咳嗽、喉嚨痛、胸痛、黏膜炎、打噴嚏等。最嚴重的症狀在兩、三天內結束，其他的症狀可能持續較久，可達一週以上。

❖芳香療法的治療

● 多喝水補充發燒流失的水份。流汗時體內鈉與鉀等礦物質會流失，可喝以下的香料茶補充礦物質：用1公升的水煮一枝桂枝、2顆丁香、2枝新鮮百里香（或3撮乾燥百里香）兩分鐘，之後浸泡5分鐘。過濾後當開水喝。

● 喝有益的藥草茶，如洋甘菊、尤加利、牛膝草、月桂與百里香。飲用尤加利與牛膝草製成的糖漿，以及吸入尤加利、綠花

白千層與茶樹等精油的熱氣，皆有所助益。
● 症狀一出現時，可採用感冒的預防方式（參閱331頁）。亦參閱玫瑰草與松樹，製成抗菌噴霧劑。
（亦參閱肉桂、芫荽、小茴香、薰衣草與胡椒。）

❖其他治療方式

● 感染流行感冒時，需臥床休息並注意保暖。儘量不要外出，以免散播病毒。
● 感冒後吃容易消化的食物。

肺炎（pneumonia）

　　肺炎是肺部感染，肺部的小氣囊發炎，充滿了黏液與膿，主要的致病原因是細菌或病毒經上呼吸道進入肺部。化學刺激品與過敏原也可能引發肺炎，其他諸如支氣管炎等感染也會引起肺炎。流行性感冒猖獗時，肺炎的患者人數會上升。
　　肺炎的症狀形形色色，可能輕微可能嚴重。包括胸部劇痛、發冷與發熱、呼吸急促、咳血與持續乾咳。服用適當的抗生素可以治療肺炎，但體質弱者、老年人與幼兒的肺炎可能會很嚴重，一定要就醫求診，或許需住院治療。

❖芳香療法的治療

● 喝大量的水份。用尤加利、野馬鬱蘭或百里香（5毫升）或丁香或杜松漿果（3至4個）、一枝桂枝，泡製藥茶。先煮一分鐘，再浸泡5至7分鐘，加蜂蜜飲用。
● 吸入蒸汽也有用，松科植物的精油尤其有用，如松樹與絲柏，可作為蒸汽吸入。
● 因肺炎有傳染性，應避免靠近患者。讓患者的臥房與房內其他房間瀰漫芳香藥草味，以保護其他家人與朋友。在一碗熱水加

二至三滴的白千層、尤加利或茶樹油。每隔數小時添加一次。
- 糊劑也適用於治療肺病，加各兩滴野馬鬱蘭與芥末精油的亞麻籽糊劑有助於肺炎。敷用後十分鐘，再混合15毫升大豆油、2滴小麥胚芽油、5滴加拿大香脂樅、2滴綠花白千層；精油可以各兩滴雪松與白千層以及三滴的尤加利代替，用此混合油按摩胸部。之後胸部要注意保暖。

（亦參閱塔魯香脂。）

❖其他治療方式

- 待在室內，保持溫暖乾爽，避免溼冷。
- 想增加對呼吸疾病的抵抗力，必須要有健康均衡的飲食，尤其要吃含豐富維生素A與B的食物。
- 發高燒會流失蛋白質，而蛋白質是修護身體組織所必須，因此肺炎發作後，更應增加蛋白質的攝取量。
- 鳳梨是充血性疾病的極佳助益食品。
- 避免煙酒，不要到有煙霧的公共場所。

呼吸系統疾病（respiratory system problems）

呼吸系統疾病包括氣喘、支氣管炎、咳嗽、感冒、咽喉炎、肺炎，以及諸如氣腫與肺癌等更嚴重的疾病。呼吸系統本身十分細緻，功能是交換氧氣與二氧化碳，但也非常敏感，所以發生任何問題均不容輕忽，老年人或幼童更應重視這部位的保養。

❖芳香療法的治療

（參閱加拿大膠樅、塔魯香脂、白千層、尤加利、乳香、綠花白千層、松樹、玫瑰、迷迭香與茶樹。）

❖其他治療方式

- 宜儘量避免污染的空氣，不要吸煙。

- 飲食是預防感染的極重要因素。含豐富蛋白質與維生素A、B的食物最有助益。維生素A能維持呼吸道的健康，缺乏維生素A會增加感染機會。肺炎等呼吸疾病會耗損身上的維生素B，因此含豐富維生素B的食物更是重要，根據研究顯示，維生素B缺乏與肺病引發有關。
- 調製芥茉糊劑消除胸部的緊痛感。塗在上胸部15至30分鐘，直到皮膚發紅後再洗掉。
- 無論如何輕微，任何呼吸道感染都不可忽略。濕冷會使病情惡化，因此要待在溫暖之處，但空氣不要太乾燥。儘量臥床休息，讓身體慢慢復原，預防支氣管炎或肺炎等續發的併發症。

㈣血液循環系統

貧血（anaenia）

貧血這種最常見的血液疾病，是因血液中攜帶氧的血紅素不足所引起。血紅素減少時，全身細胞包括腦部細胞所獲取的氧氣會減少，因而引起昏眩、疲倦、皮膚蒼白、虛弱、指甲脆弱、食慾不振、腹痛與全身不舒服。貧血的類型有數種，最常見的是鐵質不足的貧血，由於缺乏製造血紅蛋白之元素──鐵質所引起。生理期大量出血、牙科或醫療手術的失血會引起貧血，懷孕期由於鐵質被成長的胎兒吸收利用，也常會出現貧血。

想避免貧血，就要吃含豐富鐵質與維生素B，尤其是B_6、B_{12}與菸鹼酸的食物，這些都是血液所需的養分。

❖芳香療法的治療

- 胡蘿蔔含有胡蘿蔔素，有助食物中鐵質的穩定，尤有益於改善貧血。胡蘿蔔可以生食或快煮。煮菜時加入百里香，也可穩定鐵質（加入煮蔬菜的水中）。

● 喝大量的新鮮柳橙汁，維生素C有助於身體吸收鐵質。黑醋粟所含的維生素C最豐富。

● 貧血時會胃口不好，因此必須刺激食慾。有益的食物包括包心菜、茴香、薄荷、人蔘、洋蔥、蘋果、水田芥、芹菜、迷迭香、香薄荷、歐芹、香里香與辣根。用餐時喝一杯波爾多葡萄酒或無甜味或勃艮地（Burgurdy）紅酒，也能刺激食慾。

● 要恢復身體的活力，可混合50毫升大豆油、2滴小麥胚芽油、各3滴薰衣草與香蜂草油，每天用這混合油按摩。或直接使用純薰衣草或香蜂草按摩右手心或腳底，也有相同的效果。

肝拌菠菜與歐獨活(mâche)沙拉

　　這是一種美味可口又能幫助恢復活力的簡餐，在生理期食用最佳，份量因需要來做增減。肝與菠菜都含豐富的鐵質，而歐獨活（又名lamb's lettuce）含豐富的葉綠素，均有恢復活力的作用。

　　先將羊肝或雞肝泡牛奶30分鐘去毒素，再拍乾切成小片，沾上全麥麵粉。用一些橄欖油將洋蔥炒軟，再加入先前的肝與一些新鮮鼠尾草葉，只要再炒幾分鐘，熟了即可關火。

　　準備一份菠菜與歐獨活沙拉，用新鮮檸檬汁加一些現磨的胡椒拌成沙拉醬淋上，再配上炒熟的洋蔥炒肝，加入一些鼠尾草花調味更美味可口。最後再搭配一杯含多種維生素的紅酒。

靜脈與微血管破裂(broken veins and capillaries)

　　一般的症狀是雙頰有細小的紅絲，這是一種常見於細緻皮膚的循環問題，這類皮膚也很容易曬傷，遠遠看來便是紅通通的。實際上微血管往往並未破裂，只是衰弱而呈現透明，使血液的顏色顯現出來。

❖芳香療法的治療

● 每天在臉上冷敷歐芹茶袋，並用歐芹精油調基礎油做按摩（參閱234頁）。

● 玫瑰草也有效：在5毫升杏仁油中混合3滴玫瑰草與小麥胚芽油，晚上睡前擦。

● 玫瑰精油對微血管極具功效，參閱252頁。其他有良效的精油尚有金盞菊、胡蘿蔔、洋甘菊與絲柏。

● 避免飲用茶、咖啡、酒、巧克力等容易引起微血管擴張的興奮性飲料，改喝如玫瑰果等之藥草茶，或者現榨的果汁。

❖其他治療方式

● 攝食富含生物類黃酮與維生素C的食物，兩者都是維持微血管強韌與健康所需的養份。這類食物有：柑橘類水果、新鮮蔬菜與蕎麥。小麥胚芽含有促進血液循環的維生素E。

● 避免讓皮膚受到風吹日曬及冷風的侵襲。使用良好的防曬霜與隔離霜。

● 絕對不可用熱水洗臉或蒸臉。過熱的泡澡、三溫暖、土耳其浴也都應避免。

瘀傷（bruises）

　　瘀傷是皮膚組織受傷所引起，而傷處的瘀青則是受傷血管出血擴散到四周身體組織所致。瘀傷的顏色從藍褪到紫色，或從黑褪到灰色，即顯示瘀血散去並被吸收。瘀傷有時很痛，尤其是傷在骨頭上的皮膚，充血的組織在骨頭上腫起而繃得更緊時，更覺疼痛。大部份的瘀傷是在不知不覺中痊癒。

　　肥胖與貧血的人最容易瘀傷，有些女性在生理期間較容易瘀傷。

❖芳香療法的治療

● 有些精油有助於瘀傷，包括：穗狀花序薰衣草、金盞菊、絲柏、天竺葵、薰衣草、馬鬱蘭、薄荷與歐芹。混合10毫升葡萄籽油與5至6滴的精油，尤以金盞菊、絲柏或歐芹油最佳，輕輕快速地揉在患處。瘀傷處切勿按摩。

● 新鮮的細葉芹、牛膝草、薰衣草、歐芹或百里香可用作糊劑。藥草洗後，放在碗中沖入熱水。拿出用手帕包好，等葉子較不熱後，敷在瘀傷上。

● 山金車酊(Arnica A. montana)——由其花頂部製成的酊劑，是順勢療法中治瘀傷的最上乘用藥，常與金縷梅（Hamamelis virginiana，喬木）合用製成乳液。前者只用於未破皮的瘀傷，後者可從藥房買到，為蒸餾自葉子與樹皮的汁液。

❖其他治療方式

● 假如你很容易瘀傷，應避免喝茶與咖啡等興奮食品，而應挑選富含維生素C與生物類黃酮的食物攝取。有助於強化血管。

● 若有嚴重的腫痛，就使用冷敷。用毛巾包住碎冰塊，敷在瘀傷的部位，將四肢抬高也有幫助。

循環系統疾病(circulatory problems)

　　身體的循環系統包括心、動脈與靜脈。通過循環系統，血液流進與流出身體器官與組織。循環系統最嚴重的疾病就是心臟疾病，如動脈粥樣化、心絞痛與冠狀動脈栓塞，芳香療法對這些疾病無能為力。但芳香精油可以促進血液循環，有助於舒緩滯行的循環，因此能預防較不嚴重的疾病，如痔瘡、橘皮症與腿部靜脈曲張。刺激血液的循環對皮膚也有極大的好處，因強化血管後，能預防臉部靜脈或微血管破裂。

❖芳香療法的治療

● 按摩能刺激組織將新鮮的血液傳送到細胞，按摩也能幫助精油
更容易進入體內，可使用絲柏、橙花、檸檬與玫瑰等精油促進
血液循環。在10毫升的基礎油中加幾滴精油。

● 勿喝咖啡、茶與酒，改喝細葉芹、歐芹與鼠尾草泡製的藥茶。

❖其他治療方式

● 飲食極為重要，多攝食有益於循環系統的豐富維生素C、E與
生物類黃酮食物。洋蔥、大蒜、柑橘類食物、栗子、裸麥、小
麥胚芽都是此類食物。

● 規律持續地運動，如果不適合從事運動，不妨以散步、騎腳踏
車代替。

心悸（palpitations）

　　用於描述心跳不規律的籠統用語，症狀可能是心跳消失或心
跳加快。有壓力或受驚嚇時，或食用如咖啡因或尼古丁等興奮劑
後，產生心悸是正常現象。許多女性在更年期期間會發生心悸。

　　但心悸也可能是某些潛在心臟病的症狀，如果症狀持續，必
須就醫。

❖芳香療法的治療

● 欲飲用鎮定作用的藥草茶，可喝橙葉、萊姆、酸橙、羅勒與香
蜂草，或玫瑰花瓣加鼠尾草的混合茶。甘草茶和朝鮮薊也有
益。晚上喝迷迭香對男性尤其有益。

● 每天服用大蒜汁與大蒜膠囊，有預防作用。

● 在5毫升大豆油或葡萄籽油中混合各2滴的橙花與香蜂草，以順
時針方向按揉太陽神經叢、頸背、手心與腳掌。

（亦參閱洋茴香。）

❖其他治療方式

● 避免食用咖啡、茶、可樂飲料、巧克力、酒與煙。飲食也不要
過量。
● 發作期間，用冷水浸泡手、手臂與手肘，至少10秒鐘。
● 心悸時在蘋果醋中溶解一塊方糖後飲用。

靜脈曲張（varicose veins）

　　身體各部位的靜脈都可能曲張，舉例而言，直腸的靜脈曲張
就是痔瘡，但最常見的患部在雙腿。如果腿部到心臟的血流受
阻，血液滯流在靜脈中，靜脈就會腫脹、扭曲，而使得腿部產生
藍紫色粗大的靜脈，相當不舒服。這種症狀主要發生在久站的人
身上——運動有助腿部肌肉收縮，讓血液往上輸送。但也可能是
便秘、體重過重與懷孕引起，懷孕期間，子宮擴大限制了血流通
往四肢，增加的重量又使得血液更不易從腳流回心臟。

❖芳香療法的治療

● 混合20毫升杏仁油、2滴小麥胚芽油、各4滴歐芹與絲柏，每天
用以按摩雙腿。坐在地板上按摩，從小腿往心臟的方向朝上按
摩。
（亦參閱薰衣草。）

❖其他治療方式

● 儘量不要站著。躺下試著將腳抬到比心臟高的位置，或可在床
尾放些墊物，將床尾墊高。
● 儘量不要翹腳，因為會使血液受阻。長途飛行時，腳下墊個東
西。

- 盡量多運動。
- 吃含豐富纖維、維生素C與E、以及類生物黃酮的食物，這些養分有益於循環系統。
- 絕對不要洗太熱的澡，洗完後用冷水沖小腿與大腿。

(五)消化系統

腹痛 (abdominal pain)

腹痛的原因很多，大多是小問題，但有些則顯示出嚴重的疾病。如果是劇痛或伴隨腹瀉、嘔吐或頭痛，最好求助於醫生。一般而言，疼痛可能是較輕微疾病的症狀，諸如膀胱炎、生理期不適、便秘或絞痛等消化問題。吃了辛辣、加香料或口味重的食物，或因焦慮及壓力而吃得太快也會引起不適。有些腹痛可能是肌肉拉傷所引起的。

❖芳香療法的治療

- 喝藥草茶能減輕許多種腹痛，洋甘菊與薄荷尤佳。慢慢地喝，不宜太熱。喝完後，休息十分鐘，平躺仰臥，腳略抬起，緩緩呼吸。依照這種呼吸方式：摒息數四秒，再放鬆。腹部放熱水袋也有助於改善症狀。
- 百里香加海鹽煮的蔬菜清湯也有用。
- 將一滴洋甘菊精油滴入一碗熱水中吸氣，以上述方式呼吸。
- 用5毫升大豆油加1滴洋甘菊或金盞菊輕輕按摩腹部。

食慾不振 (appetite, loss of)

不願進食或無法進食有可能是各式各樣疾病引起的症狀。病情可能很嚴重，如神經性厭食症的青少女，嬰兒或老年人也會發

生，但通常是暫時的，爲輕微感染或不適所引起，諸如消化不良、胃腸炎、感冒或扁桃腺炎，或是可能身體需要不進食一陣子。但假使是嬰兒一直不吃東西，必須求診就醫。

❖芳香療法的治療

- 混合了馬鞭草或薄荷的茴香或洋茴香藥茶是絕佳的開胃劑。
- 食物的香味也是促進食慾的一大方法，微波爐顯然在此方面不健康，因爲食物在微波爐中烹煮無法凸顯香味。菜的色相對兒童、老年人、食慾不好的人是很重要的。
- 混合3滴玫瑰油與5毫升小麥胚芽油，三餐前在太陽神經叢用此油按摩。

❖其他治療方式

- 所有的幼兒都會經歷不愛吃東西的時期。有一個解決的方式是爲孩子做有趣的菜。我記得我在兒子的盤上排出臉譜：以馬鈴薯爲底，嵌蕃茄做耳朵，鑲顆豆子做眼睛，用甜菜做嘴巴，芹菜莖做頭髮。大部份的孩子對這種「遊戲」反應不錯，而且吃得很開心！

絞痛（colic）

　　成人絞痛——一連串的腹部劇痛，爲多種消化系統疾病的症狀（參閱348頁）。通常發生在進食後，尤其是吃了例如發酵乳酪、過熟的瓜類或熟度不夠的水果。也可能發生在胃腸型流行性感冒期間。

　　絞痛很常見於嬰兒與幼童身上，通常是因爲未成熟的腸內有空氣或氣體存在所致。造成的疼痛使煩躁嬰兒可能會出現抽痙、哭鬧等症狀。嬰兒的絞痛也可能是對牛奶過敏引起的。

❖芳香療法的治療（成人絞痛）

● 喝由各一撮茴香與洋茴香（藥草或種籽）泡300毫升滾水製成的藥草茶。浸泡7分鐘，溫了之後再喝，如果喜歡喝甜的，可加入蜂蜜。
● 混合各2滴的香蜂草與洋甘菊，以及30毫升大豆油與2滴小麥胚芽油。用此混合油以順時針方向按摩腹部，之後再敷上熱毛巾，此時會覺得藥到病除。

❖ 芳香療法的治療（嬰兒絞痛）

● 茴香是市售嬰兒腹痛劑中所含的一種成份。將一些茴香與紅蘿蔔煮軟，加一些蜂蜜在冷卻的汁液中，餵寶寶喝。洋甘菊茶也有同樣的效果。
● 較大的兒童可喝橙葉藥茶。
● 使用有助消化作用的藏茴香油按摩絞痛的幼兒腹部（參閱96頁）。
● 在嬰兒房的暖氣機上，放一片含松樹與橙精油或薰衣草與橙精油的棉花，讓房內充滿具鎮定作用的氣味。
（亦參閱橙花油與苦橙葉油。）
● 擁抱、輕輕搖一搖、拍拍肩膀以讓嬰兒排氣應該也有幫助。

結腸炎（colitis）

　　結腸炎是結腸發炎，症狀有腹瀉（有時便血）以及下腹部疼痛。可能是由細菌感染等多種疾病所引起，但通常與神經性病症、焦慮或壓力有關。也可能引發發燒、食慾不振、體重減輕。

❖ 治療方式

● 休息並設法舒緩腹瀉。
● 吃簡單清淡的飲食，避免生食（尤其不要生吃皮和種籽），禁食全營養穀類、新鮮麵包、糖、油炸或油膩食物與野生肉類。

不要吃乳製品，因爲消化這類食物會引起疼痛。戒酒，尤其是烈酒和啤酒，禁喝氣泡飲料，讓胃腸休息。

● 多喝水——仍然是喝礦泉水與藥草茶，尤其多喝洋甘菊藥草茶（如有可能，最好使用德國洋甘菊）。

● 避免狼吞虎嚥，要細嚼慢嚥。進食時不要喋喋不休，保持好心情，壓力肯定不會讓食物容易消化！

● 吃清粥、白煮飯或大麥粥、大麥飯、喝大麥煮的水。將水果煮成糖餞水果，加入少許的蜂蜜或果糖食用。最理想的一種飲食是將烤麵包與蒸蔬菜切成小片，混合食用。

● 緩和運動（而非劇烈運動）有助於身體放鬆，並應學習靜坐與放鬆技巧。

便秘(constipation)

便秘時排便困難、次數少，可能也會引起腹痛與不適、疲倦與壓力，後者會使得便秘更形惡化。排便困難的原因是身體中的廢物變得結實堅硬。月經前與懷孕的婦女以及服用大量藥物的人都可能便秘，但最常見的原因仍是飲食中缺乏纖維或粗食。纖維素主要存在於穀類、蔬菜、水果，雖然無法被身體吸收，却能促使廢物輕易經腸子排出。

長期便秘會引起多種問題，包括全身不適、皮膚油膩或不健康、橘疲症與痔瘡。

❖芳香療法的治療

● 混合10毫升葡萄籽油與5滴迷迭香油，在早晨做按摩。躺在地板上，以順時鐘方向揉腹部20分鐘，深呼吸，呼氣時收緊腹部肌肉。

❖其他治療方式

● 吃含高纖維的食物：新鮮水果與蔬菜（帶蔬果皮）、全營養穀

　類與豆類，或在食物上灑一些麩糠（燕麥或小麥麩）。
● 茴香與龍艾都有溫和的輕瀉作用，所以適合常吃。胡蘿蔔一如
　裸麥、粟與小麥，也是富含纖維的食品。
● 不要食用茶、咖啡、巧克力或者精製食品。
● 早晨喝15毫升的初榨橄欖油，接著再喝一杯溫水。

腹瀉（diarrhoea）

　　不一定伴隨腹痛的經常性腹瀉原因眾多——壓力或恐懼、服
用瀉藥或某些藥物引起。假期腹瀉的起因是缺乏免疫力的身體接
觸到細菌，有些流行性感冒也會引起腹瀉。假如患腹瀉者超過一
人以上，便有可能是沙門桿菌等引起的食物中毒。另外，腹瀉也
可能是更嚴重疾病的症狀。

❖芳香療法的治療

● 如果腹瀉引起大量的脹氣，痛苦不堪，敷用加數滴百里香或野
　馬鬱蘭的亞麻籽糊劑（42～44頁），能立即獲得舒緩。或者在
　含同樣精油的熱水中浸一條厚毛巾，用它熱敷在肚子上。
● 腹瀉後，在食物中加入大量的月桂（食用月桂）葉，連吃一個
　星期左右，能抗潛伏的細菌。
（亦參閱洋甘菊與野馬鬱蘭。）

❖其他治療方式

● 嬰兒與老年人發生腹瀉時，尤其需要重視，因為腹瀉會引起脫
　水。務必讓他們補充大量天然流質。
● 注意保暖，尤其是腳部，腹部放熱水袋可止痛。
● 禁食兩、三天，尤其不要吃水果、麵麩、餅乾與乳製品。
● 胡蘿蔔與南瓜是適合腹瀉吃的食品，這些食品有解除腫脹的作
　用，也容易飽，認為自己可以進食時，不妨食用這兩種食物：

加在湯中、磨成泥或榨成汁喝都是很好的方式。食用煮過的蘋果與梨子也不錯。

- 白飯，尤其是優質米含大量的澱粉，可以止瀉。
- 溫桲(quince)果醬是另一種有益的食品，但吃太多會便祕！

消化系統疾病(digestive system problems)

要維持生命，必須時時補充由食物得來的能量。食物經由身體分解，藉此含豐富能量的養份才能妥為吸收。此消化過程從食物一入口即開始，或甚至早自食物令人垂涎的味道使唾液分泌，在還沒嚐到食物前就開始消化過程了。

在最初的唾液到最後的糞便之間，有一極複雜的系統，使用或巨大或微小的方式分解食物。消化系統疾病最常見的症狀是腹痛、便祕、腹瀉、脹氣、消化不良、嘔吐、體重增加與體重減輕。較嚴重的疾病有盲腸炎、肝炎、胃癌或結腸癌、胰臟炎與潰瘍。

大部份的消化疾病是由飲食不當引起，基本因素是攝取的纖維太少。缺乏運動、壓力、遺傳體質與多種因素的綜合也會造成腹瀉。運用芳香療法可預防許多消化系統疾病，因為許多植物中含有刺激消化系統的精油，能活化功能衰弱的器官，促進消化。煮菜時飄的菜香啟動消化過程的第一步——分泌唾液，菜中所含之植物油亦有助消化道中的食物分解。無論各類食物多麼營養、含多少豐富的維生素，所貯藏的養份若不釋出，沒有被好好吸收利用，便為枉費。芳香藥草、水果、蔬菜與香料的精油應在烹調過程與菜餚中盡量混合均勻。

❖芳香療法的治療

- 若是容易產生消化問題，一定要使用助消化的藥草與香料：羅勒、月桂（食用月桂）葉、藏茴香、薑、馬鬱蘭、薄荷、野馬

鬱蘭、胡椒、香薄荷與百里香。在滷汁中加月桂與百里香；包心菜中加馬鬱蘭與野馬鬱蘭；豆類中添加香薄荷。
（亦參閱歐白芷、洋茴香、肉荳蔲、洋甘菊、肉桂、丁香、茴香、辣根、薰衣草與檸檬香茅。）

❖其他治療方式

- 避免大吃大喝，尤其不要吃油膩、油炸的食物；不要飲酒過量，不要抽煙。
- 晚上不要吃宵夜，食物消化的時間延長，會引起消化不良與失眠。
- 消化系統出毛病時，可以斷食一天，只喝加檸檬汁的水，藉以清除消化系統，使超過負荷的身體得以休息。之後恢復清淡飲食，吃含大量纖維的食物。
- 喝牛奶或服用制酸劑也有助益。在一杯水中加半茶匙的重碳酸鹽蘇打水，是古老的有效療方。
- 避免用鋁鍋或銅鍋煮菜。鍋內的鋁鹽會釋出滲入食物之中，干擾消化液分泌。

消化不良(dyspepsia)

　　Dyspepsia是概括的醫學名詞，泛指稱為消化不良的各種症狀。消化不良可能引起數種消化疾病——包括胃病與胃不適、嘔吐、脹氣與胃灼熱。可能是由內神經性緊張引起，許多女性在月經前會出現消化問題，但最常見的症狀是胃炎所引起的。
　　可泡成藥茶的有益藥草與香料，並可作為按摩油的有：羅勒、月桂葉（食用月桂）、藏茴香、薑與薄荷。

脹氣(flatulence)

可能是吸入過多氣體而導致的胃腸膨脹，這些氣體必須排出，脹氣令人十分痛苦。

我們從空氣中會吸入過多不必要的氧與氮，這必須讓它排出。當我們受壓力或緊張時，說話速度加快並會喘氣，這說明了焦慮時較易引起脹氣。

有些氣體是腸內細菌作用與某些發酵作用所形成的。許多人缺乏消化某些食物的酵素，例如牛奶中的乳糖及小麥中的麩質，也會引起脹氣。有的食物會引起脹氣，是因為所含糖份會在腸內發酵。這些食物包括豆類、蘿蔔、青椒、黃瓜等沙拉蔬菜和十字花科的植物等。

泡藥草茶可使用的有益藥草和香料，以及腹部的按摩精油有：洋茴香、羅勒、豆蔻、丁香、辣根、食用月桂、檸檬香茅、馬鬱蘭、肉豆蔻、野馬鬱蘭、玉桂子與香薄荷。用餐後嚼歐白芷莖，亦能預防脹氣。

胃炎(gastritis)

為胃部的發炎與不適，通常是飲食過量引起。抽煙會使胃炎惡化，服用阿斯匹靈也可能會引起胃炎、導致潰瘍。每發作一次，急性胃炎會留下一次的後遺症，慢性胃炎則會在年老時胃壁遭受嚴重受損。

最有用的藥草是百里香。

痔瘡(haemorrhoids)

痔瘡是指肛門壁腫脹或靜脈曲張。最常見的原因是舉重物或舉重物的姿勢不良，或排便時與（或）便秘時腹部肌肉緊繃而使力不當。體重過胖或缺乏運動的人也容易罹患痔瘡，某些懷孕的女性也會罹患。

痔瘡分爲內痔和外痔，均會產生搔癢，可能在患部或腹部會出血疼痛。如果肛門出血一定要求診就醫，因爲可能是更嚴重疾病的症狀。傳統治療有簡單的治法，但嚴重者必須動手術。

❖芳香療法的治療

● 一旦診斷出痔瘡時，多吃新鮮的香桃木漿果與香桃木果醬有益。可外用香桃木精油。

● 可使用金縷梅或天竺葵乳霜（參閱154頁）以消除不適。

（亦參閱絲柏與廣藿香。）

❖其他治療方式

● 預防痔瘡的形成，應吃富含纖維質的食品，多喝水，不要食用茶、咖啡、酒與辛辣食品。食物中可加入大量的新鮮大蒜、瓜類與栗子，現煮或熬成濃湯。

● 運動能預防痔瘡，能強化腹部肌肉的運動尤佳。練習瑜珈呼吸或快走也有益。

● 水煮韭蔥，將煮韭蔥的水作成冰塊。以此冰塊揉擦患部，能立即舒緩疼痛。

胃灼熱(heartburn)

這是在胸骨下後方的劇烈灼熱疼痛，也稱爲心口灼熱(pyrosis)。是消化疾病，與反胃有關，發生這種狀況時，胃裡的東西會從食道回流，胃酸會使得整個食道到口腔都不舒服。

（詳細治療方式請參考消化系統疾病）

噁心(nausea)

噁心的原因很多，包括心理與生理兩方面原因。心理的原因

例如處於令人厭惡的景象與氣味，生理的原因例如懷孕的初期。消化不良、扁桃腺炎、流行性感冒、宿醉、偏頭痛或食物中毒都會引起噁心與嘔吐。有些食物過敏與舟車顚簸也會引起噁心。

❖芳香療法的治療

● 噁心時不要吃東西。一杯藥草茶有助於改善消化性的噁心——不妨嘗試薄荷、茴香或洋茴香。

● 要舒緩猛烈的噁心感，躺下喝一些調淡的溫熱藥草茶，如香蜂草、酸橙（bigardier）或萊姆花皆可。

● 嘔吐過後，一杯淡薄荷茶能消除嘴巴的異味。

❖其他治療方式

● 烤得焦黃的吐司麵包或煮熟焦黃的洋蔥可舒緩疼痛，幫助消化。

● 新鮮的空氣通常能解決問題，尤其是對因舟車顚簸而引起的噁心更有效。

（亦參閱薄荷）

㈥內分泌、新陳代謝、泌尿系統

膀胱炎（cystitis）

　　這是一種膀胱發炎，經由尿道進入膀胱的細菌引起。常見於女性，因爲女性的尿道比男性短，且較靠近肛門。罹患膀胱炎，排尿會疼痛不堪，體溫可能會升高。尿中出現血時，必須向醫師說明。

　　服用避孕藥的女性較易罹患膀胱炎，因爲避孕藥的荷爾蒙不但會改變陰道菌叢性質，也會改變尿道的菌叢性質；懷孕的女性也較易罹患膀胱炎，因爲子宮擴大後壓迫到膀胱；其他的疾病包

括支氣管炎、重感冒或便秘也會引起尿道感染。少部分的女性聞到油漆的味道會使得膀胱炎發作。蜜月期膀胱炎一詞，緣於此症常發生在新婚女性身上，性生活頻繁刺激了女性的尿道細菌孳生而引起，而事實上這更有可能是尿道炎，尿道本身的發炎。

❖芳香療法的治療

● 泡澡或使用淨身盆，在水中加入數滴具療效的精油：白千層、雪松、洋甘菊、尤加利、杜松、松樹或檀香木。我愛用的精油是綠花白千層與歐芹。雖然也許稍嫌麻煩，但在房事後沖洗尤其有用。淨身盆中裝冷水最佳，即使是泡澡也絕對不要使用太熱的水，因為熱氣會刺激膀胱。

● 混合20至25毫升大豆油與各5滴白千層、杜松、綠花白千層、歐芹、松樹或檀香木製成按摩油，按摩手心與腳、肚子、下背部與髖骨。然後交替用冷熱敷。

● 利尿藥草茶非常有益。將玉米穗軸一簇簇的穗毛煮10分鐘，泡製成茶，每天喝5至6杯，同時食用玉米。另一種藥茶是以500毫升的水煮3撮的櫻桃梗2分鐘，再浸泡5分鐘。可以相同的方式泡松樹藥茶（參閱247頁）。

● 其他有益於膀胱炎患者的食物與藥草尚有細葉芹、芹菜、茴香與歐芹。可用大量的細葉芹與歐芹作為飾菜、做湯或泡製成茶；歐芹與芹菜榨汁喝；直接食用芹菜與茴香的藥草與蔬菜。（亦參閱芹菜、茴香與薰衣草。）

❖其他治療方式

● 保暖並多喝水——每24小時至少補充4公斤水份。

● 每次都需把膀胱中的尿液排乾淨，若膀胱中的殘尿淤積會引起進一步感染。無論是否易罹患膀胱炎，最好保持經常上廁所的習慣，膀胱脹滿的壓力，相當於貯存800毫升以上的尿液，對骨盆的肌肉是相當大的傷害。

● 或許令人意外地，運動也有益於改善膀胱炎，因爲虛弱的骨盆肌肉使得膀胱更容易積存尿液。有益於預防膀胱炎的簡單運動，每次排尿時，收縮肌肉數次，阻止排尿再放鬆。

旱金蓮(nasturtium)拌歐獨活沙拉

（ 2人份的副菜沙拉／4人份的開胃菜）

這種沙拉很容易做，可作爲副菜沙拉或開胃菜，是受到高度推崇的改善膀胱炎料理。發生膀胱炎時，一天吃三次沙拉。歐獨活是含葉綠素最豐富的沙拉菜之一，對身體有再生作用，亦有潤肺、益肺、整腸與強壯動脈的良效。旱金蓮花能刺激胃與肝的功能。

450克歐獨活（ 盡量用最小、最綠的葉子 ）
25克旱金蓮花
少許檸檬或蘋果醋
沙拉醬
1大匙檸檬汁
1撮海鹽
30毫升初榨橄欖油
現磨黑胡椒

水中加醋或檸檬汁，用以仔細清洗沙拉菜與花瓣。這些藥草很容易受到損傷，務必溫柔對待。混合沙拉醬的各成份，放在沙拉碗中。上菜前才將沙拉與沙拉醬輕輕拌勻。

如果找不到旱金蓮，可使用白、粉紅或紅玫瑰花瓣代替。但會略爲影響療效。

痛風(gout)

由於身體廢物——尿酸累積而引起的關節疾病。當腎臟無法正常地排泄尿酸時，尿酸結晶會累聚在關節內，使得關節發炎，

造成行動不便。通常出現在大腳趾頭劇痛的症狀，也可能影響到其他關節，男性比女性更易罹患此病。痛風不見得是生活奢華、飲食飲酒無度所致，但在聖誕節大吃大喝後的一段期間，有許多人罹患痛風，卻是普遍的事實，壓力也可能是致病原因。

❖芳香療法的治療

● 在淨身盆的熱水中加一滴松樹或迷迭香、杜松、白千層、綠花白千層或茶樹油任一種，泡腳十分鐘。之後直接用純精油按摩患部。

● 用各一滴薰衣草與乳香混合少許的葡萄籽油，用此作為按摩油。

● 迷迭香糊劑也是痛風的良藥。

（亦參閱洋甘菊、圓葉當歸、百里香與冬青。）

❖其他治療方式

● 假使痛風波及到腳趾，不要穿緊的、高的鞋子。最好穿軟脫鞋。

● 治療痛風要注重飲食。食用朝鮮薊、胡蘿蔔、芹菜、番茄、蘿蔔與蒲公英葉。不要吃脂肪與紅肉，吃大量的生菜水果以及韭蔥與洋蔥湯。

● 紅酒，尤其是波爾特葡萄酒（混合了葡萄酒與白蘭地）不宜過量，它會使鈣質存積在關節中。但法國人卻以紅酒作菜，認為痛風患者應喝一杯痛風適合喝的紅酒，對病情有助益。摩利醫師建議用桑塞爾白葡萄酒(Sancerre)、香檳酒、薩瓦白葡萄酒(Savoie Blanc)與普羅旺斯玫瑰紅油(rośe de Provence)治痛風，他認為葡萄酒中的礦物質會產生鹼性反應，能去除存積的尿酸，但每天以一杯為限。

● 蘋果茶也有用。將果肉與皮切成小丁，浸泡30分鐘。兩餐間喝2至3杯，將茶壺放在鍋中隔水加熱後飲用。

可能引起水腫。最常見的部位是在腳踝，因為水份受地心引力的
影響最容易到達此部位。

❖芳香療法的治療

- 臉部水腫時，混合等量礦泉水的榛果油塗臉。並在600毫升滾
  水中泡1大匙的洋甘菊、細葉芹、歐芹或玫瑰花瓣7分鐘，過濾
  放涼，再浸敷布敷臉。每小時敷一次。
- 假如眼睛腫脹，用敷布敷10至15分鐘。最理想的使用藥草是細
  葉芹與歐芹，方法同上述。
- 用檸檬、桔、橙花、橙或苦橙葉精油泡溫水澡有益。無論泡澡
  或沖澡一定要用溫水，而非熱水。
- 使用含15毫升葡萄籽油或大豆油、2至3滴絲柏或迷迭香油的混
  合油，用力按摩腳掌。
- 以50毫升大豆油與5滴小麥胚芽油為基礎油，加入各6滴的絲柏
  與檸檬，按摩雙腿。
- 混合上述的大豆油與小麥胚芽油，加8至12滴的穗狀花序薰衣
  草、羅勒、雪松、絲柏、薰衣草或白珠樹五種精油，早晚摩擦
  手心、腳掌、腹部與太陽神經叢。

（亦參閱百里香。）

❖其他治療方式

- 富含維生素B，尤其是B_1的優質食物特別有益。含維生素B的
  食物有全麥、內臟、蛋、蔬菜、堅果、洋蔥與大蒜。適合加入
  食物中的藥草有歐芹、龍艾、韭蔥、芹菜與杜松漿果。
- 維生素C具溫和的利尿作用，可多吃富含維生素C的水果。
- 水田芥湯是一流的利尿劑，尤其適用於消除經前症候群引起的
  腫脹。
- 許多酒有益於消水腫。摩利醫師建議飲用夏布利白葡萄酒
  （Chablis）、麝香乾白葡萄酒（Muscadet）、席爾凡納葡萄酒

（Sylvaner）、普宜飛賽酒（Pouilly Fuisse，譯著註：勃艮地白葡萄酒）、桑塞爾白葡萄酒(Sancerre)，均有利尿的作用。

● 在兩餐之間喝流質食物，不要在用餐時喝。

● 假如腳踝腫脹，不要洗熱水澡、不要穿太緊的鞋襪或尼龍襪、長襪。晚上睡覺床尾要比床頭高，或在膝蓋下放個墊子，假如是因站太久而腫脹，這麼睡尤其有用。

● 多做運動能預防水腫。

㈦性病、免疫系統

唇疱疹（cold sores）

病毒疱疹有幾種類型：口腔與生殖器疱疹是單純性疱疹病毒引起(H. simplex)；而H. zoster是帶狀疱疹，由水痘病毒引起。

一旦感染口腔疱疹——即唇疱疹後，受到冷氣或熱氣侵襲、生理期發燒或上呼吸道感染，都可能使它復發。從發癢可知已罹患水疱狀疱疹，大多發生在嘴部四週，能持續一個星期以上。治療的藥劑有很多種，但都無法真正防止病毒再發作。

芳香療法對減輕唇疱疹的治療十分有限。法國貝萊奇醫師認定，使用精油只有20％的成功率。摩利醫師對順勢療法治療唇疱疹持較樂觀的態度，但不認為對所有的病例都有助益。

❖芳香療法的治療

● 使用洋甘菊或金盞菊汁液（濃汁，參閱89頁），或直接使用任一種純精油可以止痛消腫。茶樹油也有用。

● 飲用百里香、香薄荷與洋甘菊的混合汁液，一天喝數次，用來代替茶及咖啡。

❖其他治療方式

● 避免日曬讓病毒發作，擦上品質優良的防曬霜。

● 服用含多種礦物質的補充劑，或使用如寡(oligo)元素的順勢療法。有些人相信離胺基酸（amino acid，一種有益皮膚的氨基酸）也有效。

㈧婦女疾病

閉經／月經停止(amenorrhoea）

　　這是指青春期與更年期間，女性停止正常月經的現象。雖然初經後不久的女孩幾次月經不來仍屬正常，但成年後月經不規則卻是常見的不正常症狀。懷孕與授乳期月經會自然停止；有時停吃避孕藥後，也可能長達一年的期間，月事才會再度規律。

　　患神經性厭食症的女性經常月事不來，因爲身體缺乏綜合性荷爾蒙所需的養分。如同某些疾病，休克或壓力過大也會干擾月經週期。長途的飛行也會擾亂月經週期，許多空中小姐就因爲生理時鐘經常混亂，而使得月事不規則。

❖芳香療法的治療

● 含有大量雌性激素的鼠尾草應泡製成藥茶飲用可加一些洋甘菊，也可單獨喝洋甘菊茶。
● 混合20毫升大豆油、2滴小麥胚芽油、各4滴的快樂鼠尾草與洋甘菊，揉擦腹部。也可用8滴的快樂鼠尾草或8滴的洋甘菊，或是以8滴的歐芹或雪松代替。
● 生吃歐芹也有益於月事的規則。

痛經(dysmenorrhoea）

　　許多女性在每月生理期開始時，或多或少會產生不適。尤以初經剛開始的年輕女性最常見，可能產生頭痛、下腹痙攣、下背

部疼痛。在服用避孕藥或者懷孕後,這些不適通常會消失。有些女性在年紀增長,生理期多年來都正常後開始痛經,這可能是某些生理疾病的症狀,需要就醫治療。

❖芳香療法的治療

● 藥草茶有助於止痛,不妨嚐試洋茴香、藏茴香、洋甘菊、茴香、香蜂草與歐芹。
● 可以泡個含數滴絲柏精油的溫水澡,而非熱水澡;或者可在腹部敷腹瀉用的藥膏,金盞菊與洋甘菊均可。
(亦參閱馬鬱蘭與龍艾。)

❖其他治療方式

● 一般的止痛成藥均有助止痛;平躺在床上,肚子上敷熱水袋也能舒緩。
● 飲用少量的葡萄酒或白蘭地,加熱水與蜂蜜的白蘭地也有良效。
● 含豐富鈣與鎂的食物,如乳製品、罐頭魚、堅果與種籽,在生理期開始之前就應多吃,因為這些養份為肌肉放鬆所需。肝、歐芹與菠菜中所含的鐵也是必要營養素。

洋蔥餅(4至6人份)

這種餅好吃又有療效。洋蔥不僅含維生素A、B、C,也含有重要的礦物質與微量元素,諸如硫、磷、矽、碘、鉀、鈣等。這種洋蔥餅適合有生理期疾病的人吃,但洋蔥的硫也有益於神經系統、皮膚與風濕症。

6至6.5磅白洋蔥或紅洋蔥,洗淨剝皮

15毫升初榨橄欖油

百里香與迷迭香各一枝

一撮海鹽

餅皮

250克白麵粉或全麥麵粉

150克冷凍奶油，切丁

橄欖油與水各20毫升

一撮海鹽

洋蔥切薄片，放在大而深的平底鍋或炒菜鍋中，加入油、藥草與海鹽，蓋上鍋蓋，用小火悶二十分鐘左右直到洋蔥全熟，小心不要讓洋蔥太焦黃。

同時間揉餅皮，迅速混合麵粉、奶油、橄欖油、水與鹽（使用攪拌機便很方便），快速揉麵能確保麵皮製作成功。將麵皮桿平，放在已抹油的25公分餅盤上。用叉子將餅皮戳一些洞，放入冰箱冰數分鐘。之後在餅上蓋一層錫鉑紙，在攝氏160度，級數3的烤箱中，不加餡料烤十分鐘。烤好拿出，將錫鉑紙取出。

將洋蔥中的百里香與迷迭香枝挑出，用湯匙將洋蔥鋪平在餅皮上。放入熱烤箱，調攝氏190度，級數3烤15至25分鐘，趁熱或放涼後享用皆宜。

可以用黑橄欖、小魚或番茄做裝飾。

月經週期疾病（menstrual cycle problems）

月經週期始於女性的發育期，僅會因懷孕與授乳期而中斷，一直延續到更年期。月經同時涉及幾種荷爾蒙的活動，相互影響促使女性生殖器官——卵巢中的卵子成熟。掌管月經形成過程的是大腦中稱之為下視丘的區域。

年輕女性的發育期通常在十到十四歲左右，但開始的時間較早、較晚都有可能。在此期間，下視丘開始送訊號到腦下腺，腦下腺掌管體內其他所有產生荷爾蒙腺體的活動。腦下腺收到訊號後，將荷爾蒙釋出到血液中。其中一種是促卵濾泡成熟激素（follicle-stimulating hormone, FSH），輸送此荷爾蒙到卵

巢，刺激卵子在自己的濾泡中成熟。隨著卵成長，濾泡開始產生卵巢荷爾蒙動情素。此時卵完全成熟，腦下垂體釋出另一種分泌物，稱之為黃體素。此時荷爾蒙到達卵巢，促使卵從濾泡排出，這種過程稱為排卵。

空的濾泡開始製造荷爾蒙黃體激素。此時成熟的卵十分容易與男性精蟲結合，沿輸卵管往子宮方向移動，假如沒有精蟲，卵不會受孕，而沿子宮內壁排出體外，自排卵期開始一直增生的子宮內壁便剝落流血，此過程稱為月經。平均而言，這種月經出血維持四到五天，但可能更長或更短。

整個週期通常為28天，但少七天或多七天也並非異常。從月經第一天開始算，到第十四天發生排卵，但時間會因人而異。

大部份的女性多多少少在生理期間會產生不適，通常與荷爾蒙不平衡有關。伴隨這種不適的症狀形形色色，有可能是生理與心理兩方面的。女性有時可吃處方藥，如利尿劑或鎮靜劑消除症狀，或甚至吃避孕藥或植入避孕器以調節不平衡。

這些治療方式並不能針對癥結點處理，因為月經涉及了下視丘、腦下腺與卵巢之運作，壓力之所以造成女性困擾的原因就是因為壓力影響下視丘，下視丘又會將干擾傳到卵巢與其他腺體，而擾亂了細部的平衡。性腺不僅影響生殖器官，也影響全身的健康，如果無法正常運作，即出現疲勞與無精打采。

精油提供安全有效的方式舒緩月經不適，精油似乎能刺激內分泌腺，促使荷爾蒙分泌正常化。法國藥劑師巴鐸（Fabrice Bardeau）、瓦涅與貝萊奇醫師，將某些精油列為通經藥，能使月經週期正常，改善生理期。這些植物與精油包括絲柏、肉荳蔻、歐芹與龍艾，這些植物之所以有效，可能是由於某些精油性質極接近女性荷爾蒙。以絲柏為例，其化學結構被認為接近卵巢荷爾蒙。精油可加在洗澡水中、也可用於吸聞、按摩腹部與太陽神經叢。

（亦參閱洋茴香、羅勒、辣根、杜松、野馬鬱蘭、快樂鼠尾草與

茶樹。）

經前症候群（pre-menstrual tension）

　　許多女性在來經前數天會出現各種生理與情緒的不適，如手與腳踝水腫、腹脹、胸部疼痛、體重增加、便秘、皮膚與頭髮油膩、失眠、頭痛及情緒不穩，究竟是何種荷爾蒙紊亂引起這些症狀，至今仍是謎，但科學家現在認爲問題出在動情激素與黃體激素的不平衡。在月經來潮前一週，血液中的動情激素可能異常地高，而黃體激素卻下降得太低，產生兩者間的不平衡。

　　這兩種卵巢荷爾蒙的分泌受腦下垂體的控制，不足時當然會擾亂平衡。腦下垂體受到大腦下視丘的影響極大，而這腦中的控制中心也受到壓力等情緒困擾影響，這一點說明了經前症候群的嚴重程度何以每月皆不同。

❖芳香療法的治療

● 喝含諸如金盞菊、薄荷、歐芹、洋甘菊混合橙花等植物的藥草茶。

● 煮荣時，用鼠尾草、羅勒與百里香調味，這些食物有助消化，消化不良也是來經前常見的問題。

● 每天泡兩次澡，在水中加入6滴歐芹與2滴橙花油，或4滴松樹油、2滴歐芹與3滴橙花油。洗完後，把房間燈關掉，在床上躺10分鐘，膝蓋下放個枕頭。

● 在25毫升的大豆油中加4滴歐芹與3滴橙花油，製成按摩油。按摩腹部、下背部與頸背。

（亦參閱塔魯香脂、肉荳蔻、檸檬、香蜂草、玫瑰與龍艾。）

❖其他治療方式

● 有經前症候群的人應少吃，三餐定時，選擇含豐富維生素B的

食物，尤其是維生素B₆。三餐必須規律，因爲這能保持血糖穩定，防止想喝咖啡等不該吃的東西的念頭。

● 有經前症候群的人應避免喝茶、咖啡、酒，絕不可使用利尿劑來減除水腫增加的重量，這會使得鉀等重要礦物質流失在尿液中，引起更嚴重的憂鬱與疲勞。

● 礦物質鎂因爲具有鎮定作用而非常有益。含豐富鎂的食物有：堅果、乾果、全穀類、深綠蔬菜、海鮮。

● 月見草油可能非常有益。

● 儘量多做緩和的運動。

白帶（leucorrhoea）

由不受歡迎的細菌孳生而引起陰道發炎，或是由黴菌引起的白色或黃色黏液。女性服用抗生素的過程中，通常會產生白帶。最容易發生白帶的婦女是服用避孕藥者、孕婦、有新陳代謝問題，如糖尿病患者等。

❖芳香療法的治療

● 在洗澡水中加入2滴杜松或薰衣草油，或在淨身盆中各加一滴。

（亦參閱綠花白千層。）

❖其他治療方式

● 預防白帶必須要吃營養的食物，多攝取含豐富維生素A與B的食物。

● 避免穿諸如聚乙烯或尼龍等合成纖維製的內褲，也不要穿緊身牛仔褲。

● 絕對不要使用刺激性強的洗潔液與沐浴用品做清潔，這些產品會加重病情。

㈨肌肉、骨骼疾病

關節炎(arthritis)

　　關節炎的型態有數種，意指關節發炎的一般用語。骨關節炎主要在負重的臀部、膝蓋、脊椎與肩膀發生，它是老化會自然發生的疾病。風濕性關節炎是可能出現在年輕人身上的結締組織病症，通常是家族遺傳病。受傷、身體過份用力或情緒壓力後，也可能出現關節炎，此類型通常發生在30～40歲之間。骨頭磨損或潤滑關節的黏滑液流失也可能引起劇痛，使得行動不便。

　　風濕性關節炎的症狀包括關節的腫痛（行走時更痛）、疲倦、體重下降、貧血與發熱，患部的皮膚會發熱發亮。這些症狀一段時間後會消失，之後再復發。

❖芳香療法的治療

● 早晚熱敷患部。將毛巾浸入下列混合液中：15毫升雪松醋、各2滴松樹與雪松，再加1滴薰衣草與滾熱的水混合。熱敷後，擦上橄欖油或榛果油，保持患部溫暖。

● 調製乳劑，用溫和沐浴精加各一滴松樹、杜松與雪松。泡澡時一邊放熱水，一邊加沐浴精，泡在水中越久越好。洗完後，穿上保暖的睡袍，躺在床上十分鐘。

玉桂子按摩油

這種油極為溫暖，有助於止痛。

10毫升大豆油
2滴小麥胚芽油
3滴玉桂子油

混合後塗在患部，充份按摩後，用熱敷布或藥膏敷上，之後

直接在皮膚上塗抹大豆油。

❖其他治療方式

● 關節炎患者應注意體重，體重的增加相對地會讓關節承受的壓力增加。奉行良好的減重飲食，要吃得健康。

● 發作的時候，禁食肉、鹽、酒、煙草與脂肪，暫時吃素，再漸進地恢復吃肉。

● 吃有益的蔬菜，如朝鮮薊、蘆筍、黃瓜、包心菜、豆類、菊苣、韭蔥、歐獨活、辣根、蕃茄；水果選擇蘋果、香蕉、黑醋栗、櫻桃、葡萄、葡萄柚、草莓。這些都能排毒，清除雜質。

● 吃含鈣與鎂的食物，此兩種營養素有助於形成潤滑關節之黏滑液，例如牛奶（羊奶更佳）、水田芥、歐芹、或如扁豆等豆類、堅果，但不要加鹽，因為鈉或鹽必須禁食。沙丁魚與鯖魚等蛋白質食品也很理想。

● 骨關節炎初期適合多運動，關節多動能預防僵硬。

● 發作時喝蘋果皮茶。先清洗蘋果兩顆，削皮後用600毫升的水煮皮15分鐘，當開水喝。

背痛（backache）

　　背痛的病因五花八門，在進行治療前，必須找出造成背痛的原因。腰痛之類的突發性疼痛，原因可能是出在姿勢不良或提重物；站得太久造成異於往常的過度疲勞，讓身體感到不服舒，可能導致背痛；高跟鞋會使得身體失去平衡而傾斜，造成背痛；懷孕時身體的重量增加也會造成背痛。扁平足或兩腳的長短略有不同，也會使得身體失去平衡，此時背部必須花費額外的力氣，以保持正確的姿勢。

　　有時如流行性感冒等的感染也會引起背痛，因為感冒可能會影響到關節或較大的肌肉。

❖芳香療法的治療

- 加入以下精油，泡個熱水或溫水澡：數滴穗狀花序薰衣草、杜松、薰衣草、肉荳蔻、胡椒、松樹或迷迭香，都是有效果的精油。
- 洗完澡後，躺在床上或鋪地毯的地板上，按摩疼痛的部位，或請他人幫你按摩，須在肚子下放個小枕頭，支撐背部。使用以上任一種的精油，用5滴混合10毫升的大豆或葡萄籽油。
- 在法蘭絨的手套中塞滿新鮮的松樹、迷迭香或薰衣草，浸泡在滾水中後，用以敷在背部疼痛處。
- 用以上任何一種精油製的糊劑也可以迅速止痛（參照42～44頁）。
- 背痛不但是所有疾病中造成無法工作的最大因素，也會引起極大的壓力與神經緊張。滴幾滴鎮定的精油如桔、橙花、苦橙葉、迷迭香或百里香在棉花上，將棉花置放在身旁的燈或暖氣上，使之氣味散出。

❖其他治療方式

- 一旦確定因素，便需用正確的方式治療。你可能需要一張能妥善支撐背部的好床墊。
- 游泳等緩和的運動和伸展操有益改善背痛。虛弱的胃部肌肉亦會造成背部問題。

拇囊炎腫（bunions）

　　大腳趾與腳掌間的關節疼痛發炎，並影響外觀，可能演變成骨骼的變形，進而壓迫到其他腳趾。症狀是關節腫大，皮膚發亮發紅。拇囊炎腫最常見於中年女性，大多數的病例是鞋子不合腳引起——太窄、太緊或鞋跟太高。兒童與青少年應穿大小鬆緊合

腳的鞋子，因為他們的骨骼較成人容易變形。

❖芳香療法的治療

● 勞累一整天或走長途路程後，不妨花點時間按摩腳。按摩可以促進腳部的血液循環、放鬆腳趾。使用薄荷或綠薄荷精油，能讓腳涼爽並消腫。混合2滴的薄荷或綠薄荷油與5毫升的葡萄籽油或大豆油，好好揉壓腳部。你也可以用精油泡腳：倒滿溫水，加入幾滴薄荷或綠薄荷。

● 拇囊炎腫形成時，許多人建議用蒜瓣揉搓患部，但我認為這方式非常不恰當，較理想的解決方式是塗抹含有幾滴塔魯香脂的冷霜。

❖其他治療方式

● 無論是否罹患拇囊炎腫，合腳好穿的鞋子就是必要的預防之道。

● 氣候炎熱時，別忘了腳也會脹大，因此不要穿太緊的鞋子，最好穿涼鞋，可讓腳趾呼吸，布面的鞋子也很好。盡量穿材質為天然纖維的鞋襪，如有可能最好打赤腳，夏天避免穿長襪與褲襪。

黏液囊炎（bursitis）

黏液囊炎是種常見的風濕病。黏液囊位於活動關節間，乃一含有潤滑液的小囊。由於受傷、感染、反覆使用或異常的壓力而引發發炎，此時黏液增加引起疼痛，致使行動不變。通常發生在肩膀，但肘與膝的黏液囊炎也是眾所週知的疾病（網球肘與女傭膝）。

症狀包括劇痛、皮膚發熱、碰觸即痛以及腫脹。有些黏液囊炎甚至需要動手術。

❖芳香療法的治療

● 精油可提供助益。將各5滴的迷迭香、天竺葵、白千層或尤加利，以及10毫升的大豆油與2.5毫升的小麥胚芽油混合，輕輕按揉在發炎處。

痙攣／抽筋（cramp）

痙攣是一條肌肉或一組肌肉不自主的突然收縮，可能會引起劇痛。書寫痙攣——因經常寫字所引起，在英國是明定的職業病，享有社會福利。許多人睡覺時小腿或腳部會抽筋，尤其常見於貧血的年輕女性，起因為腳的血液不足；痛經的女性與懷孕婦女也經常會抽筋。痛經的女性也容易出現衰弱的胃痙攣，這是因為子宮壁周圍的肌肉收縮所致，雖然所有生理期女性的子宮都會收縮，但痛經女性的痙攣程度是一般女性的四倍以上。

❖芳香療法的治療

● 腿部痙攣時，用力揉搓腿部，直到壓力消除。如果願意可以配合使用精油：混合5毫升大豆油與2滴天竺葵，效果不錯。
● 胃痙攣時，可熱敷：使用熱水袋或加2至3滴洋甘菊的熱亞麻籽糊劑。
（亦參閱芫荽。）

❖其他治療方式

● 腿抽筋時，彎膝或設法收縮抽筋那條肌肉可消除抽筋。躺在床上痙攣時，你可以站起來，讓腿的血流量增加，站到疼痛不再為止。
● 胃痙攣的人應吃清淡的飲食，以白飯、煮青菜與水果最佳，避免喝咖啡、茶與酒。細嚼慢嚥，減低胃與消化系統的負擔。

● 假使痙攣情況嚴重，務必就醫。
● 瑜珈式吸呼大有幫助。

骨折（fractures）

骨折是骨頭斷裂，通常是因摔倒或意外所造成，會產生疼痛、瘀傷、腫脹，有時還會變形。年輕人的骨折部位通常是鎖骨、手腕或腳踝；老年人，尤其是女性大多有骨質疏鬆的現象時，經常是臀部骨折。

假如懷疑骨折，必須立即送醫急診。經X光檢查如果證實是骨折，大部份患者必須上石膏數小時，接著可能要接受物理治療。

芳香療法也有助益，但顯然只是最基礎的處理。

❖芳香療法的治療

● 石膏拆掉後，使用某些植物油能促進血液循環，欖香脂尤其有用。將基礎油加熱，加入一些欖香脂，輕輕塗在癒合的骨折處。
● 吃含豐富鈣質的食物，如牛奶、乳酪、堅果、綠葉蔬菜等，老年人與更年期的女性尤其需要。含磷、鉀以及維生素A、C、D的食物亦佳。

腰痛（lumbago）

腰痛是指脊椎腰部——下背部劇痛。是因提重物的方式不對，或因姿態不正確造成脊椎扭傷而引起，也可能發生在懷孕期間。有些患者在蹲後幾分鐘無法再站直，有些患者會發展成坐骨神經痛。背痛也可能是脊椎盤脫出或滑動的早期症狀。

臥床休息、熱敷與按摩可減輕疼痛與壓力。

❖芳香療法的治療

● 泡熱水澡。將6滴的芥末油與迷迭香油或野馬鬱蘭與百里香，攪入溫和的沐浴精中，在放熱水時加入沐浴精。

● 調製亞麻籽糊劑，使用45毫升亞麻籽與各5滴的杜松、芥末、野馬鬱蘭、松樹、迷迭香或百里香。塗後至少等10分鐘再清洗掉，一天塗數次，應該會立即見效。

● 塗完糊劑後，調製按摩油。將上述其中任何一種精油6滴加入10毫升的杏仁油中，並加入2滴小麥胚芽油。

❖其他治療方式

● 務必躺在床上休息數天。在膝蓋下放個大墊子，讓背部不必出力。

● 穿著保暖的衣物，保持背部暖和。剪開舊的羊毛衫或開什米爾毛衣的領口，套在背部。

肌肉痠痛(muscular pains)

　　肌肉痠痛的原因形形色色——流行性感冒、風濕、腹瀉或生病，站太久或坐太久，運動過多或不足。一旦發現原因，應向適當的醫療機構尋求更深入的治療。

❖芳香療法的治療

● 白珠樹可改善風濕性肌肉痠痛。洗澡水中加5滴的白珠樹，之後用混合4至5滴的白珠樹、1至2滴的小麥胚芽油與10毫升的大豆油做按摩。

● 迷迭香適用於運動過度引起的肌肉痠痛，以同樣的方式使用。茴香、松樹與百里香也有效。

風濕（rheumatism）

風濕是指肌肉與關節僵硬、發炎、疼痛的籠統用語，罹患的部位是在關節周圍與關節上的柔軟組織、韌帶、肌腱與肌肉。外行人比醫界人士更常用此名詞，他們用以涵蓋許多明確的疾病，例如關節炎、粘液囊炎與纖維變性等。

❖芳香療法的治療

● 10毫升大豆油加2滴的白千層油，按摩患部；10毫升大豆油加1滴松樹油與1滴檸檬或杜松油也很有效。

● 古老的藥方建議使用迷迭香糊劑治療風濕。混合100克亞麻籽與10滴迷迭香油敷在患部，用毛巾蓋住糊劑，盡量保持熱度，敷10分鐘。每天敷兩次，連續敷數天直到略為好轉，之後繼續每天敷一次。

（亦參閱歐芹、加拿大香脂樅、塔魯香脂、胡蘿蔔、香茅、丁香、芫荽、欖香脂、尤加利、薑、辣根、月桂、薰衣草、圓葉當歸、芥茉、野馬鬱蘭、歐芹、胡椒、玉桂子、鼠尾草、百里香與白珠樹。）

❖其他治療方式

● 飲食是治療風濕疾病的一個要素，尤其缺乏鈣與鎂引起的風濕更是如此，這兩種礦物質是形成潤滑關節之滑液的必需物質。含豐富鈣質的食物包括牛奶與奶製品、綠葉蔬菜、堅果、種籽與豆類。含大量鎂的食物包括堅果、全穀類、深綠色蔬菜與海鮮。

● 注意保暖、穿著暖和的衣物與臥床休息，都是必要的。

關節僵硬（stiffness）

　　關節僵硬可能由許多疾病造成：各種風濕病、情緒問題與壓力、缺乏運動、煙酒、溼冷及老化。關節僵硬也可能是病毒感染的前兆。

❖芳香療法的治療

● 熱水澡中加入白千層、綠花白千層與松樹各2滴，或各3滴的尤加利與迷迭香。先用熱毛巾用力揉搓身體，再以上述精油製成的按摩油按摩僵硬的關節：15毫升的大豆油、3滴小麥胚油、加4滴上述精油。穿上烘熱的浴袍，休息或上床睡10分鐘，以助精油的吸收。

（亦參閱龍腦與冬青。）

❖其他治療方式

● 快走或在游泳池游幾趟，可幫助恢復關節的柔軟度。

㈩皮膚疾病

膿腫與癤（abscesses and boils）

　　膿腫可能發生在全身各個部位，因葡萄球菌或鏈球菌引起。癤則發生在毛囊四週，感染的方式類似，兩者摸起來都會有痛感。癤或膿腫因白血球聚集在發炎部份，吸收入侵者，殺死細菌，以消除感染，因此產生大量的液體，最後會形成膿頭破裂，感染的膿於是流出。

　　膿腫與癤常發生在疲憊、極度疲勞或營養不良時；也常出現在荷爾蒙分泌劇烈變化時，如青春期、生理期與更年期，或是在粉刺、糖尿病與一些血液病症的患者上。如果膿腫或癤過多過大、或長在臉或頸部時，應就醫以免引起敗血症。可用抗生素治療，或是切開膿腫與癤的部位排膿。

　　如是在關節、胸腺處或腹腔膿腫，要立即就醫，切勿等到膿腫或癤爆裂，因為這會引起全身感染。

　　許多精油對此症有效，主要只是因為有抗菌消毒作用而發揮功效。正如膚質的類型不一，引起膿腫與癤的類型與成因也有許多種類，因此必須用各種不同的油試驗。特別有效的有羅勒、洋甘菊、尤加利、天竺葵、杜松、薰衣草、野馬鬱蘭、玫瑰草、快樂鼠尾草、側柏、百里香與冬青。茶樹現在也是知名的靈藥，因為此油能化膿且不影響四周的組織。洋甘菊與快樂鼠尾草是過敏皮膚的最佳用品。

❖芳香療法的治療

（亦參閱秘魯香脂、白松香、廣藿香、檀香與香薄荷。）

- 在開始化膿的膿腫或癤的初期——即使患部只是單純感染而已，先用熱敷，之後在患部輕拍上茶樹精油，接著再用蓖麻油。可讓膿聚集，避免感染擴散。
- 可用局部熱敷，吸出膿液並讓癤或膿腫形成膿頭。用搗碎的亞麻籽或燕麥（參照42～44頁）製成藥膏，敷在患部，等指示的時間過後再洗掉。
- 無論原因何在，即使是暫時的改變飲食，也能有助身體的排毒。斷食一天，只喝礦泉水，之後吃大量的生果與生菜，不要喝酒、茶與咖啡等興奮品，暫時不要吃脂肪與肉食。之後開始吃飯時，加大量的藥草、蒜和洋蔥入飯煮。
- 徹底清潔非常重要，因為感染會擴散，患者一定要使用自己的毛巾，最好要經常清洗並煮過，以防再度感染。在最後一次洗毛巾的水中加入幾滴茶樹消毒。
- 要吸膿時，在水中加一滴選用的精油煮洗臉的毛巾，再用毛巾按在患部，越熱越好。這對臉部的粉刺效果最好。
- 法國人搗碎細葉芹或歐芹塗在癤處。也適用於發炎、瘀傷與微血管破裂。

- 用棉球沾精油，塗在癤或膿腫處。
- 可在洗澡水中加幾滴精油。
- 背上的癤可以用綠色黏土面膜治療（參閱44頁），一週塗一至二次。用棉球沾精油——使用杜松、野馬鬱蘭或羅勒，一天塗三次。
- 因植物的刺、指頭疽（whitlow）等引起膿腫時，用600毫升的水煮15毫升的海鹽，加蓋待水冷卻到可忍受的溫度。同時用洋甘菊、野馬鬱蘭或茶樹，盡量清潔患部。將患部浸在水中，越久越好，之後用精油清潔，再敷上攪入一滴同樣精油的厚厚的黏土膏（參照44頁）。同樣也是敷得越久越好，因爲這有助膿等毒物排出。之後用開水洗掉，最後再擦上精油。
- 將新鮮的橄欖切半，放在烤箱中熱一下。趁熱還有水份時，將橄欖切口處貼在膿腫的地方，越熱越好。熱度加上橄欖的功效，或許只靠橄欖的黏度，就足以吸膿。

粉刺／痤瘡（acne）

　　粉刺是常見的皮膚病，因皮脂腺分泌過多的油脂所致，尤其常長在臉部、胸部與背部。通常發生在青春期或更年期，因荷爾蒙失調引起。過度的油脂阻塞毛孔，經常形成黑頭粉刺，若是細菌感染，則會演變成斑點或癤。粉刺可能很輕微，許多女性在月經來潮前會長小顆的青春痘；也可能很嚴重，引起膿疱或癤，留下疤痕，使毛孔變大。

　　壓力與焦慮也是長粉刺的一個原因，許多青少年與青年尤其會因此長痘痘。治療粉刺時，要注重飲食、運動、新鮮的空氣與清潔。

　　精油對於粉刺的治療也有大用。以下建議的精油在我二十六年的治療經驗中一直是粉刺的剋星，但舉例來說，若是使用薰衣草一個月後仍無效，就應試試另一種精油是否較適合你的皮膚。

當然也必須考慮精油的來源，檢驗品質是否精純，也許可以試試新的購買來源或供應商。一旦開始使用一種精油後，無論在清潔、三溫暖、泡澡或糊劑等任何方面，最好一直使用同種精油。

用精油治療粉刺的過程緩慢，無法期待立即見效，或許會花上一年，但將得到健康的肌膚。

❖芳香療法的治療

● 用新鮮的洋甘菊、細葉芹或玫瑰花瓣泡藥草茶，這些藥草都有美膚的作用。要消除常伴隨並會引起粉刺的壓力，可喝橙的花朵與葉泡製的茶，這兩者都是天然的抗菌劑與鎮靜劑。

● 務必要小心翼翼地清潔。粉刺皮膚非常敏感，一開始就必須像照顧嬰兒皮膚般地謹慎，以無香精、酸鹼值平衡的肥皂，用溫水輕洗，再用冷水洗淨。將一枝新鮮的百里香放入600毫升的水中滾煮，再浸泡5分鐘，製成收斂水。冷卻後加一點檸檬汁，以此清潔皮膚，一天洗兩、三次。不妨使用各一撮的薄荷與香薄荷，作為刺激性的收斂劑；或是使用各一撮的新鮮細葉芹、迷迭香與香薄荷。細葉芹具有天然溫和的抗菌作用。

● 清潔後早晚使用精油，不要怕在油質的皮膚上塗抹精油，這些天然的精油含有對油脂產生功效的物質，會立即吸收油脂。應將精油儲存在深色的玻璃瓶中。對粉刺有良效的精油有穗狀花序薰衣草、金盞菊、洋甘菊、杜松、薰衣草、薄荷、沒藥、香桃木、橙花、玫瑰草、廣藿香、苦橙葉、茶樹與百里香。

● 若為正常皮膚，混合25毫升大豆油、25毫升杏仁油、6滴小麥胚芽油與10滴以上自選的精油。

● 這些油要塗兩次，等到第一次的油吸收後，再塗第二層：此時併用熱敷布——熱水浸過的紗布，幫助皮膚吸收。

● 有粉刺的男士刮鬍子時必須非常小心。絕對不可用電動刮鬍刀，要用刀片式的刮鬍刀。這些刀片每用過一次即換，這雖所費不貲，但可避免粉刺或膿疱割破後再度感染。像過去的理髮

師一般，可在臉上敷蓋加幾滴精油的濕熱毛巾。之後再用上述正常皮膚用的臉部保養油代替刮鬍水，可使用較有陽剛味的薰衣草或茶樹油。

● 純精油可以直接擦在癤或膿腫上，但絕對不要擦在別處。晚上清潔後，用棉花球沾精油塗在患部，持續擦到癤完全消失為止。

● 每週做三、四次的蒸臉（參照41頁），使用各一滴的薰衣草、洋甘菊與苦橙葉，或2至3滴的茶樹或薰衣草。

❖其他治療方式

● 飲食要均衡，因為飲食不均衡會使得粉刺惡化，舉例而言，如果飲食含過多的糖，會促進細菌生長。攝取含豐富維他命A、B$_6$、B$_{12}$、E與F的食物，並吃大量的新鮮蔬果。大蒜與洋蔥有殺菌作用，芹菜有清血的作用，這些蔬果要多吃。

● 除了巧克力與甜食外，也需禁吃豬肉、羊肉等油脂多的肉類。不要喝有興奮作用的茶、咖啡與酒，改喝礦泉水、稀釋的果汁與藥草茶。

● 如果愛吃甜食，改吃乾杏仁（含鎂）、胡桃、南瓜子與葵花子。

● 多做運動，尤其是戶外運動。陽光非常有益，但不會產生治療效果。

老化皮膚（ageing skin）

身體老化使細胞分裂減緩，老化的情形因人而異，並受到許多外在因素的影響。對皮膚而言，細胞分裂減緩意味著皮膚的各器官運作功效減低。讓皮膚有豐潤輪廓、柔軟、結實的膠原蛋白質與彈性纖維的內真皮組織開始產生變化，鬆弛下來，失去豐潤而形成皺紋。皮膚細胞的外膚——表皮層，也因為變薄而產生乾

燥、無生命力的老化皮膚外觀。

自然的老化過程無法避免，但精油比大多數的保養品更能減緩老化的作用。只要使用得當，精油能促進皮膚細胞更有效地再生，有助於皮膚滑潤，保持彈性，較不易起皺紋。

❖老化的因素

● 飲食是最重要的，你吃的食物會影響身體器官的活動方式。適當的養份使得器官的功能更佳，讓皮膚直接獲益。對皮膚而言，飲食中的主要殺手就是過量的酒、茶與咖啡，這些飲料都有利尿作用，具興奮刺激作用。

● 如同吸煙，疾病與強烈的藥物也會影響皮膚。

● 陽光也是促使皮膚提早老化的一大因素。紫外線會使皮膚的膠原蛋白質與水份流失，產生皺紋並讓皮膚變得粗糙。無論在佛羅里達游泳或在阿爾卑斯山滑雪，一定要避免讓臉曬到陽光。紫外線燈也會傷害及老化皮膚。

● 冷暖氣會讓某些類型皮膚乾燥，因為大多數的房間通風不足。由於臉部的皮膚無論室內或室外，都一直暴露在外，因此必須非常小心呵護。

● 新鮮的空氣與適度的運動有利於循環，進而有益於皮膚，但運動過度，却反而有害無益。例如許多運動員與芭蕾舞者，在很年輕時就開始老化，就是因為耗損了大量包括皮膚之全身各部分所需的礦物質以及其他養份。

● 壓力也是加速自然老化的因素，在產生重大情緒變化時，如親人好友的過世或離婚，也會讓皮膚老化。

❖芳香療法的治療

● 適量地吃均衡的健康食品，喝大量的礦泉水與藥草茶，如此有助於減少日曬、風吹、冷暖氣所引起的水份流失。

● 儘可能放鬆，儘量不要擔心操煩，喝含天然鎮靜成份的藥草

茶,諸如甜橙花與橙葉汁等。

● 將精油按摩進皮膚。精油有益肌膚,而實際的按摩具有良效,能促進循環、改善皮膚的狀態。

● 使用50毫升杏仁油或榛果油(適合敏感皮膚)、或小麥胚芽油作為基礎油。加入8滴你選用的精油,可供六週之需,貯存在深色的瓶子內,早晚使用。以下的油供你參考:

乾性皮膚使用玫瑰或白松香

乾斑使用胡蘿葡籽

皺紋先使用迷迭香,再用玫瑰或白松香

黑頭粉刺使用杜松或橙花

微血管破裂用玫瑰或雪松,並以金縷梅敷布敷面

● 每週敷面一次,有助於改善老化皮膚。混合30毫升蜂蜜與10滴選用的精油,以小木匙塗敷在臉上,十分鐘後再用溫水洗掉,之後擦上一些金縷梅純露或玫瑰純露。若是敷面一次後皮膚還是顯得很乾,就再敷一次。

(亦參閱甜橙、玫瑰草、天竺薄荷及玫瑰。)

禿頭(alopecia)

禿頭是掉頭髮的醫學名詞,可能是掉一部份或全面掉髮。若是局部小面積禿髮,稱為斑禿(alopecia areata);若是整頭,稱為全部禿髮(alopecia totalis)。禿髮症包括男性類型禿髮,男性方面之導因通常是遺傳或因年齡變化;女性可能因為上年紀而禿髮或頭髮稀疏,但也可能發生在懷孕與更年期等荷爾蒙大幅變化的期間。

許多疾病,例如傷寒與重症的治療(化學治療與放射線治療)、飲食不均衡或營養不良都會引起掉髮。壓力也可能是導致禿髮的因素,但發生在女性更常見的因素是頭髮保養不當——經常染髮、漂白、燙髮等。

　　某些掉髮者破損的皮膚上會結痂與結疤，結疤的皮膚上將無法再長出新髮。

❖芳香療法的治療

● 按摩是治療禿髮的有效方法，能刺激皮膚以及皮下的頭髮毛囊。參閱以下的按摩油。

● 在頭皮上按摩蕁麻或水田芥(watercress)的濃汁，有助於維持並促進頭髮的生長。以下為古老的法國配方：用500毫升的水煮60毫升的蕁麻葉，滾7分鐘，之後再用小火慢煮20分鐘。過濾後倒入瓶中，再加入45毫升的蘋果醋。用一些此熬汁按摩頭皮，每天兩次。

玉桂子按摩油

　　20毫升椰子油，加熱
　　3滴小麥胚芽油
　　6滴玉桂子油

　　將這些精油混合，用一些混合油按摩頭皮，每週數次。

辣根按摩油

　　辣根是頭髮最重要的油，在剛開始掉髮時，就必須立即使用。假如找不到辣根油，可用辣根的根部汁代替。

　　40毫升葡萄籽油
　　10毫升大豆油
　　2滴小麥胚芽油
　　15滴辣根油

　　將這些油混合，擦在頭皮上，輕輕按摩。數小時後再用極溫和的洗髮精洗掉。

快樂鼠尾草按摩油

快樂鼠尾草乳液與按摩油除了能使頭髮再生外，也可預防頭髮出油與頭皮屑，有助於改善禿頭與一般的掉髮。

20毫升大豆油
5滴快樂鼠尾草油
5滴蘭姆酒

將這些精油混合，每週擦兩次並充份按摩。如果有可能，讓精油留一晚，早上再洗掉。
（亦參閱洋甘菊與龍艾。）

❖其他治療方式

- 預防掉髮及剛開始掉髮就加以控制的方式就是食療。多吃含維生素與礦物質的食物，這些食物有益頭髮、微血管與循環系統。茶與咖啡等含興奮劑的飲品要少喝，喝香薄荷、百里香、薄荷、酸橘（橘葉）、香蜂草等具鎮靜作用的藥草茶。
- 維生素B、C與F也有益於頭髮；鈷與鐵有助於調節循環系統；銅有助於停止掉髮；碘能保護微血管；鎂則是一般的補身品。
- 壓力會助長禿頭的發生，多攝取含有天然鎮定成份─溴的食物，如蘆筍、芹菜、包心菜、瓜類、韭蔥、蘿蔔與葡萄乾。

炭疽(anthrax)

炭疽是羊隻與牛隻患染的疾病，由炭疽桿菌(Bacillum anthracis)引起，但也會傳染人體。患炭疽病動物的肉、皮、毛髮與排泄物中會帶菌，屠夫、獸醫、農民與羊毛工人最容易得病，因為此病是透過皮膚擦傷或咬傷感染，而羊毛工人可能吸入引起支氣管肺炎的細菌。最先出現的症狀通常是皮膚奇癢難忍，接下

來是身上長痤瘡或癤，通是長在臉部或頸部，癤會變硬，中心為紅紫、內部聚膿。許多癤可能會引發嚴重的症狀，如虛弱、噁心、高燒，患部也可能會擴大成環狀。

　　人類的炭疽極罕見，但動物會爆發個別的炭疽病。凡可能接觸感染炭疽病動物的人都應採取防護措施，假如懷疑得病，應立即求診。農場工人可取得預防疫苗，一旦發病，可以用大量的抗生素治療。

❖芳香療法的治療

● 凡接觸病畜的人應在接觸後徹底清潔雙手，使用15滴的茶樹、百里香或天竺葵油，摻入600毫升蒸餾水洗手。

香港腳(athlete's foot)

　　為腳部的黴菌感染，醫學名詞是足癬(Tinea pedis)。屬於一種癬，使得腳趾間長出水泡、鱗屑，奇癢無比。腳趾甲也可能受到感染，變得龜裂失去顏色。非常容易傳染，在健身房、游泳池的更衣室與浴室就可能受傳染，香港腳黴菌最愛在這些潮溼環境中孳生。在家中，患者必須使用自己的毛巾，穿戴有防護作用的鞋襪。

❖芳香療法的治療

● 前往可能傳染足癬的地方前與離去之後，在腳上塗擦茶樹或天竺葵精油。
● 治療香港腳，混合10毫升大豆油以及各兩滴的小麥胚芽油、茶樹與天竺葵精油，每天擦在趾間及趾甲四週。
● 加5滴茶樹或快樂鼠尾草在一大盆鹽水中用以泡腳，至少泡10分鐘，之後徹底擦乾。
（亦參閱檸檬香茅。）

❖其他治療方式

- 出汗的腳最容易受黴菌感染。包在尼龍襪中的腳較易出汗，助長黴菌孳生，請選擇穿棉襪或盡量穿露趾的涼鞋。每天換襪子，徹底清洗乾淨。
- 含豐富維生素A的食物是維持皮膚整體健康之所需。這些食物包括杏桃、油魚、黃色與深綠色的蔬果。

褥瘡(bedsores)

又名壓瘡，是指造成潰瘍的痛處，發生在身上經常受壓迫或受刺激的部位。常見於臥床病人的臀部、腳踝與手肘上。

❖芳香療法的治療

- 這些褥瘡是由於血液供應不到皮膚而產生，老年人尤其常見，因為他們本身的供血量本來就已不足。基本解決方式是按摩，按摩有助於血液循環。按摩油使用洋甘菊、天竺葵、廣藿香精油尤佳。

按摩油

這些油應在長褥瘡前後使用。

20毫升的蓖麻油
4滴的小麥胚芽油
3滴洋甘菊或天竺葵精油

❖其他治療方式

- 經常為病人翻身可預防褥瘡。
- 皮膚要保持清潔乾燥，並使用有防護效果的軟墊。

水泡(blisters)

水泡是皮膚下因積存液體而腫起的部位，此液體爲血清，即血液中的液態部分。水泡可能是受傷、燒傷、曬傷、擦傷（穿新鞋或未適應的手部勞動）或蚊蟲咬傷所致，也可能是濕疹、膿疱病、泡疹或水痘所引起。水泡破裂時，破皮外露的組織可能被感染，因此必須隨時保持乾淨。

按照治療灼傷或刀傷與創傷的方式醫治。

灼傷(burns)

灼傷是由乾熱（如火、電、陽光）以及溼熱或燙傷（如滾水與蒸汽）引起。皮膚的表面受傷，嚴重者當神經末稍仍完整時會痛楚不堪。除了十分輕微的症狀以外，所有的灼傷都需要立即接受專業的醫護。在送醫途中，可用清潔的生理食鹽水敷蓋在傷處。

由於具天然抗菌與抗病毒的成份，精油對治療輕微灼傷或者皮膚受損均助益良多。精油不僅能減少感染的機會，也會刺激新皮膚的再生。理想的精油有安息香、尤加利、薰衣草、廣藿香與快樂鼠尾草。

（亦參閱穗狀花序薰衣草、白松香、天竺葵、香薄荷、與茶樹油。）

❖芳香療法的治療

● 輕微灼傷時，立即在傷口上直接擦純薰衣草油，再用溼的敷布覆蓋。最好用紗布或平紗細布，保持讓皮膚呼吸，絕對不要使用具黏性的紗布或膠布。每四小時擦一次，直到好轉。

● 如同浸冷水，浸馬鈴薯汁或胡蘿蔔汁亦是良好的代用品。

橘皮症（cellulite）

橘皮症是荷爾蒙變化引起的，必然出現的特徵是雌激素增加，使得體內組織的水份屯積不散。肥胖細胞夾雜著水份，用手捏皮膚會出現「橘皮」的外觀，摸起來不平順而有疙瘩，故稱之。通常出現在臀部、大腿與髖部，但也會出現在腹部、手臂，甚至是頸背。

橘皮症在英國僅被視爲「有礙觀瞻」的問題，法國醫師卻將橘皮症當作需治療的疾病。一位研究人員巴萊奇醫師認爲原因是內分泌腺失調，卵巢產生過多的卵胞素或動情素，青春期、懷孕或更年期是此種失調達到最高峰之際，此時身體將極力適應此變化。失調也可能發生在每月排卵期與月經時。

消化問題也是造成橘皮症的一大因素。吸收能力差的女性、吃得太快，或沒有好好咀嚼食物的人，都可能會產生橘皮症。便秘也是一個原因，排泄不良意味著廢物及體內正常新陳代謝的副產物積存，不能有效地釋出。

其他的因素有神經性病症與姿勢不良。長期壓力不僅影響消化、吸收與排泄，也可能造成患者失眠、不安與姿勢不良。姿勢不良會引起循環不良，導致諸如腳踝、腿與髖部等多處產生橘皮症。扁平足也會造成橘皮症。

避孕丸、疾病時服藥過多與吸煙也都會引起橘皮症。抽煙尤其會破壞維生素C與生物類黃酮的組織，而此二元素是構成健康膠原蛋白的必要成份，膠原蛋白又是結締組織的主要成份（結締組織支持肌肉、皮膚與循環系統的血管）。尼古丁亦會干擾循環，使細胞的交換速度遞降。橘皮症的狀態一旦形成，通常都是永久性了。

❖芳香療法的治療

● 要泡製富含維生素C與檸檬酸的茶，將洗淨的檸檬用500毫升

的水煮滾，浸一晚後再加檸檬汁，每天早上喝。將約20克的生菜與10克的新鮮細菜芹（有益循環的藥草）泡在500毫升的水中，製成利尿茶。

● 喝礦泉水、稀釋的果汁、鼠尾草或小茴香等的藥草茶，不要喝一般的茶、咖啡、酒精，這些飲料雖有利尿作用，但却會使橘皮症惡化。

● 用精油泡澡也是好方法，但務必是溫水澡而非熱水澡。先用絲瓜布搓揉皮膚促進血液環循，再加各2滴的絲柏、薰衣草與檸檬油入水中泡澡，最後用冷水沖澡。混合10毫升大豆油、2滴小麥胚芽油、7滴絲柏，塗抹患部。

● 用油按摩也有效果。一開始輕輕按摩皮膚與皮下組織，之後可以揉捏的方式用力按摩患部。

❖其他治療方式

● 持續規律地運動以促進血液循環與心肺功能，讓怠惰的身體活躍，有助排除細胞廢物。橘皮症大多出現在整天坐著不動的人身上。游泳、快走、舞蹈、騎單車，都是極佳的預防運動。

● 若是壓力大，不妨學習靜坐或深層放鬆技巧，以這種練習奠定抵抗橘皮症之生活方式的基礎。

● 飲食均衡也同樣地重要，每隔數月進行一次吃生菜水果的排毒清腸飲食。細嚼慢嚥有助於消化、吸收與排除廢物，避免吃諸如火腿醃肉等鹹味與煙燻食品、糖以及糖製的碳水化合物，這些食物都會使得水份積存體內。麥麩是有益於水份排除的重要食品，芹菜也有此良效，芹菜可以與胡蘿蔔、黃瓜或蘋果混合食用。一位法國醫師讓病人每隔幾個月就進行一次為期二十天的吃鳳梨、喝鳳梨汁的療法。我雖然不建議任何人進行這麼久的食療，但不妨嘗試幾天。128頁的芫荽湯效果也不錯。

● 眾所周知的解毒元素包括能強化循環系統的維生素與生物類黃酮，因此要多攝食含這兩種成份的食物。維生素E對循環系統

有刺激作用，只需將一些小麥胚芽灑在燕麥粥或優酪乳上，即成維生素E豐富的食品。

● 甲狀腺的主要功能是控制人體燃燒氧氣與食物以產生能量的速度。甲狀腺產生的荷爾蒙是由碘化合物所形成，通常來自於鹹水魚、一些穀類與蔬菜等食物，每天服用一些海草藥片可補充碘，假如這種藥片讓你無法成眠，可以在洗澡水中溶幾片以代替。蒜也是碘豐富的來源。

凍瘡 (chilblains)

凍瘡是指皮膚變紫紅色並伴隨腫脹。受凍的身體部位會長凍瘡，尤其是腳趾、手指與腳背。兒童冬季時腳部尤其容易長凍瘡，血液的循環不良也是原因之一。

❖芳香療法的治療

● 充分按摩使患部發熱，檸檬汁是良好的按摩液，能同時消毒與刺激。

● 芹菜水也是凍瘡的療方（參考110頁），吃芹菜也有幫助。

● 步行後腳發冷，或鞋子所引起之不適，可用10毫升的葡萄籽油加6滴茶樹油按摩腳部。

● 直接用純茶樹油按摩患部。

❖其他治療方式

● 天冷時自己與幼童的穿著一定要保暖，穿戴有內襯的靴子、厚褲子與質佳的手套。

● 冬天時保持手腳乾爽可預防凍瘡。

皮膚乾裂 (cracked skin)

許多人手腳皮膚容易乾裂，尤其冬季因凍傷更容易乾裂，可能極疼痛，外觀不好看。乾裂的皮膚也有可能是由乾癬所引起。

❖芳香療法的治療

● 以10毫升能略發熱的蓖麻油與兩、三滴小麥胚芽油，混合4滴茶樹油或沒藥。在手腳上厚厚地塗一層，用紗布包裹至少兩層，手再穿戴棉布手套。晚間仔細塗抹，早上則較簡略地。連續一個星期以上，直至症狀真正改善。

● 假如沒有以上精油，不妨使用洋甘菊花。利雙層蒸煮法（用兩個鍋子或在鍋中放個碗隔水加熱），在內容器中放入滿滿一大匙洋甘菊花、100毫升杏仁油與10毫升蓖麻油，小火慢煮1小時。冷卻後將花朵濾去，剩下油。將手浸在此油中至少20分鐘，也可以泡腳，但份量要加倍或三倍，浸泡越久效果越好。

● 參閱394頁的塔魯香脂治療方式。

（亦參閱天竺葵與檀香木。）

刀傷與創傷(cuts and wounds)

大多數的刀傷與創傷不需要繁瑣的醫療處理，除非受到感染或是被不清潔或生鐵鏽的物品所傷，或者傷口明顯較深、大量流血，這些情況下便應該就醫。

皮膚本身有驚人的自癒能力。血液產生的凝血因子，能在兩小時內癒合傷口，之後結疤至完成癒合。傷口大多不會留下永久的疤痕。

精油可幫傷口消毒，減少感染的機會，精油也會刺激新皮膚細胞的再生，促進傷口治癒。大部份的精油有抗菌的作用，因此任何精油都有益於小傷的治療。

如果在野外刺到手指或割傷身體的任何一部份，務必記住綠葉的葉綠素便是天然的抗菌劑。使用月桂（食用月桂）葉、馬鬱

蘭、歐芹、迷迭香或百里香搗碎的葉可止血、預防感染，尤以牛膝草最有效。

❖芳香療法的治療

● 小心清洗刀傷或創傷，由內向外擦拭傷口，每次都需使用乾淨的棉花。在水中各加一滴尤加利、天竺葵、快樂鼠尾草或茶樹精油，可清潔傷口，降低感染的機會。

● 另一種良好的清潔傷口用品是加了海鹽的開水，並在水中加一滴上述的任何一種精油，之後妥為包紮。如果傷口很深，每隔兩小時換一次包紮，用棉花沾海鹽水擦拭傷口。

● 檸檬汁也是簡便的傷口消毒用品，但使用時會有刺痛感。

● 如果手邊沒有精油，可以用含葉綠素的綠葉做小傷口的消毒，如新鮮牛膝草或迷迭香的糊劑，就是清潔與治療的良藥。

● 洋甘菊、尤加利、天竺葵、薰衣草、玫瑰草有助於治療；而洋甘菊、天竺葵與胡椒能有效促進傷口的結痂。這些藥草均有助於手術後結痂或傷口縫合的後期階段癒合，而玫瑰尤其對臉部最有效。

● 痂疤開始形成時任它自行乾化，絕對不要硬摳掉。每天清潔兩次結疤的部份，使用金盞菊最佳，但金盞菊的油難以取得，而金盞菊花的浸汁便是絕佳的代用品。在冷霜中加幾滴極濃的浸汁，按時塗擦益於結痂，預防留下疤痕。

（亦參閱安息香、天竺葵、香薄荷。）

頭皮屑(dandruff)

頭皮屑是常見的問題，是頭皮上死亡皮膚的鱗片掉落所致。原因出在頭皮的皮脂腺，油性皮膚或皮脂腺分泌過旺的人最容易產生頭皮屑。這種情況有如禿髮，可能與情緒低落、荷爾蒙不平衡、飲食習慣不良、頭髮過度使用化學藥劑，以致於對化學藥劑

產生過敏反應有關。

芳香精油對於治療許多種頭髮問題非常有效，有些精油對頭皮屑尤其有用。

❖芳香療法的治療

● 晚間或洗髮前兩小時，混合2滴天竺葵精油與10毫升葡萄籽油或大豆油，按摩入頭髮。

● 用新鮮或乾燥的百里香或迷迭香泡成濃藥茶，浸泡10分鐘。藥茶冷卻過濾後，揉搓在頭皮上，在兩次洗頭間按摩。藥茶中也加入1／4顆檸檬汁，檸檬有收歛作用，有助於改善頭皮屑及皮脂分泌過多。

● 如果問題是出在頭皮與頭髮過乾，可用椰子油按摩頭皮。椰子油不會過油且容易清洗。椰子油為結晶狀，使用前要加熱。挖出10毫升加熱成液體，金髮者加入各一滴的洋甘菊與檸檬油；深髮色者加入各一滴的天竺葵油與依蘭油。按摩頭皮5分鐘，再用熱毛巾包裹20分鐘，之後洗淨。

你也可以摻入一顆月見草油膠囊，這種油富含維生素E。
（亦參閱雪松與快樂鼠尾草。）

❖其他治療方式

● 太強效的洗髮精反而會引起更嚴重的頭皮屑，若是容易產生頭皮屑的髮質，宜選擇最溫和的洗髮精，徹底洗淨。

● 用過熱吹風機吹乾頭髮也會引起頭皮屑，盡可能讓頭髮自然乾。

皮膚炎(dermatitis)

皮膚炎幾乎是濕疹同義詞的皮膚病，都有發炎的特徵，會腫脹、發紅、發癢，產生水泡與流出膿水的痂。皮膚通常會變厚、

剝落，斑塊的膚色異於正常的皮膚。

多種皮膚炎與遺傳的過敏體質有關，例如對乳製品或麩質等食物過敏；接觸過敏─乃是因為皮膚對經手的物品產生過敏反應所致，這些物品可能是工業物質、清潔劑、刮鬍泡沫或抑汗劑。最早發現與最常見的一種皮膚炎是尿布疹，為嬰兒對尿酸的過敏反應。皮膚炎與濕疹第一次出現後，在情緒壓力期間或過份勞累或精疲力竭下會惡化。

❖芳香療法的治療

- 皮膚炎與濕疹均會引起皮膚發熱、發癢及乾燥，一般藥房有多種藥水有助於改善症狀，如爐甘石(calamine)等。雖然有些精油可能有用，但大多數類型的濕疹與皮膚炎不適合使用精油，需事先了解。用冷卻的濃洋甘菊汁塗在患部；或混合2滴洋甘菊油、1滴胡蘿蔔油、15毫升杏仁油與5滴小麥胚芽油，這兩種是少數適用的精油。

- 其他有助改善症狀的精油有：穗狀花序薰衣草、雪松與綠花白千層。

- 手部發生接觸過敏時，在洗完手後擦上金盞菊藥茶。另一種古怪的治療方式是用煮過的研磨咖啡，待冷卻後用咖啡搓手。雖然古怪，但的確有舒緩作用，所費又便宜。

- 用噴霧瓶裝溫礦泉水噴臉部有鎮靜的作用。礦泉水可用洋甘菊浸汁或金盞菊浸汁代替。

- 手和頸部的皮膚炎，是糙皮病這種營養不良疾病的明顯症狀特徵，因維生素B_3、菸鹼酸、菸草酸缺乏所引起，這種疾病常見於以玉米為主食、食物中缺乏蛋白質的人身上。這種皮膚炎要敷用浸泡馬鞭草或百里香茶的敷布，或敷用混合5毫升蓖麻油、3滴小麥胚芽油與一滴白松香或乳香的油。

（亦參閱薰衣草、沒藥、橙與胡椒。）

❖其他治療方式

● 首要之務是找出引起皮膚炎或濕疹的原因。如果起因於壓力，
  儘可能解決；如果是接觸性，避免接觸可疑的物品，例如洗碗
  時戴手套等。就醫進行更詳盡的醫療檢查，找出眞正原因。
● 吃含硫等豐富礦物質與維生素的食物：朝鮮薊、生菜、黃瓜、
  塊根芹、蘿蔔、水田芥與堅果。熟乾酪、小奶油乾酪、優格、
  堅果以及葡萄、葡萄柚與鳳梨等水果，也有助益。

濕疹（eczema）

也稱爲皮膚炎。濕疹的形態有數種，但都與發炎、腫脹、發
疹、發癢有關。

接觸性濕疹即是接觸性皮膚炎，是指皮膚對刺激物產生的過
敏。遺傳性濕疹，這種皮膚炎見於家族有氣喘或花粉過敏等其他
疾病的人，尤常發生在嬰兒與幼童身上。壓力與疲倦會引起濕疹
或讓濕疹惡化。有用的療方包括安息香、雪松、洋甘菊、天竺
葵、杜松、橙、野馬鬱蘭、天竺薄荷、玫瑰、鼠尾草與檀香木。
參照皮膚炎建議的治療方式。

毛囊炎（folliculitis）

毛囊炎類似膿疱病，不同的是感染處在毛囊，而不是在皮膚
表面。葡萄球菌或鏈球菌穿透皮膚到達深層部份，通常是透過毛
囊口進入，之後毛囊立即一個個被傳染。毛囊的四週發炎、一觸
即痛，甚至會出膿。

有時是因除毛器具不乾淨而傳染，假如你需要除毛，務必到
有信譽的專業業者處除毛，使用過的器具與針頭務必妥善消毒。
這方面的美容業者尤其必須注重衛生。

參閱膿腫與癤的說明來治療毛囊炎。每次洗臉時使用浸含數
滴茶樹油溫水的棉花擦洗。

凍傷(frostbite)

　　凍傷是鼻尖、耳垂、臉頰與下巴的皮膚與皮下組織受損，因長期暴露在低溫下所致。手腳對低溫非常敏感，即使戴手套、穿靴子也無法改善。靠近外界低溫的表皮血管收縮後，使這部份的血流減少，之後症狀是劇痛，接著是麻痺，皮膚變白變硬。如果不立即採取行動，嚴重的凍傷會演變成壞疽，到最後需要截肢。

　　二次大戰間因為飛行員在高空飛行時雙手凍僵，士兵因為雙腳過度暴露於溼冷處而罹患戰壕腳，醫學界因而從他們的經歷對凍傷多所了解。以前認為用雪按摩皮膚有用，而今已遭推翻，研究發現，按摩這些幾近乾裂的皮膚反而會引起壞疽。現在治療凍傷的方法是先將病患移到冷的房間，讓凍傷處慢慢解凍，以增加皮膚溫度的方式治療，任何急速增加皮膚溫度的方式都會造成皮膚細胞與炭疽組織壞死。

❖芳香療法的治療

● 許多種精油都有益於血液循環，可作為按摩油，主要是松科植物油，諸如松樹與絲柏油。塔魯香脂、薰衣草與穗狀花序薰衣草也都有效。直接在患部的皮膚斑塊上輕輕塗抹薰衣草，有助於減輕凍傷的疼痛。

● 如果逢下雪時需要外出，前一晚用幾滴松樹油與葡萄籽油混合按摩雙腳。

● 用冷霜混合一滴以上選用的精油擦在凍傷處，並將傷處包好保暖。

凍傷與皮膚乾裂的治療

用熱水將塔魯香脂溫熱。

10毫升杏仁油

2滴塔魯香脂
2滴洋甘菊油

　　混合上述的油輕輕塗在患部，一天三次直到好轉，之後每天塗一次，直到完全痊癒。穿上棉襪及棉手套，或用紗布保護保暖。

● 凍傷後，每天塗一些塔魯香脂、金盞菊、薰衣草或醒目薰衣草，連續塗數週。

（亦參閱安息香與天竺葵。）

❖其他治療方式

● 喝有興奮作用的飲品，如在紅酒中加入一些肉桂、丁香與蜂蜜加熱。

頭髮問題（hair problems）

　　提到頭髮，多數人只想到髮色、髮質或髮型，而忽略了頭髮可保護頭皮不受溫度極端變化的傷害，並能控制體熱從頭部發散。頭皮的毛囊可長出100,000根左右的頭髮，以一個月1公分左右的速度生長，但因人略有差異。

　　就許多方面而言，頭髮類似於皮膚，因為頭髮亦反映了體內的健康。每根頭髮都由稱為角蛋白（keratin）的蛋白質構成，使它堅韌可伸展，角蛋白由毛囊製造。頭髮成長有賴於血液供給充足的氨基酸、維生素A、B、C與E，以及鈣、鋅、鐵、銅等礦物質，供給毛囊營養。身體不好可能會導致頭髮缺乏光澤與活力。

　　頭髮形成時，會儲存決定頭髮顏色的色素分子。病後或情緒陷入極度低潮時，會干擾色素的產生，使得頭髮提早變白，飲食的營養不足也會造成同樣的結果。

　　頭髮是由活體形成，頭髮本身會死亡，掉一根頭髮後，會長出新髮遞補。良好的髮質有賴於良好的健康與豐富的營養補給，

但也與洗燙保養的方式有關。使用不適合的洗髮精與整髮過度會傷及頭髮，產生難梳理與髮尾分叉等許多問題。

必須要了解你的頭髮，判斷出是正常、乾性或油性髮質。每根頭髮旁都有一個皮脂腺分泌皮脂、潤滑頭髮，並添加蛋白質。假如皮脂腺分泌過盛，產生比正常所需的多，頭髮會顯得油膩膩，必須經常洗頭以去除多餘的油脂。此時切勿用高濃度、去油脂的洗髮精，因為這只會刺激皮脂腺產生更多的油以彌補失去的油份。反之如果皮脂腺分泌不足，頭髮會脫水變乾，此時應避免使用吹風機、熱捲髮夾，以及風吹日曬與海水的傷害。大部份非直接由疾病引起的頭髮問題，可以歸咎於燙髮、吹整過度、使用不當的燙髮與染髮劑，與使用洗淨力過強的洗髮精。這些也是構成掉髮或者引起頭皮屑的一大因素，這兩者是最常見的頭髮問題。

精油是極有益的護髮品，因為精油能影響皮脂腺，讓功能正常化。任何髮質使用精油都有良效，同時也能讓髮絲飄香，廣藿香與依蘭尤其香味怡人。

❖芳香療法的治療

● 泡製洋甘菊、蕁麻、迷迭香或快樂鼠尾草浸汁，加入一瓶蓋稀釋洗髮精。用溫水洗頭，最後一次沖洗時用冷蒸餾水或濾淨的水沖淨。

● 油性髮質，在150毫升的溫和洗髮精中加入6滴廣藿香。

● 乾性頭髮每個月做按摩護髮兩次，使用265頁說明的洗髮前護髮油。按摩頭髮數分鐘，再用溫毛巾包住頭，幫助油的滲透，一個小時後再洗。使用不稀釋的溫和洗髮精將潤髮油洗掉之後，金髮用新鮮檸檬汁，深色髮用蘋果醋沖洗，可讓頭髮更好梳理，閃亮動人。缺乏活力或分岔的頭髮，尤其適用這種護髮方式。

（亦參閱月桂、刺柏、雪松、辣根與鼠尾草。）

❖其他治療方式

● 想要擁有一頭健康亮麗的頭髮，必須要有良好的飲食，蛋白質尤其重要，維生素A、B、C也是一樣。但是少年白與禿頭等遺傳因素無法完全由補充養分來預防。

● 良好的清潔衛生也是保持頭髮健康的關鍵。洗髮時，要使用溫和的洗髮精，依個人需要決定洗頭頻率。

● 髮色深者，使用韭蔥水洗頭，能保持自然髮色與光澤。水煮四根中型的韭蔥20分鐘，將韭蔥挑掉，留下汁液。在最後沖洗時使用。

膿疱病（impetigo）

這是有高度傳染性的皮膚病，通常由鏈球菌或葡萄球菌引起，兒童是主要感染群。通常在臉、頭皮與脖子上會出現發炎腫脹的斑塊或斑點，但有時也出現在手和膝蓋上，長水泡後，會結硬痂。搔抓患處後再接觸沒有感染的皮膚，就會傳染到身上其他部位或傳染他人。用抗生素可以治癒，芳香療法也有用。

預防傳染到身體其他部位或傳給他人，必須嚴格遵守衛生習慣。成人忽視膿疱病會使得病情惡化，長癤、潰瘍、結膜炎以及進一步的併發症。頭皮上的膿疱病會引起掉髮。

❖芳香療法的治療

● 有助於改善膿疱病的精油有安息香、金盞菊（對頭皮尤佳）、胡蘿蔔、洋甘菊、廣藿香與茶樹。混合選用的數滴精油、5毫升葡萄籽油、5毫升小麥胚芽油抹在患部，每天一次。

❖其他治療方式

● 維生素A是健康皮膚所需，因此要多吃胡蘿蔔、黃色果肉的水

果、鱈魚或大比目魚肝油。維生素B和C也有益。
● 一天兩次用新鮮的包心菜汁混合酸性肥皂洗臉。
● 古老的民間療法是用蘋果醋塗抹患部,一日至少塗十次,每次都用乾淨的棉片。

黑變病/黑色素沈澱(melanosis)

　　黑變病是皮膚的色素變褐色,可能發生在身體的任何一部份。黑色素是天然的深色素,可使得皮膚、頭髮與眼睛產生顏色。日曬後皮膚變黑以產生保護作用,就是黑色素所致,缺乏黑色素會產生白子。黑變病,皮膚會出現褐色斑塊,造成黑變病的原因很多,可能是太陽曬太多或肝功能不好。許多婦女懷孕或更年期時會產生黑變病,所以這也可能跟荷爾蒙有關。化粧品與香水中所含的佛手柑油也會引起褐斑。

❖芳香療法的治療

● 喝歐芹與細葉芹藥草茶,這些藥茶有褪黑色素斑的效用。
● 直接將藥草茶塗在斑塊上,也可以使用檸檬精油或檸檬汁,兩者都有輕微的漂白的作用。安息香也非常管用。

❖其他治療方式

● 要預防干擾黑色素的正常運作,在烈日下絕對要做好防曬措施。無論日光浴如何有趣,實際上對人體並沒有什麼好處,它更是造成肌膚老化的一大因素。防曬別忘了雙手。
● 多吃含維生素A、E的食物,有益皮膚。

指甲(nails)

　　手指與腳趾甲由角蛋白構成,皮膚細胞中也含有角蛋白,因

此指甲是變種的皮膚組織。一如皮膚,芳香療法對指甲也有助益;也一如皮膚,營養均衡的飲食也有益於指甲,尤其蛋白質與維生素A、E特別重要。

❖芳香療法的治療

● 以10毫升亞麻籽或胡桃油、2滴小麥胚芽油與2滴乳香、白松香或沒藥兩種脂類精油,調製成按摩油。輕輕按摩在各指甲上,每週一次,可強化脆弱的指甲。你也可以進行一個多季或夏季階段的治療:每週按摩兩、三次,連續兩個月。

❖其他治療方式

● 避免使用指甲油與清潔劑,洗碗或使用清潔劑時要戴上手套。

蝨病(pediculosis)

是指頭或身體受到蝨害。人的蝨病有三種:體蝨、頭蝨與陰蝨。所有蝨子都會穿透過皮膚吸血,引起這些部位搔癢,並引起類似膿疱病的感染。近距離的身體接觸會傳染蝨子,如頭蝨在學校的傳染如星火燎原,而陰蝨是透過性交傳染。

❖芳香療法的治療

● 頭蝨可用一種酒精按摩液治療:一小杯的伏特加酒混合10滴的精油,最理想的為天竺葵、杜松或薰衣草。晚上用此按摩頭皮,早上洗掉。用特製的頭蝨梳梳頭,如有必要可重覆做治療。

● 體蝨可從床墊,以及人類和動物之間近距離的傳染。首先用純薰衣草油塗抹全身,之後每天用20毫升伏特加酒與10滴薰衣草、穗狀花序薰衣草或杜松的混合液按摩,直到好轉。將所有的寢具與衣服徹底洗淨。在床墊上灑以精油,再蓋上厚厚的乾

洗床套，保護床墊與你。貓狗蝨以及疥瘡的處理方式也是如此。

● 若要除掉蝨，須將毛髮剪得很短，用以上的純精油直接塗擦，小心不要讓油流入體內。務必經常換穿乾淨的內褲及寢具。

● 要止住傷口的灼熱與搔癢，買品質良好的冷霜，加以上任何一種精油，混合塗在患部。

（亦參閱食用月桂。）

乾癬／牛皮癬（psoriasis）

乾癬是常見的皮膚問題，特徵是有乾燥、易剝落的紅色或粉紅色皮膚斑塊。這些斑塊會出現在身上任何一部份，但最明顯的是在膝蓋與手肘，有時在頭皮與額頭上。傳統醫學使用類固醇治療乾癬，但有時會使得病情惡化，皮膚變得乾裂且受到感染。

詳細的原因至今仍未明，可能是遺傳性，而濕冷與壓力都會使得病情惡化。

雖然乾癬難以治療，但可使用芳香精油予以舒緩。

❖芳香療法的治療

● 臉上的乾癬斑可以擦小麥胚芽油；小麥胚芽油也可以作為臉部清潔油。

● 混合10毫升小麥胚芽油與2至3滴安息香油（或側柏或白千層），早晚擦在皮膚上。假如一開始效果不大，可略增精油用量。若是經過2個月左右仍無改善，不妨試試另一種精油。

● 使用加歐芹與細葉芹的玫瑰純露敷布除去過多的油質。

● 頭皮患乾癬時，混合5毫升蓖麻油、4滴安息香（或側柏或白千層），以及2滴的小麥胚芽油，輕輕按摩頭皮。用溫毛巾包住頭，以助精油的吸收，兩、三小時後再用溫和的洗髮精洗掉（洗髮精可先用洋甘菊稀釋）。絕對不要用吹風機吹乾頭髮，

因爲直接的熱度會刺激病情。

● 洗頭前，用金盞菊花的浸汁加半顆檸檬汁，按摩頭皮（比例爲4朵金盞菊花加600毫升的水）。

（亦參閱金盞菊、檸檬、野馬鬱蘭與百里香。）

❖其他治療

● 如同所有的皮膚病，乾癬可能顯示出更嚴重的痼疾，因此凡任何危害健康的行爲，如吸煙喝酒都必須避免。

● 飲食也十分重要。多吃含豐富維生素A與卵磷脂的食物，減少動物蛋白質與脂肪的攝取。

● 研究顯示維生素E能有效治療乾癬。每天除了服用維生素E膠囊，也必須吃有益的鱈魚油與月見草油膠囊。

● 多吃小麥胚芽，它是維生素B_1與B_2的豐富來源。灑在沙拉、穀物、肉汁與調味汁、甜點與優酪乳上皆宜。

疥瘡(scabies)

　　因微小的疥蟲鑽入表皮下引起的皮膚病。雌蟲在皮膚下產卵，孵三、四天，數週後成蟲，此時開始整個週期。具高度的傳染性，不必近距離的身體接觸即可傳染，舉例而言，常見的一個感染因素被認爲是透過硬幣，因爲鑽入的位置常是在兩指間。時時感到搔癢，晚間最嚴重，亦會引起青春痘感染。

　　傳統醫學的治療是從頭到腳擦上苯甲酸酯的溶液。

❖芳香療法的治療

　　依體蝨的方式治療，請參閱蝨病。

（亦參閱食用月桂。）

帶狀疱疹(shingles)

帶狀疱疹是由與臉部疱疹或生殖器疱疹密切相關的病毒引起。也與引起水痘的病毒有關，唯有長過水痘的人才會罹患帶狀疱疹。由一種病毒感染一部份神經，發燒幾天後，皮膚上沿一組神經的路線起疹子，通常是貫穿身體的一側，從肋骨到腋窩下，一直到達背部（有的也從臉部傳佈至肩膀）。由於是神經受到感染，因此出疹會引起嚴重的神經痛，疼痛難忍，在疹消退後，仍會疼痛一段很長的時期。如果懷疑感染帶狀疱疹，尤其需要止痛時，必須求醫。

疹子是由逐漸乾燥、結疤的小水泡構成。如果長在臉上，水泡可能會留下難看的疤痕，有些帶狀疱疹的水泡長在眼睛附近會損害視力。

❖芳香療法的治療

- 消除皮膚的腫痛，可塗細葉芹與玫瑰或萊姆或菩提花的浸汁。
- 混合15毫升大豆油或葡萄籽油、2滴小麥胚芽油，各2滴的天竺葵、薰衣草、香桃木與迷迭香（或以上任何一種精油數滴均可），每天塗三次。

（亦參閱芫荽與野馬鬱蘭。）

❖其他治療方式

- 穿寬鬆舒適的衣服，服用止痛劑。
- 避免刺激水泡，尤其是臉上的水泡更要小心，不要用強效的肥皂洗臉，也不要使用化粧品。

皮膚問題(skin problems)

皮膚的表皮是由許多層皮膚細胞構成。新的細胞在底層產生，再移向皮膚表面，流失溼度後變得越來越扁，直到死皮剝

落。剝落前的細胞含豐富的角蛋白質，與指甲的構成物質相同，因此十分脆弱而容易剝落。

表皮長在眞皮層上，眞皮層有如襯墊，給予皮膚強度、支撐皮膚，並形成皮膚的輪廓。眞皮層內的結締組織含有排列有序的堅韌膠原纖維網路，並有彈性纖維，給予皮膚彈性，使皮膚有彈性而不僵硬。由於有這些彈性作用，年輕健康的皮膚有能力伸展50%，但其功能隨年齡降低。

許多細小的微血管將氧氣與其他重要養份輸送到皮膚細胞，並帶走有毒的廢物，使得眞皮的養份供應豐富。此外，眞皮層具有完善的神經末稍，將表皮有關氣溫、觸覺與疼痛的訊息傳送到大腦。皮脂腺也位於眞皮層中，直通表皮的毛孔表面。這些皮脂腺產生稱為皮脂的油質，其功能是潤滑皮膚，鎖住細胞內的水份。皮脂腺的活動決定膚質是否正常、呈油性或乾性。

皮膚是具多種不同功能的器官。以水份散熱的流汗方式，在皮膚表面蒸發冷卻溫度，保持身體的恆溫；藉由流汗，皮膚也將毒素或不需要的廢物排出體外。用止汗劑與濃粧阻塞這些通道，使得毒素往內累積，最後可能被迫形成斑點與青春痘。皮膚表面可顯示身體的淨化器官，如肝與腎是否功能正常，若肝腎功能異常，皮膚就成為垃圾場，一旦肝與腎恢復正常，膚質一定會立即改善。

有時濕疹等也是體內疾病或不適的症狀表現，透過這些皮膚症狀，身體可以排除其病症。假如用藥物治療溼疹，失去了這條排除管道，病症會在體內累積，多年後爆發。

皮膚是身體健康的鏡子，膚質受體內的變化影響極大，遠比擦在臉上的面霜還大。因此任何的皮膚問題應視之為顯示健康不如往昔的徵兆，想要獲得成功的治療，必須將全身作通盤的考量。皮膚問題可能是激烈的情緒焦慮、血糖過低或糖尿病所致；或是對溶膠噴劑、抗生素等藥的反應；甚至是對皮膚保養品的反應。

　　飲食是全身健康，尤其是皮膚健康倚賴的要素之一。維生素與皮膚有密切的關係，水泡與嘴角乾裂歸因為維生素B₂（核黃素）不足；維生素C不足會造成壞血病與牙齦疾病；缺乏維生素A會引起皮膚與頭髮乾燥；維生素E近年來一直與皮膚病及乾癬息息相關；許多皮膚疹與濕疹是對某些蛋白質過敏，因此也與飲食有關。

　　事實上，所有皮膚病的治療多少需要某些食療。例如黑頭粉刺、粉刺與輕微皮膚問題，以及青春痘的治療都建議不要攝取肉類、糖份或脂肪，宜吃低脂食物。粉刺就是因為皮膚的皮脂腺活動過於旺盛，可能是因為攝取了堅果、油炸食品、酒類等興奮作用的食品、巧克力、豬肉製品、乳製品與煙草所引起。

　　芳香療法有助於改善許多皮膚問題，但精油用於皮膚時絕對更要審慎處理。精油必須稀釋後再擦，或偶而可直接擦在皮膚上，但必須小心不要觸及眼睛與口鼻內，因為黏膜可能被灼傷，引起發炎、腫脹。
（亦參閱安息香、花梨木、刺柏、白千層、金盞菊、胡蘿蔔、雪松、蓽澄茄、癒創木、白松香、天竺葵、杜松、薰衣草、檸檬香茅、圓葉當歸、沒藥、玫瑰、茶樹、側柏、百里香。）

蚊蟲咬傷(stings and bites)

　　蚊蟲咬傷可能非常疼痛，絕不可忽視。

❖芳香療法的治療

● 蜜蜂螫傷時，刺若留在肉裡，可以用鑷子拔出。之後直接擦一滴純天竺葵或野馬鬱蘭、茶樹、百里香，接著用冷敷止痛。黃蜂螫傷與跳蚤咬傷的治療方式也是如此。
● 蜈蚣或蜘蛛的螫傷可能較嚴重，常會引起流血，因此毒刺所遺留下來的任何物質都必須清洗掉。直接擦上述精油或碘酒，接

著用冷敷止痛。

● 芳香療法的植物與精油可預防蚊蟲的侵擾。買1公升容量的塑膠噴霧瓶，灌滿水，再加5毫升薄荷與樟樹或尤加利與樟樹的混合油，在房間、窗簾四週、窗戶、椅子、地毯角落等所有跳蚤與蟲可能繁殖的地方噴灑。每個房間放一碗加一點這些精油的水。

● 其他可驅蚊蟲的植物與精油有：羅勒、香茅、天竺葵、薰衣草、香桃木、綠花白千層。

曬傷（sunburn）

　　為曝曬在陽光紫外線下引起的皮膚炎。白皙皮膚者的皮膚少有保護的色素，因此比深色皮膚者更容易曬傷。輕微的曬傷引起皮膚發紅、些微不適，繼而使皮膚色素增加；嚴重的曬傷會引起皮膚與組織痛苦地腫脹，起水泡與剝落。

　　眾所周知日光浴會引起皮膚癌，北方國家皮膚癌的問題日益增加，因為有越來越多的人喜愛做日光浴。現代預防陽光紫外線的產品只有表面的功效，唯一的解決方式是盡可能避免直接照射陽光。陽光也會讓皮膚產生皺紋，變得乾裂粗糙。

　　曬傷時，皮膚必須呼吸，因此若要使用任何油類或乳液，必須等曬傷較舒緩後再擦。

❖芳香療法的治療

● 在一杯天然酸奶酪中加兩滴薰衣草油，調製成具舒緩與治療作用的乳液。充分調勻，趁黏稠時塗上，再用棉布覆蓋患部。假如是肩或背曬傷治療，可蓋上T恤。睡覺前擦，早上再擦一次。

❖其他治療方式

● 假如必須做日光浴，宜漸進地曬幾天，穿長袖、戴遮陽帽，使

皮膚緩和地適應。只在陽光下曬短暫的時間,使用有效的防曬品,盡量不要曬最烈的正午陽光。
● 假如已曬傷,將一些馬鈴薯或胡蘿蔔搾汁,擦在患部止痛。

㈩身體的症狀與疾病

疲勞(fatigue)

疲勞或倦怠的形式有許多種,症狀大多很明顯,例如激烈運動後的肌肉疲勞。熬夜或失眠、用腦過度或情緒壓力後的疲勞也可能伴隨著頭痛、無精打采的現象。荷爾蒙變化可能引起疲勞,因此青春期的青少年及懷孕或生理期的女性特別容易疲勞。疲乏、沒有精神是較嚴重的症狀。

❖芳香療法的治療

● 具放鬆效果的精油通常是消除疲勞的療方。混合3至4滴的羅勒、薰衣草、橙花油或苦橙葉油,與10毫升大豆油與2滴小麥胚芽油,用以按摩太陽穴、頸部四週及胸部。你也可以在洗澡水中加入幾滴。
● 因情緒壓力引起的疲勞,可使用柑橘類的精油,如檸檬、橙花、橙、苦橙葉油。最需注意的是用佛手柑要小心,我從來不曾使用佛手柑油擦在皮膚上。用法如前述。
● 因青春期或更年期荷爾蒙變化引起的疲勞,可用洋甘菊、雪松、天竺葵與鼠尾草等精油消除。用法如前述。
(亦參閱肉荳蔻)

發燒(fever)

嚴格說來,發燒是指體溫異常升高,凡比正常攝氏37度(華

氏98.6度）高兩度以上都可稱爲發燒。兒童與成人大部分的發燒症狀可能是起因身體過份勞累或是對外界高溫的調節反應。有時，兒童發燒可能是麻疹的症狀之一；而成人的發燒通常與支氣管炎、感冒、流行性感冒或扁桃腺炎的細菌或病毒感染有關。

除體溫升高外，症狀可能還有發抖、發冷與發熱，事實上這都是好現象，表示身體正在抵抗感染。

❖芳香療法的治療

- 藥草茶非常有用。在100毫升滾水中選擇加入15毫升洋甘菊、尤加利、迷迭香或百里香（或將以上的藥草混合後以同份量加入），浸泡7分鐘。趁溫熱時喝，如果喜歡，可以加蜂蜜。
- 在一小瓶溫和的沐浴精中混合10滴的精油，在放熱水時加入少許。泡過熱水澡後，臥床休息。我最愛用的精油是尤加利、薰衣草油、檸檬香茅、迷迭香與茶樹，但你也可使用穗狀花序薰衣草、塔魯香脂、洋甘菊、丁香、芫荽、絲柏、綠花白千層與百里香。
- 混合以上任一種的精油5滴，加入5毫升小麥胚芽油中，按摩太陽穴、頸背、手心與腳底。
- 躺在床上，用藥草冷敷眼睛，可使用玫瑰花瓣、歐芹或細葉芹。

❖其他治療方式

- 喝大量的新鮮果汁與礦泉水，補充流失的水分。
- 食用新鮮的百里香或迷迭香煮的飯，既營養又容易消化。

語彙註解

醫學名詞註解

閉經(Amenorrhoea) 月經不正常停止

抗過敏(Anti-allergic) 預防過敏

抗氣喘(Anti-asthmatic) 預防氣喘發作

抗風濕(Antirheumatic) 預防關節發炎與疼痛

抗壞血病(Antiscorbutic) 預防壞血病

抗菌、防腐(Antiseptic) 消滅不良微生物的能力

抗痙攣(Antispasmodic) 預防痙攣、抽搐與神經疾病

抗病毒(Antiviral) 預防病毒侵入身體,預防被感染

鎮靜、安撫(Balsamic) 鎮靜、復原的作用

止咳(Bechic) 治癒咳嗽或減輕咳嗽

膿漏、黏膜漏(Blennoragia) 黏液過度分泌

袪腸胃脹氣(Carminative) 有袪脹氣的作用

利膽(Cholagogue) 有益肝臟的作用

形成黏液(Citracizaton) 黏液的形成

皮膚炎(Dermatitis) 皮膚發炎

清血(Depurative) 淨化血液與其他組織液

發汗(Diaphoretic) 促進排汗的作用

利尿(Diuretic) 增加排尿

痛經(Dysmenorrhoea) 生理期不正常的疼痛或失調

調經(Emmenagogic) 促進排經的能力

化痰(Expectorant) 清胸腔與肺

退燒(Febrifuge) 抗熱病的藥劑,或退燒的能力

促進泌乳(Galactogogenic) 促進乳汁的分泌

止血(Haemostatic) 使血流減慢或止血

利肝(Hepatic) 對肝臟有益

低血糖(Hypoglycaemia) 比正常的血糖值低

白帶(Leucorrhoea) 陰道有濃稠的黃白色分泌物

除寄生蟲(Parasiticide) 除寄生蟲的藥劑

利胸腔(Pectoral) 有益於改善胸腔與肺部疾病

足蝨病(Pediculosis) 腳的寄生蟲感染

疥瘡(Scabies) 一種傳染性的皮膚病

鎮靜(Sedative) 消除興奮或活力的物質

激勵興奮劑(Stimulant) 增加活力的物質

健胃(Stomachic) 有利於胃

麻醉(Stupefacient) 引起麻木、昏睡

促進排汗、發汗(Sudorific) 促進流汗或引發排汗

補身(Tonic) 使人精力充沛的物質

陰道炎(Vaginitis) 子宮發炎，有黃或綠色的分泌物

收縮血管壁(Vaso-constrictor) 引起血管收縮

催吐(Vomitic) 引起嘔吐

治創傷(Vulnerary) 有助傷口的治癒

人名註解

　　本書中提到多位古今中外的醫師、科學家、藥草專家、植物學家等，這些人士的研究促使古今世人更加明瞭植物與精油的屬性。許多人士一再爲本書所提及，爲避免重覆，以下列出做詳盡的說明。

阿維西納(Avicenna, 980－1037AD) 爲著名的阿拉伯哲學家與醫師，常被稱爲醫學王子。才華橫溢，撰寫過許多典籍，他的醫學著作《Qanun》是中世紀醫界最具影響力的典籍。

邱柏(J Chomel) 十八世紀的法國教授暨藥學家，一七二〇年成爲法國醫學院的院長。一七六一年撰寫《常見植物史 History of Common Plants》三冊。一七八三年所撰寫的一本植物藥方，

之後爲巴黎各醫院使用。

狄歐斯科里德(Dioscorides) 一世紀的希臘醫師,他的醫學論文《*La Metiere Medicale*》直到文藝復興爲止都是經典參考著作。

傅赫斯(Leonard Fuchs, 1501－1566) 因有關毛地黃科植物的著作而揚名於世的德國科學家,吊鐘花屬(Fuchsia)植物就是以他的名字命名。

蓋侖(Galen, 131－201AD) 希臘醫師、解剖學家暨生理學家。撰寫過100多篇使用植物的醫學論文,被喻爲波加摩的神喻(The Oracle of Pergamo)。他是古戰士的醫師,負責治療他們作戰後的創傷。

蓋特佛塞醫師(Dr. Rene Maurice Gattefosse, 1881－1950) 當代芳香療法的創始人之一,一九○○年創出「Aromatherapy 芳香療法」此一名稱。撰寫過許多有關芳香療法的著作,至今仍廣爲引用。

聖希爾德嘉德(St Hildegarde, 1098－1179) 她被稱爲賓根女修道院的聖治療者。她屬於德國賓根附近魯伯特斯堡(Rupertsberg)本篤會修道院。撰寫過四篇有關藥用植物的論文,其中最重要的爲《*Morborum Causae et Curae*》,至今仍爲衆人引用。她也譯過泰奧弗拉斯托斯、狄歐斯科里德、蓋倫與皮里尼的作品,並闡明250多種植物的屬性。

希波克拉底(Hippocrates,公元前460－377) 爲希臘醫師,常被喻爲醫學之父。他的著作之一《*Corpus Hippocratum*》,論及如何以植物與飲食治療身體。

勒克萊爾醫師(Dr. Leclerc) 二十世紀初法國植物治療學校的校長,撰寫許多有關芳香療法的著作,至今仍被視爲芳香療法的權威。他的科學研究使得他門生無數,並使芳香療法受到肯定與重視。

雷梅里醫師(Dr. Nicolas Lemery, 1645－1715) 法國醫師暨

化學家，撰寫過《 *Le Traité Universal des Drogues Simples* 》，成爲許多醫師參考的權威著作，尤其在法國更是如此。

林奈(Linnaeus, 1707－1778) 瑞典的植物學家，創立生物術語的雙名命名法，成爲當代分類的基礎。

馬西歐爾(P Matthiole, 1500－1577) 義大利醫師暨當時最知名的植物學家，他翻譯古代典籍並賦予新生命，加入自己的研究。他對鈴蘭等藥用植物的研究極具價值。爲麥第奇(Medicis)家族建立佛羅倫斯植物園(Florence Botanical Gardens)。

摩利夫人(Marguerite Maury, 1895－1968) 生於奧地利。是芳香療法的先驅，在法國一手再創芳香療法的聲譽。她從事芳香療法的教學、舉辦講習會，一九六一年撰《 *Le Capital Jeunesse* 》。一九八九年由CW Daniel and Co出版，譯名《摩利夫人的芳香療法 *The Secret of Life and Youth* 》（ 中文譯本由世茂出版社出版 ）。她在巴黎、瑞典與英國開設芳香療法診所。由於對精油與化粧術的貢獻良多，一九六二與一九六七年贏得國際大獎。

皮里尼(Pliny, 23－79AD) 也被稱爲大皮里尼。爲羅馬作家，撰寫三十七冊的《 自然史 *Natural History*》。他對植物的描述雖具有價值，但不見得有科學根據。

沙雷諾學校(School of Salerno) 爲有史以來第一所醫學院，建在那不勒斯，始於中世紀，是爲了紀念名外科醫師沙雷尼(Roger de Salerne)而建。一八一一年，拿破崙關閉此校。從古至今最早的醫學著作《 *Passionarium* 》，就是此校的作品。一八三七年由亨舍爾(Dr. Henschel)醫師發現此書，並重新闡述其原理。

●**特別說明：**芳香療法爲一種輔助療法，在使用芳香療法做治療前，必須請教醫師及專業人員。作者與出版商無法監控他人使用精油，故使用精油時，用者當審慎行事。作者與出版商不保證其使用功效或對其使用效果負責。

芳香精油治療百科

著者：丹妮爾‧雷曼

審訂者：溫佑君

譯者：羅竹茜

責任編輯：簡玉珊

編輯：黃敏華、羅煥耿、翟瑾荃

美術設計：鍾愛蕾、林逸敏

發行人：簡玉芬

出版者：世茂出版有限公司

負責人：簡泰雄

登記證：行政院新聞局登記局版臺省業字第564號

地址：新北市新店區民生路19號5樓

TEL：(02)22183277（代表）‧FAX：(02)22183239

劃撥：19911841 世茂出版有限公司帳戶

電腦排版：辰皓電腦排版公司

印刷：祥新印刷股份有限公司

初版一刷：1999年（一） 4 月

十刷：2014年（一）11月

AROMATHERAPY

Copyright ©1991 by Daniéle Ryman

Chinese translation copyright (c) 1999 by Shy Mau Publishing Company

Published by arrangement with Judy Piatkus (Publishers) Limited

through Bardon-Chinese Media Agency

博達著作權代理有限公司ALL RIGHTS RESERVED

國家圖書館出版品預行編目資料

芳香精油治療百科 ／ 丹妮爾‧雷曼(Daniele
　Ryman)著 ；羅竹茜譯. -- 初版. -- 臺北縣
　新店市 ：世茂，民88
　　　面 ；　　公分
　譯自 ；Aromatherapy
　ISBN 957-529-825-X(平裝)

　1. 芳香療法　2. 植物精油療法　3. 植物性生
藥
418.52　　　　　　　　　　　　　　88000995

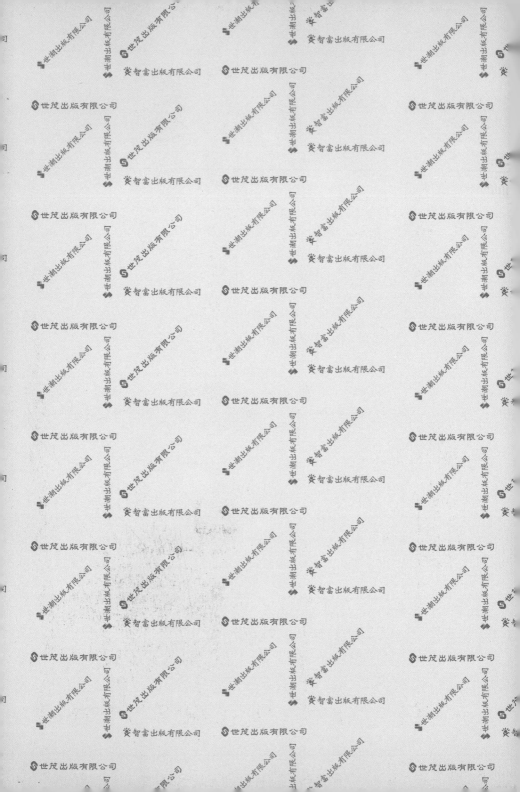